FRANZISKA HENNINGSEN

Psychoanalysen mit traumatisierten Patienten

Trennung – Krankheit – Gewalt

Klett-Cotta

Klett-Cotta
www.klett-cotta.de

Printed in Germany
Überzug: Roland Sazinger, Stuttgart
Unter Verwendung eines Fotos von Andrey Ospishchev – Fotolia.com
Gesetzt aus der Minion Pro von Kösel, Krugzell
Auf säure- und holzfreiem Werkdruckpapier gedruckt
und gebunden von Pustet, Regensburg

ISBN 978-3-608-94719-9

Bibliografische Information der Deutschen Nationalbibliothek
Die Deutsche Nationalbibliothek verzeichnet diese Publikation in der
Deutschen Nationalbibliografie; detaillierte bibliografische Daten
sind im Internet über <http://dnb.d-nb.de> abrufbar.

INHALT

DANK

Ausgehend von meiner Arbeit mit lebensbedrohlich erkrankten Kindern wurde ich während meiner analytischen Tätigkeit auf die besonderen Auswirkungen traumatischer Erlebnisse auf meine Patienten aufmerksam. Fragen nach den Folgen für das therapeutische Vorgehen haben mich dabei immer wieder zum Nachdenken angeregt. Dass es mir nun möglich ist, meine Erfahrungen in Form eines Buches vorzulegen, verdanke ich meinen Patienten, Supervisanden und auch jenen Analysanden, die nicht in dieser Arbeit ausdrücklich erwähnt werden. Sie alle gaben mir von Stunde zu Stunde die Gelegenheit, in ihre Welt zu blicken, Erlebtes zu teilen und manches zu verstehen.

Ein besonderer Dank gilt jenen Patienten, deren Fall ich in anonymisierter Form darstellen durfte. Die meisten von ihnen habe ich etwa zwei Jahre nach Abschluss der Behandlung um die Erlaubnis zur Publikation gebeten. Die Offenheit, mit der sie auf mein Ansinnen reagierten, hat mir meine Arbeit erleichtert, niemand hatte mir einen Korb gegeben. Eine Patientin meinte spontan: »Ja, gerne, es freut mich, wenn auch andere von dem profitieren können, was wir erarbeitet haben.« Meine Patienten wies ich darauf hin, dass ich natürlich nur *meine* Version der Analyse darstellen könne; wenn *sie* über die Behandlung berichten würden, würde sicherlich eine andere Version erzählt werden. Ich habe ihnen angeboten, den Text vor der Drucklegung zu lesen. In einer Stunde, zu der ich sie einlud, hatten sie die Gelegenheit, mit mir über den Text zu sprechen. Alle willigten spontan ein, etwa zwei Drittel haben von meinem Angebot Gebrauch gemacht, den Text zu lesen, und mich anschließend aufgesucht oder mit mir telefoniert. Diese Nachgespräche haben mich tief bewegt. Das Vertrauen, das wir während der Behandlungen entwickelt hatten, war nach wie vor vorhanden und ließ noch einmal etwas von der analytischen Begegnung lebendig werden. Auch konnte die eine oder andere Textstelle verbessert werden. Die wegen einer Traumatisierung zu begutachtenden Flüchtlinge gaben mir eine erweiterte Entbindung von der Schweigepflicht, ich versicherte ihnen, dass ihre Einwilligung zur wissenschaftlichen Auswertung und einer eventuellen Publikation erst mehrere Jahre nach Abschluss des Asylantrages zum Tragen kommen werde. Einige Kapitel beruhen auf früher veröffentlichten Zeitschriftenartikeln, sie wurden aber alle überarbeitet und mit den hier erörterten Fragestellungen verbunden.

Ein weiterer Dank gilt meinen Kolleginnen und Kollegen in Berlin und München, mit denen ich während vieler Jahre meine Ideen diskutieren konnte. Meine Teilnahme an der anfangs von Ignes Sodre und Martha Papadakis, später von Claire Cripwell und David Miller geleiteten Supervisionsgruppe vermittelte mir Mut und Sicherheit, meine Gedanken weiter zu verfolgen. Besondere Anregungen erhielt ich von den Mitgliedern der Trauma-Forschungsgruppe der Europäischen Psychoanalytischen Förderation (EPF), die unter der Leitung von Sverre Varvin die seelischen Bedingungen in traumatisierenden Situationen wissenschaftlich untersuchte. Die Gruppe »Standards zur Begutachtung traumatisierter Menschen (SBPM)« gab mir nicht nur die Möglichkeit, meine psychoanalytischen Vorstellungen im interdisziplinären Austausch zu schärfen, wir konnten auch in gemeinsamer Anstrengung unsere Ideen insofern in konkretes politisches Handeln umsetzen, als wir ein von Bundesärzte- und Bundespsychotherapeutenkammer anerkanntes Curriculum entwickelten, das zur Zertifizierung von Gutachtern für traumatisierte Flüchtlinge in aufenthaltsrechtlichen Fragen beiträgt.

Teile des Manuskriptes wurden von Werner Bohleber, andere von Tomas Plänkers gegengelesen, ihnen verdanke ich die Präzisierung manch einer Formulierung. Ferdinand Haenel und Gisela Scheef-Maier haben die Überlegungen zur posttraumatischen Belastungsstörung (PTBS) kritisch überprüft. Heinz Beyer stand mir als Lektor mit klugem Rat bei der Entstehung dieses Buches zur Seite. Oliver Eller danke ich für die kompetente Durchsicht des Manuskriptes.

In diesem Buch bemühe ich mich, die schweren traumatisierenden Erfahrungen meiner Patienten zu verstehen und das Gehörte mit den modernen Theorieansätzen der Psychoanalyse und ihrer Nachbardisziplinen zu verbinden und zu erklären. Ich möchte zeigen, welch ein hohes Erklärungspotential heute in der Psychoanalyse steckt und welche Heilkräfte Menschen entwickeln, wenn sie verstanden werden. Zugleich wird bei jedem Fall deutlich, dass es immer nur zu einer Annäherung an das Geschehene kommen kann. Hans Keilson blickt in einem Gespräch mit Heinrich Detering auf seine analytische Tätigkeit als Traumaforscher und Autor vieler Fallgeschichten zurück und erläutert die Relativität psychoanalytischen Wissens auf seine Weise: »Dabei bin ich im Laufe der Zeit sehr vorsichtig mit der Psychoanalyse geworden. Das Wichtigste an meinen Arbeiten sind nicht meine Deutungen, sondern es ist das Wissen meiner Patienten, dass sie jemanden haben, der ihnen zuhört. Der ihnen gut zuhört. Ich habe eigentlich nie geraucht – nur während der Therapien habe ich manchmal Pfeife geraucht. Damit ich nicht so viel schwätze« (Keilson 2011, S. 125).

Berlin, im Mai 2012 — Franziska Henningsen

EINLEITUNG: VOM »EINRISS IM ICH«

Die katastrophischen Erfahrungen des Ersten Weltkrieges zwangen bereits die Pioniere der Psychoanalyse dazu, ihr besonderes Augenmerk auf die Folgen traumatischer Erlebnisse zu richten. In seiner Vorlesung »Die Fixierung an das Trauma, das Unbewußte« definiert Freud das Trauma als »ein Erlebnis, welches dem Seelenleben innerhalb kurzer Zeit einen so starken Reizzuwachs bringt, daß die Erledigung oder Aufarbeitung desselben in normal gewohnter Weise mißglückt« (1916/17, S. 284). 1918 hatten die Organisatoren des V. Internationalen Psychoanalytischen Kongresses in Budapest mit dem Tagungsthema den Nerv der Zeit getroffen: »Zur Psychoanalyse der Kriegsneurosen«. Das Treffen erfuhr eine entsprechende Aufmerksamkeit in der Öffentlichkeit und verhalf der Psychoanalyse zu Popularität. Die Aktualität war allerdings bereits am Abklingen, weil die akuten Symptome der meisten Kriegsneurotiker wieder verschwanden. Heute wissen wir, dass es sich keineswegs um Spontanheilungen oder abgeschlossene Krankheitsprozesse gehandelt haben dürfte. Die quälende Symptomatik kann lediglich unter dem Preis erheblicher Ich-Einschränkungen abgewehrt worden sein, und die Folgen des Traumas dürften die Menschen latent weiter beeinträchtigt haben. Die von Freud schon 1901 (S. 126 f.) und danach von Sándor Ferenczi, Ernst Simmel und Karl Abraham (alle 1918) in aller Ausführlichkeit beschriebene Kriegsneurose sollte später unter dem Namen »posttraumatische Belastungsstörung« Eingang in die ICD-10 finden. Die kurze Budapester Blütezeit der Psychoanalyse mit ihrem Leuchtturm Sándor Ferenczi gilt bis heute als wegweisend für die spätere Entwicklung der psychoanalytischen Traumaforschung.

Ferenczi beschreibt in seinem Aufsatz über die »Sprachverwirrung zwischen den Erwachsenen und dem Kind« (1933) den Einfluss der äußeren Realität auf die Beziehung zwischen Analytiker und Analysand einerseits und Eltern oder anderen Bezugspersonen und Kindern andererseits für das Entstehen einer neurotischen Entwicklung. Am Beispiel des sexuellen Missbrauchs schildert er das Zusammenspiel von Abhängigkeit, Angst, Ohnmacht und Schuld und wie sich das Opfer automatisch mit dem Täter identifiziert, der dann zu einer inneren Bedrohung wird: »Durch die Identifizierung, sagen wir Introjektion des Angreifers, verschwindet dieser als äußere Realität und wird intrapsychisch, statt extra« (ebd., S. 308). Das missbrauchte Kind introjiziert dabei die Schuldgefühle des Erwachsenen. Spaltungen in einen beobachtenden und einen ausgelieferten Teil des Ichs und eine pathologische Frühreife können die Folge sein.

Auch Freud beschreibt die Introjektion einer äußeren Gefahr, die dann zu einer Spaltung bzw. zu einem »Ichkonflikt« führt:

> »Die Kriegsneurosen sind, soweit sie sich durch besondere Eigenheiten von den banalen Neurosen der Friedenszeit unterscheiden, aufzufassen als traumatische Neurosen, die durch einen Ichkonflikt ermöglicht oder begünstigt worden sind. (...) Er (der Ichkonflikt; Anm. F. H.) spielt sich zwischen dem friedlichen und dem kriegerischen Ich des Soldaten ab und wird akut, sobald dem Friedens-Ich vor Augen gerückt wird, wie sehr es Gefahr läuft, durch die Wagnisse seines neugebildeten parasitären Doppelgängers ums Leben gebracht zu werden. (...) Das andere an den Kriegsneurosen ist die traumatische Neurose, die bekanntlich auch im Frieden nach Schreck und schweren Unfällen vorkommt, ohne jede Beziehung zu einem Konflikt im Ich« (Freud 1919 d, S. 323).

Die in der traumatischen Situation entstehende Ichspaltung – hier beschrieben als das Ich und sein »parasitärer Doppelgänger« – sollte Freud später genauer definieren und damit einen weiteren Grundstein für die Entwicklung der analytischen Theorie und Praxis legen (1940 e). Eine Ichspaltung ist – so Freud – ohne ein traumatisches Ereignis nicht denkbar: »Die Bedingung hierfür kann man allgemein und eher unbestimmt angeben, wenn man sagt, es geschieht unter der Einwirkung eines psychischen Traumas« (Freud 1940 e, S. 59). Eine Spaltung zeitigt bleibende Folgen: »Der Erfolg wurde erreicht auf Kosten eines Einrisses im Ich, der nie wieder verheilen, aber sich mit der Zeit vergrößern wird. Die beiden entgegengesetzten Reaktionen auf den Konflikt bleiben als Kern einer Ichspaltung bestehen« (ebd., S. 60). Die Beschreibung einer Spaltung im Ich wurde von vielen Autoren aufgenommen wie z. B. Melanie Klein (1962), Otto Kernberg (1975) und anderen, bei denen Traumakonzepte keine besondere Rolle spielen. Ich werde an vielen Beispielen zeigen, dass gerade die Spaltung ein wesentlicher Abwehrmechanismus ist, der traumatische Verläufe verständlich machen kann. Die Spaltungsprozesse sind dabei vielfältiger Natur, sie können genetisch sehr früh und aber auch später entstehen, sie können sich auf die Affekte, die Objekte und die Realität beziehen. Bei jeder Erkrankung werden sie unterschiedlich ausgestaltet.

Heute ist die psychoanalytische Traumaforschung weiter entwickelt und kommt in verschiedenen Feldern zur Anwendung. Will man die Wirkung eines traumatischen Ereignisses in der frühen Kindheit erkennen, so gilt es jedoch nach wie vor, die von Freud beschriebene Ergänzungsreihe zu erforschen: Konstitutionelle, transgenerationale und äußere Faktoren greifen ineinander und bedingen sich wechselseitig. »Frühes Trauma – Abwehr – Latenz – Ausbruch der neurotischen Erkrankung – teilweise Wiederkehr des Verdrängten: so lautet die Formel, die wir für die Entwicklung einer Neurose aufgestellt haben« (Freud 1939a, S. 185). Der individuelle Fall ermöglicht retrospektiv die Wirkungsgeschichte eines traumatischen Ereignisses genauer zu erkennen (vgl. Sandler et al. 1987, Dreher 1998). Frühkindliche Traumata wurden bereits in den Anfängen der Kinderanalyse und der psychoanalytischen Entwicklungspsychologie anschaulich beschrieben und systematisch untersucht, z. B. von Anna Freud und Dorothy Burlingham (1949), John Bowlby (1973) und René Spitz (1965), ihre Arbeiten sind nach wie vor wegweisend und werden heute durch die psychoanalytisch orientierte Säuglingsforschung und die Neuropsychologie ergänzt (z. B. Schore 2007, Stern 1995). Physische Schmerzen, traumatische Trennungen und Objektverluste sind die häufigsten Ursachen für ein frühkindliches Trauma. Allgemein gilt – vor allem für die frühkindliche Entwicklung –, dass die traumatisierenden *Beziehungen* internalisiert werden, sie können nicht im Bild oder in sprachlicher Form erinnert werden, sondern lagern sich im impliziten prozeduralen Gedächtnis ab und prägen das Erleben und Verhalten eines Menschen lebenslänglich (Bollas 1997, Kernberg 1997, Schore 2007).

Die Schrecken und Folgen des Naziterrors gaben – und geben bis in die Gegenwart – weiteren Anlass, über die Wirkungen der traumatisierenden äußeren Realität auf die innere Realität des Menschen nachzudenken. Die transgenerationalen Identifizierungen (Bergmann 1982, Gampel 1994, Kestenberg 1989, Kogan 1990) der Nachkommen der Holocaustopfer wurden in Analysen erkannt und haben manchenorts zu Neuformulierungen psychoanalytischer Theorie und Praxis geführt. Eine weitere Welle der klinischen Traumaforschung entwickelte sich, als die psychisch erkrankten Veteranen des Vietnamkriegs therapiert werden mussten, ein klassisch psychoanalytischer Ansatz war für diese Menschen ungeeignet. Neurologen, Psychiater, Pharmakologen, Verhaltenstherapeuten, Ergotherapeuten und viele mehr befassten sich ebenfalls mit den schweren Störungen. Ein interdisziplinäres Terrain etablierte sich, auf dem sich die Psychoanalyse nur schwer behaupten konnte. Der Mainstream der Psychoanalytiker wandte sich der inneren Realität zu. Die Psychoanalytiker waren in den siebziger und achtziger Jahren mit den Erkundungen des Narzissmus (vgl. die Kohut-Kernberg-Debatte), der inneren Welt der Objekte und teilweise auch mit dem Freudo-Marxismus befasst, weshalb sie dieses Betätigungsfeld vernachlässigten. Die Psychoanalyse prosperierte damals weltweit und befasste sich vornehmlich mit der inneren Welt des Menschen. Dies stand für manch einen Analytiker im Gegensatz zur Beschäftigung mit dem Trauma, das der äußeren Realität zugeordnet wurde. Die Vermeidung psychoanalytischer Fragestellungen nach Traumafolgen wurde auf diese Weise gerechtfertigt.

Die Psychoanalyse ist eine Wissenschaft zur Erkundung der seelischen Realität; wenn das psychische Trauma explizit zum Forschungsgegenstand wird, erfährt die äußere Realität eine besondere Beachtung, und das heißt auch, die Bedingungen von Politik, Gesellschaft und Geschichte müssen in ihrer Wirkung auf den Menschen mit einbezogen werden, für manch einen Analytiker ein schwieriges, ja, vielleicht sogar »unanalytisches« Unternehmen.

Dass psychoanalytische Erkenntnis allerdings stets im *Spannungsfeld zwischen innerer und äußerer Realität* stattfindet, drohte gelegentlich aus dem Blickfeld zu geraten. Eine derjenigen, die dies kritisierten, war Ilse Grubrich-Simitis. Sie zeigte, dass Freud beide Modelle – sowohl das Trieb- als auch das Traumakonzept – diskutiert und beide Ansätze implizit keine Alternative darstellen. Sie kommt zu dem Schluss:

> »Wir sollten fortfahren, die traumatischen Momente der Pathogenese explizit und nunmehr entlastet von Ambivalenz in die genuin psychoanalytische ätiologische Formel, das Triebmodell, einzuarbeiten. Wenn wir auf der ontogenetischen Ebene nicht weiterkommen, sollten wir uns nicht scheuen, die phylogenetische in das Studium einzubeziehen« (Grubrich-Simitis 1987, S. 1020).

Später weist sie nach, dass Freud die traumatischen Seiten der Neurose stets in seine Überlegungen mit einbezog, wenn auch gelegentlich mit Ambivalenz, weil auch er befürchtete, die Perspektive auf das Unbewusste könnte verwässert werden (Grubrich-Simitis 2007).

Die Anerkennung der traumatisierenden Realität ist eine notwendige Voraussetzung, um seelische Räume zu eröffnen, in denen die destruktive Erfahrung betrauert, gelindert oder gar integriert werden kann. Häufig muss der Analytiker die Dinge zuerst beim Namen nennen bzw. dem Patienten zeigen, dass er eine Ahnung von der Beschämung als Opfer oder dem Ausmaß der möglichen Katastrophe hat. Erst dann kann sich der Patient sicher fühlen, Vertrauen gewinnen und sich seiner zerstörten Innenwelt zuwenden (Bohleber 1997, 2007, 2011; Grubrich-Simitis 1979, 2008; Oliner 2008).

Mit diesem Buch gehe ich einem an der persönlichen sozialen und klinischen Erfahrung orientierten Ansatz nach. Jeder Einzelfall wird in seiner individuellen Komplexität verstanden und fordert zu einem spezifischen Zugang auf, der dargestellt und theoretisch diskutiert wird. Ich befasse mich mit jenen Fällen, in denen eine Traumatisierung eine für das Verstehen des Patienten wesentliche Rolle spielt und die dementsprechend eine spezifische Technik benötigen. Das psychische Trauma ist stets in eine Persönlichkeitsentwicklung eingebettet, die im Rahmen des psychoanalytischen Konfliktmodells verstanden wird (Mentzos 2010). Aus der Perspektivenvielfalt kristallisieren sich Schwerpunkte heraus, die zu weiterführenden theoretischen Überlegungen veranlassen. Deshalb schließt jedes der vier großen Kapitel mit speziellen Überlegungen zur Theorie und klinischen Praxis ab, indem auf die behandelten Fälle erneut Bezug genommen wird. Diese Schwerpunkt-Diskussionen bauen aufeinander auf und lenken jeweils auf einen Blickwinkel, der in besonderem Maße zum Verständnis beitrug, der aber natürlich nicht der einzige war.

Zuweilen ist auch in den Analysen ein fokussiertes Vorgehen von Stunde zu Stunde notwendig. Diese Mikroprozesse werden detailliert geschildert und diskutiert. Darüber hinaus soll aber auch der gesamte Verlauf der Behandlungen zur Darstellung kommen. Die Gliederung des Buches ergibt sich aus der Vielschichtigkeit der Fälle. In Kapitel 1 steht eine traumatisch erlebte Krankheit im Zentrum: Leukämie, Frühgeburt, eine schwere körperliche Behinderung der Mutter, Depression der Mutter, Magengeschwüre des Vaters. Diese Krankheiten – egal ob ein Elternteil unter ihnen leidet oder das Kind – haben die behandelten Patienten in einer besonderen Weise traumatisiert und während der frühen Kindheit Todesängste hervorgerufen, die nicht verarbeitet werden konnten und zum Fixierungspunkt der späteren Entwicklung wurden. Es geht um Vernichtung. In den belastenden Mutter-Kind-Beziehungen ist die Angst der Mutter zugleich die Angst des Kindes und umgekehrt. Häufig kommt es zu einer fusionären Abwehr, die dann später in der Übertragungsanalyse bearbeitet werden muss. Im Anschluss an die Falldarstellungen wird dieses Charakteristikum am Konzept der *konkretistischen Fusion* und den dazu gehörenden Spaltungsprozessen eingehend erörtert und es werden grundsätzliche Folgen für die psychotherapeutische Praxis abgeleitet.

Das zweite Kapitel befasst sich mit traumatischen Trennungserlebnissen. Es werden Fälle vorgestellt, in denen die Patienten ein frühes Trennungstrauma erlitten haben wie z. B. Wochenkrippe ab der sechsten Lebenswoche, Tod der Mutter im zweiten Lebensjahr, Suizid der Mutter im achten Lebensjahr. Die Objektverluste haben ebenfalls zu Spaltungsprozessen und Fusionen geführt, je nach Art und Pathologie der prätraumatischen Zeit sticht in diesen Behandlungen jedoch auch die Suche nach dem verlorenen und/oder dem toten Objekt hervor. Unter Einbeziehung des theoretischen Fazits zu Spaltung und Fusion wird im Anschluss an diese Analysen die Neigung zum Agieren und der Wiederholungszwang konzeptualisiert und einer Prüfung unterzogen.

Die gravierendste Form der Traumatisierung besteht in der Anwendung von Gewalt von Menschen gegenüber Menschen. Diesem Thema sind die beiden sich anschließenden Kapitel gewidmet. In Kapitel 3 werden Analysen von Patienten dargestellt, die Gewalterfahrungen in der Kindheit erlitten und dadurch eine besondere Disposition zu perversen Identifizierungen und/oder psychosomatischen Krankheiten entwickelten. Die meisten dieser Patienten haben zugleich auch ein schweres Trennungstrauma nicht bewältigen können – den Tod der Mutter am Ende des ersten Lebensjahres, die Abwesenheit des Vaters während des Zweiten Weltkrieges oder den Verlust der Heimat. Die Gewalterfahrungen kamen hinzu und haben die Abwehrstrukturen wie auch die Überlebenstechniken durch Identifizierung mit sadistischen Objekten besonders geprägt. Fragen nach dem Zusammenhang zwischen Liebe und Hass werden im Anschluss erörtert und auf mögliche Behandlungskonzepte bezogen.

In Kapitel 4 geht es um politische Gewalt, Folter, Krieg und Flucht. Der »Einriss im Ich« ist bei diesen Patienten im Erwachsenenalter eingetreten. Sie leiden unter einer posttraumatischen Belastungsstörung (PTBS) und benötigen eine modifizierte Form der psychoanalytischen Behandlung.

Konsequenzen für die psychoanalytische Technik und Reflexionen über die Zusammenhänge und Verantwortlichkeiten von Politik und Gesellschaft gegenüber traumatisierten Menschen schließen den Band ab.

KAPITEL 1
KRANKE KINDER – KRANKE MÜTTER

»HEUTE GIBT'S ABER KEINE KRANKEN KINDER BEI MIR.« TODESÄNGSTE BEI KINDERN

Der drohende Tod oder eine lebensbedrohliche Erkrankung eines Kindes stellen meist eine schwere Traumatisierung für die gesamte Familie dar (Henningsen 2002). Eltern ist es nur selten möglich, mit ihren Kindern über die Erschütterung zu sprechen, gesunde Geschwister werden oft mit ihren Ängsten alleine gelassen, das kranke Kind spürt in der Regel, dass seine Erkrankung von der Umwelt tabuisiert wird, und kann deshalb bei den nächsten Verwandten keinen Halt oder Trost finden. Die Halt gebende Funktion der Familie – Psychoanalytiker sprechen von ihrer Containerfunktion – wird häufig in einer Weise überlastet, dass es zu schweren Dissoziationen der Beteiligten kommt. Weil die Eltern ihre eigenen Gefühle nicht mehr integrieren können, verlieren sie ihre Symbolsprache, um den emotionalen Kontakt zu ihrem Kind aufrechtzuerhalten. Eine psychotherapeutische Begleitung der Familien ist aus diesem Grunde sehr wichtig. Kinder teilen sich sehr oft auf nonverbalem Wege mit, gerade dann, wenn sie spüren, dass den Eltern der sprachliche Austausch nicht möglich ist. Auch wissen nach meiner Erfahrung Kinder stets – wenn auch nur vorbewusst oder unbewusst –, wie ernst es um sie steht, und geben der Umwelt entsprechende Zeichen, die es allerdings aufzunehmen und zu übersetzen gilt.

Im Folgenden möchte ich anhand einiger Fallbeispiele zeigen, wie Kinder in der therapeutischen Situation im aktuellen Zustand der Traumatisierung – also während der Krankheit und der oft massiven medizinischen Eingriffe – ihre psychische Situation darstellen und wie es ihnen hilft, wenn sie verstanden werden. Es handelt sich dabei um drei Patientinnen, die ich vor ca. 30 Jahren in der Universitätskinderpoliklinik in München behandelt habe (Henningsen 1980, Henningsen & Ullner 1981).

In der Analyse Erwachsener spielen traumatisierende Erfahrungen in der Kindheit oft eine große Rolle. Die eingekapselten Traumata sind unbewusst, und es ist den Patienten meist nicht möglich, über ihr Trauma sprechen. Auch können die Patienten die Traumaerfahrung nicht symbolisieren. In der analytischen Situation werden die traumatischen Konstellationen sehr oft durch Enactments – auch eine Form der Inszenierung – lebendig, um dann auf dem Wege der Übertragungsdeutung bearbeitet und in das Selbst integriert zu werden (Henningsen 2000). Sowohl bei der Behandlung Erwachsener als auch bei der von Kindern fasse ich diese Inszenierungen als hilfreiche Handlungen bzw. als unbewusstes Denken auf, das durch Deutung verstanden und in eine Symbolsprache übersetzt werden kann. Dabei ist stets zu berücksichtigen, in welchem Alter das Trauma eintritt. Bei Kindern in der akut traumatisierenden Situation ist die Deutungstechnik dem Entwicklungsstand des Kindes anzupassen. Bei Erwachsenen lassen sich Rückschlüsse auf den Grad der Dissoziationen und die prätraumatische Persönlichkeitsstruktur ziehen, die ebenfalls einen Hinweis auf die Symbolisierungsfähigkeit geben und die Deutungstechnik bestimmen.

Im Zuge meiner Beschäftigung mit erwachsenen traumatisierten Patienten sind mir meine Erfahrungen, die ich früher bei der Behandlung lebensbedrohlich erkrankter Kinder in der Kinderpoliklinik der Universität München gemacht habe, oft eine Hilfe gewesen, wenn das Trauma in der Übertragung reinszeniert wurde. Kinder sind in besonderem Maße fähig, das Spiel und das gestalterische Tun zum Ausdruck ihrer inneren Welt einzusetzen, um sich auf nichtsprachlichem Wege mitzuteilen. Häufig geht es in den kritischen Phasen der Erwachsenenanalyse, wenn die sprachliche Kommunikation versagt, auch darum, diese Sinne zu mobilisieren, um die Übertragung zu verstehen.

Erste Vignette: Marion (4 Jahre und 6 Monate alt)

Die vierjährige Marion war wegen lymphoblastischer Leukämie in stationärer Behandlung. Der Kinderarzt hatte sie in die Klinik überwiesen, die Diagnose war vor zwei Tagen gestellt worden.

Marion kam in die erste Stunde zu mir, war blass, schaute sich im Zimmer um. Nachdem sie den ersten Kontakt zu mir aufgenommen und ich ihr erklärt hatte, dass sie während ihres Klinikaufenthalts zu mir zum Spielen kommen und wir dabei auch darüber sprechen können, wie es ihr geht, wollte sie malen und zeichnete ein Haus (Abb. 1). Sie war dabei still in ihr Bild vertieft.

Auf meine Frage »Wohnen da auch Menschen in dem Haus?« antwortete sie: »Nein, in dem Haus wohnt niemand.« Ich: »Ich kann mir vorstellen, dass das dann ein ziemlich trauriges Haus ist, wenn da keine Menschen wohnen.« Marion: »Ja, das ist ganz traurig«, und sie fügte mit heftiger Stimme hinzu: »Und es hat ganz rote Dachschindeln!« Ich erwiderte nach einer kleinen Pause: »Die Dachschindeln sehen aus wie Blutflecke!« Marion erleichtert: »Ja.«

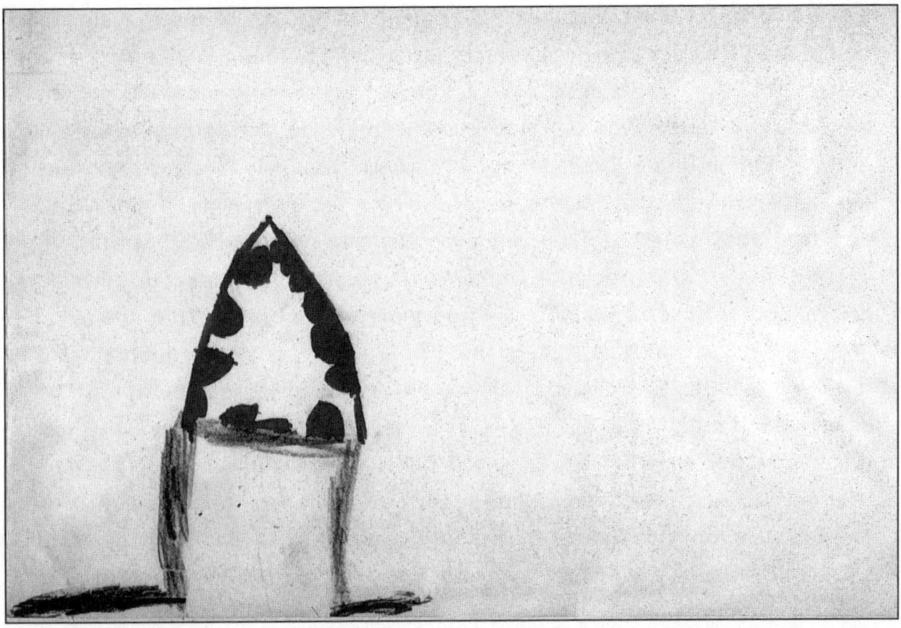

Abbildung 1: Spontane Zeichnung eines 4;6 Jahre alten Mädchens mit akuter Leukose. Besonders auffällig die Leere des Hauses und die roten, blutfleckähnlichen Schindeln des Daches

Marion hatte mir mit diesem Bild und ihren Worten mitgeteilt, in welcher Stimmung sie sich befand. Mit dem leeren, unbewohnten Haus, das von dicken, roten Dachschindeln bedeckt ist, hat sie sich selbst dargestellt. Man könnte das Haus auch wie einen Leib mit Beinen auffassen. Mit meiner Deutung, die Dachschindeln sähen wie Blutflecke aus, habe ich eine Übersetzung versucht: vom konkreten Bild zu ihrem Körperselbst. Ich wirkte in dieser Situation als Spiegel und zeigte der kleinen Patientin, dass ich spüren konnte, wie sie sich bedroht fühlte. Gleichzeitig fand dieser Dialog aber in einer ruhigen, entspannten Atmosphäre statt, was dem Kind Vertrauen und Sicherheit gab.

Marion war in den ersten Tagen sehr bedrückt und der Klinik gegenüber misstrauisch, ging aber mir gegenüber sehr schnell mit diesem Misstrauen aktiv um. So machte sie in meinem Behandlungszimmer alle Schränke und Schubladen auf, fragte mich, was das eine oder andere sei. Ich versuchte ihr zu zeigen, dass es für sie sehr wichtig ist zu wissen, wo sie ist und was es in der Klinik alles gibt, was man mit ihr macht usw. Marion versuchte ihre Ängste – ihrem Entwicklungsstand entsprechend – in intensiven Rollenspielen zu bewältigen.

Keine Stunde lief ohne Arztspiele ab. In Identifikation mit dem Aggressor war sie der Arzt, ich oder eine Puppe waren die Patienten. Marion hatte manchmal meinen Kittel an, Spritzen, »Piekser«, Pflaster, Verband, Mundspatel und ein Stethoskop »in echt« von der Station standen ihr zur Verfügung. Sie piekste mich, nahm mir Blut aus dem Finger und sprach dazu: »So, und jetzt nur noch ein kleiner Pieks, es tut überhaupt nicht weh.« Sie guckte mir in den Mund: »Du hast aber schlechte Zähne.« Sie untersuchte meinen Hals, meinte: »Da sind Knoten.« (So wurde ihre Leukämie festgestellt!) Sie horchte mich ab, prüfte, ob das Herz noch klopft. Sie fragte mich nach Krankheiten, stellte mir Rezepte aus und konstatierte dann mit ziemlich strenger Miene, dass ich krank sei: »Und sag Deiner Mami, dass Du noch nicht nach Hause kommst.« Ich reagierte dann mit Traurigkeit, fragte sie, was die Mami dann machen würde. Wir besprachen, dass Mami zur Arbeit geht, abends zur Besuchszeit kommt usw. Bei den Arztspielen ging Marion sehr brutal mit den Puppen um, manchmal teilte sie ihre und meine in eine gute und eine böse ein. Die böse Puppe schrie immer, »pieselte in die Hose«, »weil sie krank ist und die Mami ist nicht da«. Die gute Puppe ließ sich alles gefallen, der tat überhaupt nichts weh.

Marion zeigte im szenischen Spiel, wie sie in ihrem Inneren eine Spaltung in gute und böse Objekte vornahm, so, wie es Kernberg (1975) für die Borderline-Bedingung dargestellt hat. Mit meinen Interventionen versuchte ich ihr zu zeigen, dass es nicht schlimm ist, seine Schmerzen auszudrücken, ja, dass es einem helfen kann, sie mitzuteilen. Auch weine die böse Puppe ja nicht ununterbrochen. Ich würde merken, wie gerne sie tapfer sein wolle, dass sie selbst am liebsten so sein wolle wie die »gute« Puppe, jeder habe sie aber auch lieb, wenn sie weint, weil ihr etwas weh tut. Später spielte sie mit mir anhand der Puppen durch, wie ihr die Haare ausgingen. Auch spielten wir »Bestrahlen«, für alle Kinder eine besonders belastende Situation, weil sie während der Behandlung völlig alleine sein müssen. Zum Bestrahlen nahm sie meine Schreibtischlampe und verkroch sich unter meinem Schreibtisch. Das Schließen der schweren Türen wurde mit einem bedrohlichen »Bum-Bum« von ihr begleitet. Immer wieder konnte ich in diesen Situationen Parallelen zu ihrer eigenen Situation herstellen. Marion ging stets sehr erleichtert aus den Spielstunden zurück auf die Station. Sie achtete auch von sich aus streng darauf, dass die Stunden eingehalten wurden. So durfte man sie z. B. erst mit Methotrexat i. th. spritzen, wenn sie von der Spielstunde zurück war, weil sie anschließend 24 Stunden liegen musste, und das wusste sie.

Ihre Todesängste drückte sie ebenfalls im Spiel aus, wobei ich diese mit ihr zwar durchgespielt, aber nicht direkt gedeutet habe. Marion war altersgemäß entwickelt,

Phantasie und Realität waren austauschbar und noch nicht durch eine Über-Ich-Entwicklung voneinander getrennt, ihre kreativen Möglichkeiten des Verarbeitens hätte ich zerstört, wenn ich sie hier mit Deutungen konfrontiert hätte, die ihrem Alter nicht entsprachen.

Wir spielten z. B. »Der Wolf und die sieben Geißlein«. Marion wollte das kleine Geißlein sein, das sich im Uhrenkasten versteckt. Ich war die Mutter, die die Kinder vor dem Wolf warnte und zum Einkaufen ging. Die anderen Geißlein waren Puppen. Dann kam der Wolf, sie nahm dazu meinen braunen Sessel. Der Wolf fraß die Geißlein auf, alle Puppen kamen unter ein Kissen. Als ich (Mutter) zurückkehrte, waren alle meine Kinder weg. Ich rief nach ihnen, war traurig, dann klopfte es am Schreibtisch (Uhrenkasten). Wir freuten uns sehr bei der Begrüßung. Sie erzählte, was vorgefallen war, und wir schnitten dem Wolf den Bauch auf. Dann holten wir die Puppen heraus und füllten den Bauch mit Bauklötzen. Wir versetzten dem Sessel einen Schubser, er kippte um, und der Wolf war in den Brunnen geplumpst.

Je länger Marion in der Klinik war und je stabiler unsere Beziehung wurde, desto regressiver wurde ihr Spiel. Marion war z. B. das Baby, ich die Mutter, die die Flasche gab. Wenn es schlief, wurde es immer wieder von anderen Kindern geweckt, ich musste andere Kinder ausschimpfen, darauf achten, dass sie als Baby Ruhe hatte und Schlaf bekam. Sie zeigte dabei eine deutliche innere Befriedigung. Marion konnte aus jeder Therapiestunde neue Kraft schöpfen, um die nächsten Tage zu überstehen. Bei diesem Kind spielte ich auch deshalb eine so große Rolle, weil die alleinstehende Mutter sie am Tage nicht besuchen konnte.

Marion hat nach Berichten der Ärzte, die sie später weiter ambulant behandelten, insgesamt eine gute Entwicklung genommen. Sie wurde wieder gesund und galt nicht als psychisch auffällig.

Zweite Vignette: Antje (8 Jahre und 6 Monate)

Antje war wegen aplastischer Anämie auf Station. Von der ihr bevorstehenden Knochenmarktransplantation wusste sie zu diesem Zeitpunkt noch nichts, Eltern und Ärzte hatten aber die Entscheidung bereits gefällt. Ihre jüngere Schwester Monika (5;10 Jahre) sollte das Knochenmark spenden. Beide Kinder sollten mit meiner Hilfe auf den Eingriff vorbereitet werden. Ich werde Monika als dritte Vignette vorstellen, doch zunächst zu unserer Patientin.

Antje war ein sehr ernstes, verschlossenes und eher langsames Kind, hatte aber bis zum Ausbruch der Krankheit eine unauffällige Entwicklung durchgemacht. Sie rang noch sehr darum, sich selbst als Mädchen zu fühlen, und litt darunter, nicht so

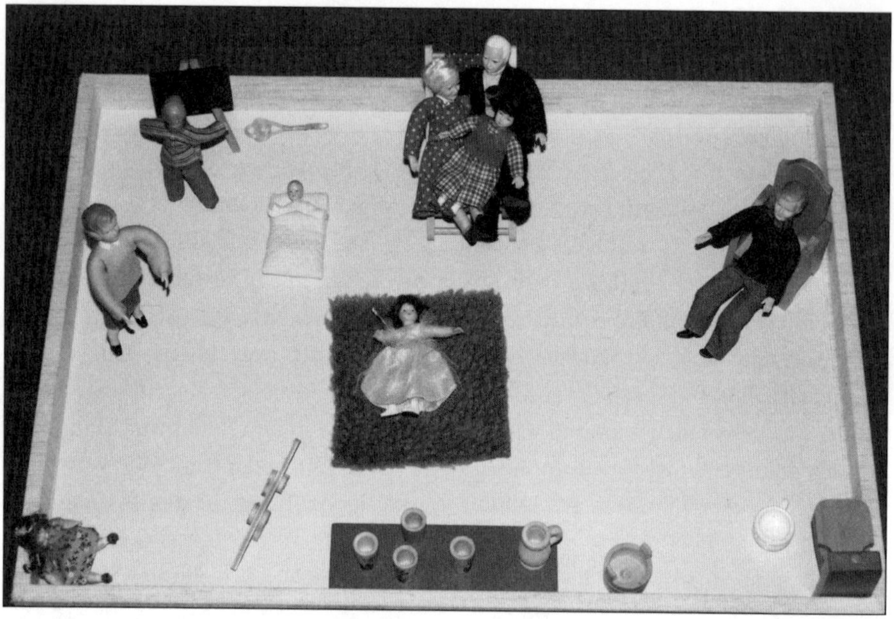

Abbildung 2: Sceno-Spiel eines 8;6 Jahre alten Mädchens mit aplastischer Anämie. Die Patientin setzt sich selbst in den Schoß der toten Großeltern im Liegestuhl. Seitlich links stehend die Mutter

schöne lange, kräftige Haare zu haben wie ihre Schwester Monika und ihre Zimmergenossin Kalli.

Während der ersten psychotherapeutischen Sitzungen spielt sie besonders gerne mit den Sceno-Puppen (Abb. 2). Es folgt ein Auszug aus einem Stundenprotokoll:

> Antje meinte zu Beginn: »Heute gibt's aber keine kranken Kinder bei mir, heute sind alle kerngesund.« Sie sprach dann viele begleitende Erklärungen und beschrieb die Tätigkeit der einzelnen Puppen. Dann meinte sie: »In der Wohnung stinkt es, weil der gebrochen hat. Der will nicht stehen. Der muss ins Bett. Wenn er nicht stehen bleibt, dann ist er krank. Alle Puppen haben einfach nicht geschlafen, sind die ganze Nacht wach geblieben, die gehen nicht ins Bett.« Sie legte dann die Prinzessin und das Baby schlafen. Es wurde der Doktor geholt, um die Kinder zu untersuchen: »Die da im Liegestuhl ist meine liebste Oma und das ist mein Opa, den ich noch nie gesehen hab', der war nämlich schon tot, als ich geboren wurde. Und das ist meine Freundin Petra *(Prinzessin, auf dem Fell liegend)* …, das da, das ist Monika *(Schwester)* und das bin ich *(Mädchen auf dem Schoß der Großeltern im Liegestuhl),* ich hab'

zwar keine langen Haare ...« Ich kommentiere: »... Aber Du möchtest doch gerne lange Haare haben.«

Antje: »Ja ... Und das da sind Papi und Mami.«

Ich: »Du, sag mal, wem geht es eigentlich von all den Puppen da am besten?«

Antje: »Am besten geht es der Petra, weil die so ein schönes Kleid von der Oma gekriegt hat und weil sie lange Haare hat.«

Ich: »Und wem geht es da von all denen am schlechtesten?«

Antje: »Niemandem, nee, der Oma, weil sie krank ist. Unsere Oma ist nämlich an Krebs gestorben, sie war richtig krank. Und der Opa dürfte eigentlich gar nicht mitspielen, weil ich kenn' den ja gar nicht. Der Opa geht jetzt mal spazieren, weil dem wird's jetzt hier zu heiß ... Die Mutter kann eigentlich am besten stehen, oder? Der da, der steht gar nicht gut, er ist auch nicht ganz gesund. Und das kleine Baby da, das hat Durchfall.«

Im Anschluss hieran entwickelt sich ein sehr intensives Gespräch zwischen Antje und mir über die Oma. Sie hat ihre Oma sehr, sehr gerne gehabt, und sie ist gar nicht alt gewesen, als sie gestorben ist. Es gibt andere Omas, die werden 80 Jahre alt. Ob man wohl immer stirbt, wenn man 70 oder 80 ist? Ihre Oma ist aber an Krebs gestorben, und es war viel besser, dass sie starb, weil sie so viele Schmerzen hatte. Antje ist ja erst 8 Jahre alt und tagsüber hat sie keine Schmerzen. Sie muss sich nur immer so viele Spritzen gefallen lassen und Tabletten nehmen und sie darf nicht nach Hause. Es ist alles ziemlich schlimm, aber nicht so schlimm wie damals, als die Oma so krank war, meint sie.

Wichtig erscheint hier, wie das Kind zu Beginn des Spiels seine Abwehrkräfte mobilisiert und versucht, seine Krankheit zu verleugnen. »Heute gibt's aber keine kranken Kinder bei mir.« Dies kann aber nicht durchgehalten werden, die Kinder müssen ins Bett, weil sie Durchfall haben, nicht stehen können usw. Antje legt sich selbst in den Schoß ihrer verstorbenen Großeltern. Neben aller Dramatik zeigt dieses Spiel aber auch viel Vertrauen: Antje hat ihre Oma »sehr, sehr gerne gehabt ... und die Mami kann eigentlich am besten stehen«, was wohl heißt: »Ich kann mich auf meine starke Mami verlassen, auch wenn ich ahne, dass mir Furchtbares bevorsteht, außerdem ist meine liebe Omi schon tot, im Himmel wäre ich also nicht alleine.« Antje hat mit diesem Spiel gezeigt, was in ihrem Unbewussten vor sich geht. Diese Signale konnten für die Beratung der Eltern wie auch für die spätere Betreuung des Kindes während der Isolation genutzt werden. Die Eltern konnten später während der kritischen Phase, in der das Transplantat möglicherweise abgestoßen wird, mit ihrer Tochter auch darüber sprechen, dass sie vielleicht sterben wird, sie hatten ihr versprechen müssen, dass sie ihr Kuscheltier, einen großen

Hund, mit in den Sarg legen würden. Die Vorstellung zur Oma zu kommen, war für Antje ein großer Trost. Meine psychotherapeutische Arbeit bestand in erster Linie darin, dass ich den Eltern dabei half, die Zeichen ihres Kindes zu erkennen und zu verstehen, damit sie ihrer Tochter beistehen konnten und im Haltgewähren sicherer wurden.

Dritte Vignette: Antjes Schwester Monika (5 Jahre und 10 Monate)

Bei der Durchführung einer Knochenmarktransplantation wird stets eine gesamte Familie bis an die Grenzen ihrer Kräfte gefordert. Ein provisorisches Leben zwischen Heimatort und Hämatologischem Zentrum, berufliche Umstellung der Eltern sind oft erforderlich. Darüber hinaus bangen alle um das Leben des erkrankten Kindes. In dieser Krisensituation, in der Eltern und Verwandte ganz auf die Lebensrettung des Patienten konzentriert sind, wird die psychologische Situation des Knochenmarkspenders, der in der Regel ein Geschwister ist, oft übersehen. Antjes Schwester Monika zeigte mir eindringlich, wie die Todesängste aus der Sicht des Geschwisters und Knochenmarkspenders erlebt und verarbeitet werden können.

Monika war zum Zeitpunkt der Transplantation 5;10 Jahre alt. Sie war das jüngste von drei Kindern und galt als ein relativ einfaches Kind, das allerdings die Rolle der Jüngsten gelegentlich etwas ausnutzte. So gab es oft heftigen Streit zwischen ihr und der drei Jahre älteren Schwester Antje (Patientin), die immer ordentlich und vernünftig war. Bevor es zur Transplantation kam, hielt sich Monika zweieinhalb Monate bei ihrem Onkel und ihrer Tante in einem entfernten Ort auf. Sie konnte nur gelegentlich von Vater oder Mutter besucht werden, der Vater musste arbeiten, die Mutter kümmerte sich um die Patientin in München. Ihr Aufenthalt in München musste zweimal wegen Infektionen verschoben werden, so dass Monika innerlich überhaupt nicht mehr wissen konnte, wann die Trennung von den Eltern und Geschwistern ein Ende haben würde. Während sie die ersten drei Wochen bei den Verwandten relativ zufrieden und lebhaft schien, wurde sie später zunehmend deprimiert und traurig.

Als Monika nach München kam, wurde ihr erklärt, dass ihre Schwester Antje krankes Blut habe, wie sie ja wisse. Man könne ihrer Schwester dadurch helfen, dass sie Blut von Monika bekäme. Hierzu sei es notwendig, dass Monika eine Spritze bekomme, damit sie schlafen könne. Während sie schlafe, werde man ihr etwas Blut entnehmen. Hinterher müsse sie wahrscheinlich noch ein paar Tage im Bett bleiben. Weil Kinder dieses Alters sich unter Knochenmark kaum etwas vorstellen können und das Transplantat wie Blut aussieht, wurde den Kindern der Vorgang mit dem »Blutspenden« erläutert. Monika zeigte sich mit allem einverstanden, wobei man sicherlich bei einem Kind in diesem Alter nicht von einer Entscheidungsfähigkeit zu diesem Problem sprechen kann. Dass sie den Druck spürte, unter dem sie sich befand, zeigten die folgenden Untersuchungen wie auch die anschließende Psychotherapie.

Zur psychologischen Untersuchung

Selbstverständlich wurde mit den Eltern eine tiefenpsychologisch orientierte Anamnese erhoben, das Kind wurde mit projektiven Verfahren untersucht. Monika war entgegen den Erzählungen der Eltern während der Untersuchung recht still, zögernd und ängstlich. In allen Tests war deutlich zu erkennen, wie sehr sie unter der depressiven Stimmung in der Familie und unter den langen Trennungen litt. Zugleich konnte sie aber auch ihrer Verzweiflung und Wut Ausdruck verleihen, was prognostisch günstig stimmte. Ihr Umgang mit dem Test »Verzauberte Familie« kann paradigmatisch für alle Testergebnisse stehen (s. Abb. 3):

> Monika malte zuerst einen Hund (*die Mutter*), dann eine Schlange *(die Schwester),* dann sich selbst als Spinne, den Vater als Huhn und schließlich noch den

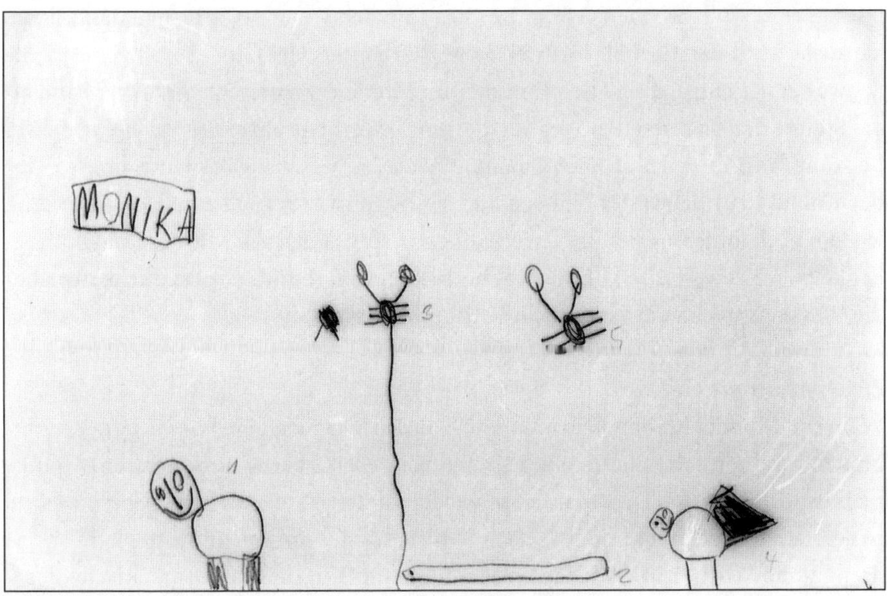

Abbildung 3: »Verzauberte Familie« einer 5;10 Jahre alten Knochenmarkspenderin vor Durchführung der Transplantation

Bruder als Marienkäfer. »Die Spinne hat jetzt noch so'n Faden da«, sagte sie und malte den Faden herunter zur Schlange. »Am schönsten haben es die Schlange und die Spinne, weil die Schlange tüchtig zubeißen kann, und die Spinne kann einem den Weg versperren, weil die ein Netz machen kann. Am wenigsten schön hat es das Huhn, weil das so langsam ist und nicht zubeißen kann.« Monika wäre selber am liebsten die Schlange, »weil die so richtig zubeißen kann und am wenigsten gern der Marienkäfer, weil der gar nichts machen kann«. Auf meine Frage, ob die Tiere dort etwas gemeinsam machen, meint sie: »Nein, die tun nichts zusammen.« – »Sind die denn darüber traurig?« – »Ja, am traurigsten ist aber das Huhn, weil das so langsam ist und weil das so'n dicken Schwanz hat.« – Ich: »Mir fällt auf, dass die Spinne und die Schlange durch den Faden viel enger miteinander verbunden sind als die anderen.« – »Ja das sind die auch.« – »Was machen die denn da?« – »Die telefonieren miteinander.« – »Und worüber telefonieren die?« – »Die telefonieren, dass sie traurig sind, weil die nix machen.« – »Dass die traurig sind, das kann ich gut verstehen.« – »Vielleicht spenden die auch Blut«, meint Monika schließlich.

Meines Erachtens zeigte Monika hiermit deutlich, wie sie die Stimmung in der Familie erlebte. Der große Bruder war abseits, er bekam von allem am wenigsten mit. Auch war der Vater zurzeit noch relativ unbeteiligt, konnte wenig tun, ferner musste er ja auch arbeiten. Wenn Monika ihre Schwester als Schlange darstellt, so hatte sie wohl das Gefühl, in ihrer Schwester stecke viel Gift. Gleichzeitig ist die Schwester diejenige, die all den Kummer im Moment verursacht. Sie selber kann als die Spinne den anderen den Weg versperren. Sicherlich spürte sie, wie viel von ihrer Leistung, von ihrem Blut im Moment abhängt. Einerseits war sie traurig, weil ihr der Kontakt zur Schwester fehlte, andererseits spürte sie auch eine ziemliche Wut. In dem »Telefonieren« kommt darüber hinaus zum Ausdruck, wie die Kontaktmöglichkeit zur Schwester war: Antje war bereits depriviert und Monika durfte nur über die Wechselsprechanlage mit ihr in Verbindung treten.

Zur Psychotherapie

Während Monika im Bett liegen musste, wurde sie täglich eine Stunde lang von mir besucht, während die Eltern zum Essen gingen. Den Eltern wurde geraten, Monika nicht sofort nach der Transplantation wieder zu den Verwandten zu geben, weil sie so sehr unter der Trennung litt. Nachdem sie wieder aufstehen durfte, kam sie ca. dreimal die Woche zur ambulanten Psychotherapie in die Psychosomatische Beratungsstelle.

Als Monika aus der Narkose aufwachte, weinte sie viel. Wichtig war, dass jetzt jemand bei ihr war. Unter der Trennung der Eltern in der Mittagspause litt sie sehr, wir bastelten eine Uhr, um uns besser darüber im Klaren zu sein, wie lange es dauern würde, bis die Mutter wiederkäme.

Der Schwester, die im Nebenzimmer lag (die Zimmer waren mit einer Fensterscheibe verbunden), warf sie oft einen traurigen, aber auch wütenden Blick zu, woraufhin ich ihr einmal sagte: »Ja, was du hier alles für deine Schwester aushalten musst.« Als Monika dann zum ersten Mal wieder zur Spielstunde kam, zog sie ganz entsetzt ihr Hemd und ihren Pullover hoch, um mir zu sagen: »Guck mal, den ganzen Bauch haben sie mir zerpiekst!« – »Du, das ist ja wirklich unerhört!« Im Anschluss hieran malte Monika spontan noch einmal die verzauberte Familie. Sie war wahrscheinlich schon vor dem Eingriff beim Malen der Familie in Tieren mit ihren inneren Objekten in Kontakt getreten und konnte nun auf diese wichtige Erfahrung zurückgreifen (s. Abb. 4).

Sie erzählte zu ihrem Bild folgendes:

Sie ist die große, dicke Schlange, der Marienkäfer die Mutter, die Spinne der Vater, der Hund der Bruder, das Huhn die Schwester. Auf meine Frage meinte

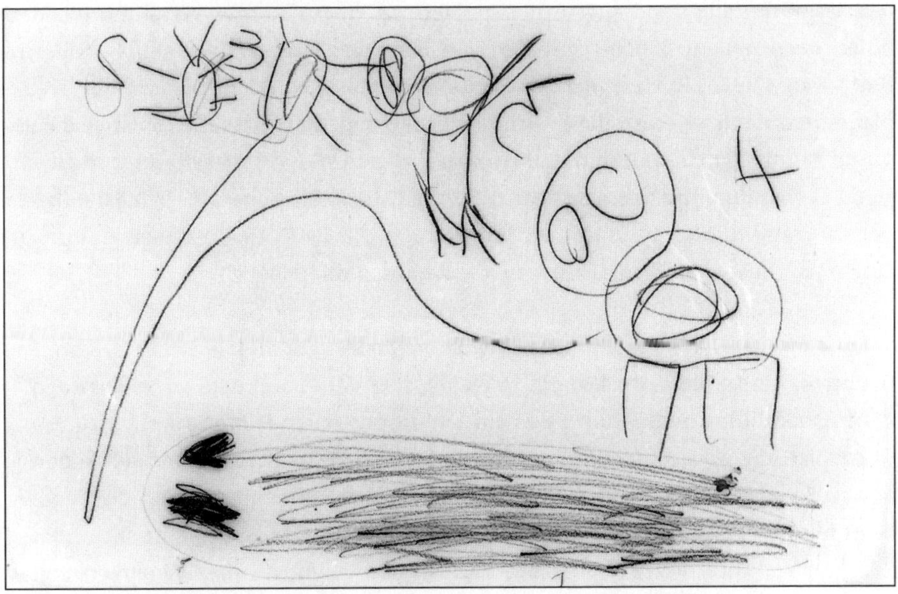

Abbildung 4: »Verzauberte Familie« einer 5;10 Jahre alten Knochenmarkspenderin nach Durchführung der Transplantation

sie, sie hat's als Schlange am schönsten, weil sie beißen kann, »weil ich eine Giftschlange bin«. Sie will auch die Schlange am liebsten sein, »weil die kann beißen, und die ist giftig und hat einen Giftzahn«. Sie entwickelte dann aber recht starke Angst, verließ das Bild sehr schnell und wandte sich dem Tuschkasten zu.

Bereits der formale Aufbau dieses Bildes zeigt, in welchem inneren Chaos sich das Kind befand. Ferner identifizierte sie sich jetzt mit der Schlange, sie hat jetzt das Gift in sich. Unbewusst dürfte hier die große Angst oder der unbewusste Wunsch eine Rolle spielen, die Schwester mit dem eigenen Blut zu vergiften, ist sie doch schon so oft wütend auf die Schwester gewesen. Projektion und Identifizierung gehen ineinander über. Das für diese Altersstufe typische magische Denken dürfte für die Entstehung dieser Phantasie eine große Rolle spielen. Die Transplantation hat in Monika eine Reihe oral-sadistischer Phantasien ausgelöst, die in den immer wiederkehrenden Vorstellungen vom Beißen deutlich wurden. Im Gegensatz zum ersten Familienbild sind die einzelnen Mitglieder kaum identifizierbar, auch während sie malte und erklärte, waren ihre Bezeichnungen sehr flüchtig und unbestimmt. Wenn ich sie einige Minuten später erneut gefragt hätte, sie hätte wahrscheinlich die Tiere anders zugeordnet. Unten droht die schwarze dicke Schlange, die Schwester, die Krankheit, der Tod, sie. Der spitze Schwung von oben wirkt wie ein Schnabel, als wären alle oben angeordneten Tiere zu einem Körper verschmolzen und böten der kranken Schlange mit diesem Schnabel eine Verbindung – vielleicht Blut? – an. Diese Linie erinnert an die Telefonleitung von dem Bild vor der Transplantation. Zugleich kann dieser Schnabel auch bedeuten, dass die Schlange die gesamte Familie auffrisst. Innen und Außen, Projektion und Introjektion sind gleichzeitig vorhanden und austauschbar. Will man die Zeichnung als ein Zustandsbild der inneren Objekte auffassen, so funktioniert die Patientin in dieser Stunde auf einem psychotischen Strukturniveau, die Angst ist unerträglich.

In den folgenden Stunden malte sie immer wieder sehr blutige Bilder (s. Abb. 5 und 6). Als sie das erste Mal das Haus mit dem Vogel und dem Vogelhäuschen bzw. der Blume malte, fügte sie zum Schluss den roten Hintergrund hinzu. Sie erklärte mir, dass es dort regnen würde, die Engel schütteten ganz viel Regen vom Himmel herunter. Ich bemerke dazu, dass der Regen rot ist, ob die Engel wohl roten Regen oder gar Blut vom Himmel schicken? – »Ja, das ist alles, alles Blut.« Wir sprachen viel über das Blut, das Blutspenden, die Schmerzen und dass das Blut bei Antje, der Schwester, ja anwachsen sollte, so wie der Regen die Blumen zum Wachsen bringt. Monika war am Malen dieser Bilder mit Be-

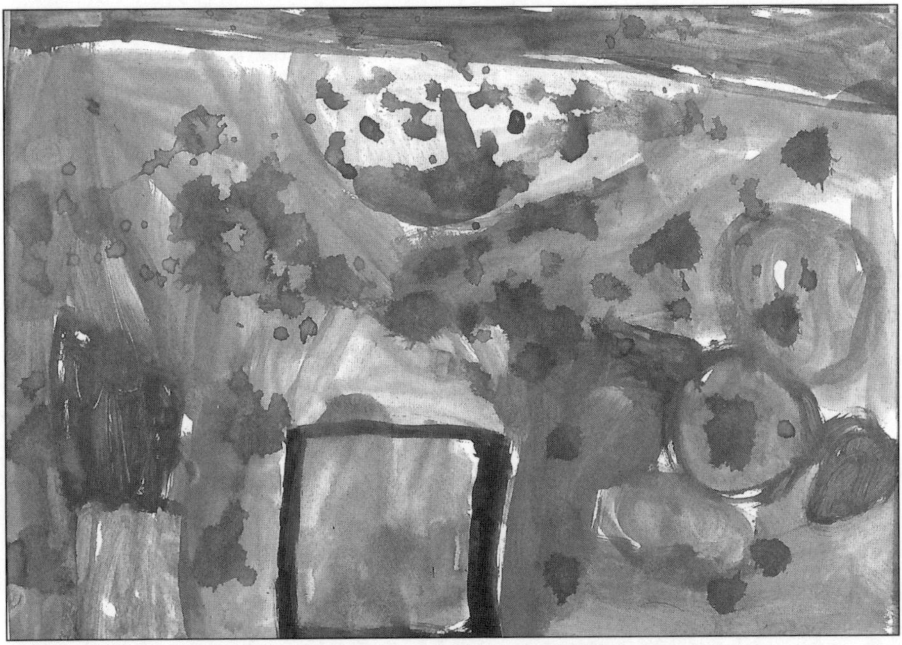

Abbildung 5: Ein Haus mit Vogel und Blume. Vom Himmel regnet Blut

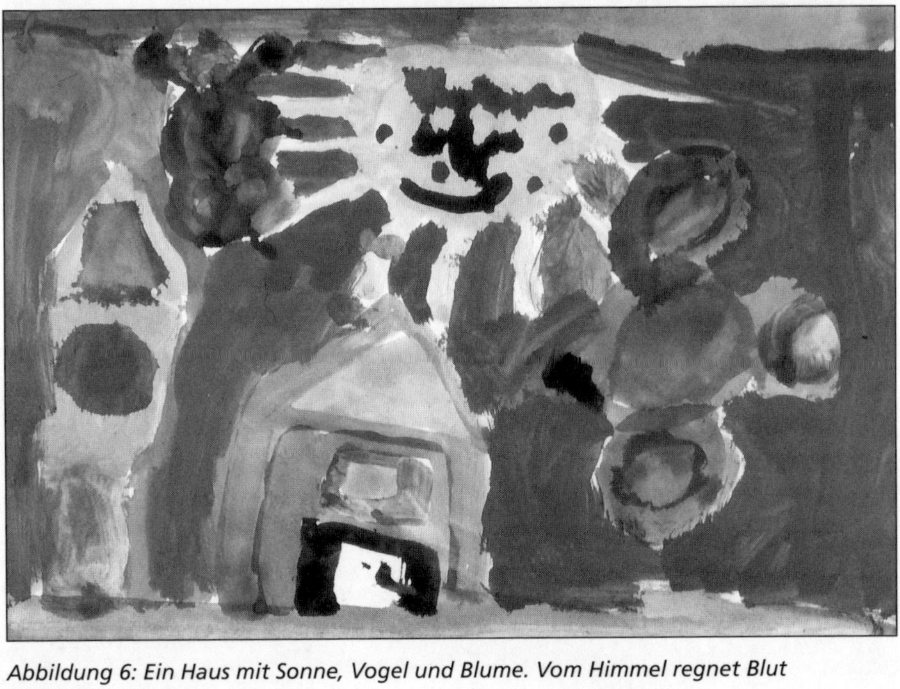

Abbildung 6: Ein Haus mit Sonne, Vogel und Blume. Vom Himmel regnet Blut

geisterung und Faszination beteiligt. Es vergingen viele Stunden, in denen sie immer wieder ein ähnliches Bild mit rotem Regen herstellte.

Eines Tages bat sie mich, auch ein rotes Blatt zu malen. Ich malte auf ihre Anweisungen. Jeder malte »sein Blut« auf »sein Blatt«, die Atmosphäre war sehr regressiv, ich spürte in meiner Gegenübertragung eine tiefe Ergriffenheit, fühlte die Ohnmacht, dachte auch daran, wie ich Monika helfen wollte und wie sie wiederum ihrer Schwester helfen sollte – alles hing vom Blut ab, von einem Lebenssaft, der keine Konturen hat. Wir hatten den gemeinsamen Tuschkasten mit einem roten Farbnapf. Mein Blut war ihr Blut, ihr Blut war meines, so wie sie auch zur Schlange wurde, wenn sie der Schwester Blut spendete. Nachdem die Blätter rot trieften, sollte jeder seinen Namen auf das Blatt schreiben und die Namen »einkasteln« und »unterstreichen« (Abb. 7).

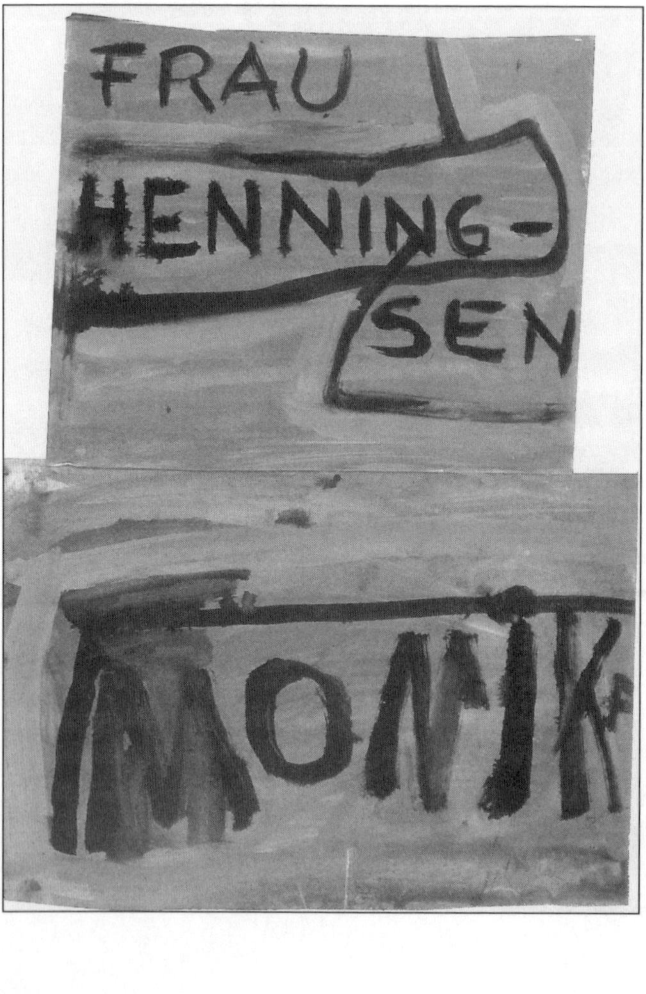

Abbildung 7: Blätter mit Blut und »eingekasteltem« Namen. Das obere stammt von der Analytikerin, das untere von der Patientin

Hiermit drückte sie die Übertragungssituation weiter aus: Wenn das gemeinsame Blutmalen einen verschmelzenden Charakter hatte, so wurde durch die Namen, das Unterstreichen wieder ein Abgrenzungsschritt vollzogen. Monika hatte auf diese Weise der Fusion ein Ende gesetzt. Durch meine Deutungen konnte sie verstehen: Jeder hatte wieder sein eigenes Blut, seinen eigenen Körper und seinen eigenen Namen. Ob das Spenden dem andern helfen würde, konnte man nicht vorhersehen.

Monika war in dieser Stunde erneut mit ihren Todesängsten konfrontiert und war eine fusionäre Bindung zu mir eingegangen. Das gemeinsame Malen wie auch meine Deutungen ermöglichten ihr wieder aus der Regression herauszutreten. In der Fusion waren wir über unsere Gefühle miteinander verschmolzen. Dieser Vorgang hat mir später oft geholfen, traumatische Prozesse bei der Behandlung Erwachsener zu verstehen: Immer wieder kann man beobachten, wie das abgespaltene Gefühl in der traumatischen Situation zu einer Verschmelzung zwischen dem Subjekt und dem Objekt führt, die sich dann in der Entwicklung des Menschen zu Strukturen verfestigt und sich in der Übertragung während einer analytischen Behandlung als *konkretistische Fusion* manifestiert (Henningsen 2008, 2005b; vgl. in diesem Buch S. 35–54; 77–88; 91–105; 107–118).

In einer der letzten Stunden, bevor Monika wieder nach Hause konnte, malte sie ein Bild »ohne Blut« (s. Abb. 8).

Dieses Bild wie auch ihr gesamtes Spielverhalten zeigten, dass Monika damit begonnen hatte, ihre Konflikte zu überwinden. Darüber hinaus bastelten wir in der letzten Stunde einen Hut, es war Faschingszeit. Monika bat mich, dass ich meinen Hut ihrer Schwester, deren Überleben inzwischen wahrscheinlich, die aber noch depriviert war, schenken solle. So hatte ihre Schwester das Gleiche wie sie, aber Monika konnte ihr Eigenes doch behalten. Sie hatte durch diese Inszenierung die Psychotherapie mit einer sehr gesunden und konstruktiven Spende an die Schwester beendet.

Katamnese

Ein Jahr nach Entlassung der Schwester wurde mit den Eltern eine Katamnese durchgeführt, und Monika wurde nochmals mit den gleichen Tests untersucht. Die psychologische Untersuchung hat gezeigt, dass Monika tatsächlich ihre Konflikte, die sich auf das Spenden beziehen, überwunden hatte. Dies mag nochmals am Beispiel der verzauberten Familie erläutert werden (s. Abb. 9):

Monika malte ihre Schwester als Schnecke, die Mutter als Schmetterling, den Vater als Vogel, sich selbst als Hasen und den Bruder als Storch. Sie wollte am

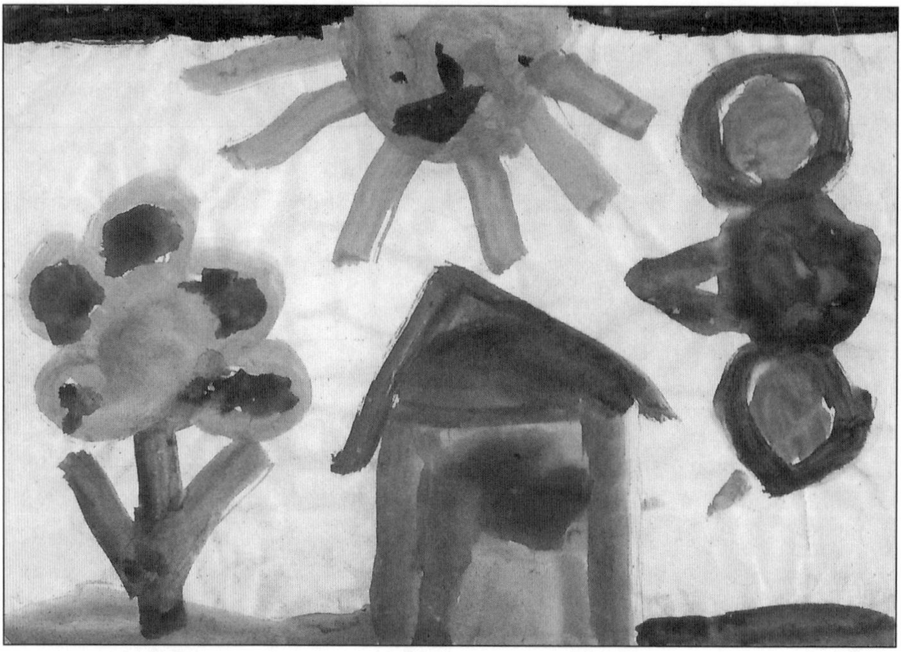

Abbildung 8: »Ein Bild ohne Blut«

liebsten der Hase sein, weil sie so klein sei und weil sie manchmal hüpfen könne, »überall hin, auf den Spielplatz und in der Wohnung!« Ihre Schwester hatte sie als Schnecke gemalt, »weil die immer so grimmig guckt«. Der Vater ist deshalb ein Vogel, »weil der gerne fliegen mag und weil er mich immer wie so einen Luftballon in der Luft fliegen lässt«. Ihr Bruder wurde zum Storch, »weil der so groß ist« und die Mutter ein Schmetterling, »weil er Fühler hat und Augen«. Die Tiere sind alle fröhlich miteinander und spielen Verstecken.

Monika konnte nun wieder die Rollen der einzelnen Familienmitglieder klar und abgegrenzt erleben. Ihre Schwester, bei der die Transplantation gelungen war, schaute »grimmig«, war eine verschlossene Schnecke. Hier spürte sie, dass Antje noch viel zu verarbeiten hat. Die Eltern sind über ihr, sind wohl die Stärksten, weil sie fliegen können. Hierin wird aber gleichzeitig auch angedeutet, dass die Eltern diejenigen sind, die sich entfernen können.

Die Eltern berichteten in dem katamnestischen Gespräch, Monika habe ihrer Meinung nach das Trauma der Operation voll überwunden. Sie sei heute stolz darauf, dass die Schwester ihr Blut hat. An Krankenhaus und Klinik würde sie wenig denken. Allerdings reagierte Monika noch oft empfindlich oder ängstlich, wenn die

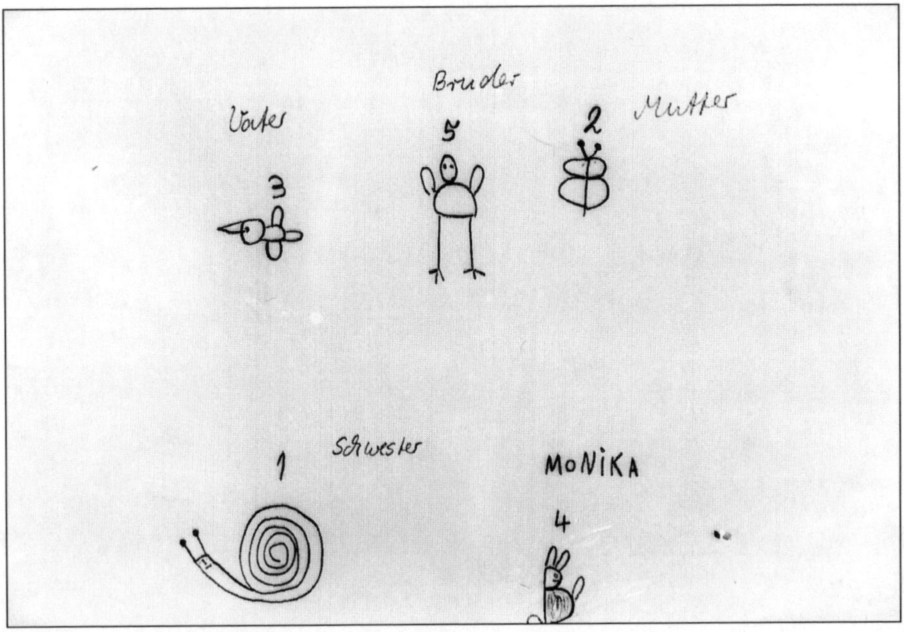

Abbildung 9: »Verzauberte Familie« einer 6;10 Jahre alten Knochenmarkspenderin, 1 Jahr nach Durchführung der Transplantation

Eltern fortgingen. Die anhaltenden Trennungsängste verdeutlichen sicherlich, dass auch über Monika ein Schatten des Traumas erhalten geblieben ist. Antje ging es den Umständen entsprechend auch gut, sie sei aber noch sehr still, man merke ihr an, dass sie sehr viel durchlitten habe.

»ABER DAS IST DAS TRAUMA MEINER MUTTER, NICHT MEINES.« KONKRETISTISCHE FUSION, AGIEREN UND SYMBOLISIEREN

Meine Erfahrungen mit frühkindlich traumatisierten Patienten machten mich auf ein Phänomen aufmerksam, das sich mir im initialen Übertragungsangebot und im analytischen Prozess erschloss: Es geht um Verschmelzungen mit dem Objekt, die einen nicht mentalisierbaren und deshalb auch nicht symbolisierbaren *Aspekt der traumatischen Erfahrung* enthalten, der an das Objekt gebunden bleibt (Henningsen 2008). Diese *konkretistische Fusion* ist eine traumaspezifische Abwehr, die durch Dissoziationen entsteht und sich verselbständigt, wenn es nicht zu einer Remission kommt. Sie bindet einen Teil des Selbst an das Objekt, verhindert Trennungen und Autonomieentwicklungen. Sie führt zu Übertragungsfiguren, die das Unbewusste des Analytikers direkt ansprechen und zu projektiven Gegenübertragungsidentifizierungen (Grinberg 1991) verleiten. Sie kann genetisch in vielfältiger Form verankert sein. In Anlehnung an Ilse Grubrich-Simitis' Überlegungen *Vom Konkretismus zur Metaphorik* (1984) habe ich diese Fusion konkretistisch genannt.

Die für den Einzelfall wesentliche Übertragungsfigur ergibt sich bei traumatischen Verläufen aus dem Schnittpunkt zweier Dimensionen: dem topischen und dem genetischen Gesichtspunkt. Auf beide sei im Folgenden kurz rekurriert, um dann die Überlegungen an zwei Fallbeispielen darzustellen und die theoretischen Implikationen zu diskutieren.

Topische Perspektive: Das traumatische Ereignis hat Freud bereits als die auslösende Situation für Spaltungsprozesse beschrieben, dabei wird der Erfolg der Trauma-Abwehr »erreicht auf Kosten eines Einrisses im Ich, der nie wieder verheilen, aber sich mit der Zeit vergrößern wird. Die beiden entgegengesetzten Reaktionen auf den Konflikt bleiben als Kern einer Ichspaltung bestehen« (Freud 1940e, S. 60). Dieser Vorgang ist von vielen Autoren beschrieben worden, sei es als Intrusion, als Aufhebung der Grenzen zwischen innerer und äußerer Realität (Amati 1990, Bohleber 2000, Oliner 1996) oder aber als »fusionäre Selbst-Objekt-Vertauschung« (Scharff 2002). Kernberg beschreibt die »Fixierung an das Trauma« auf ähnliche Weise: Traumatisierende Ereignisse führen zu primitiven Verschmelzungen mit Hass als dominierendem Affekt. Die daraus entstehende Bindung zum traumatisierenden Objekt führt zu einer »Identifizierung mit der *Beziehung*« (Kernberg 1997, S. 42), »unbewusst werden sie (die Patienten; F. H.) zu ihren eigenen verfolgenden Objekten, während sie ihre Opfer sadistisch angreifen. Sie können es nicht vermeiden, Opfer und Täter zugleich zu sein« (ebd., S. 43, vgl. auch Henningsen 2000).

Genetische Perspektive: Das Ausmaß dieser Fusionen hängt neben der Art und Intensität der Traumatisierung vom Entwicklungsstand des Opfers ab. So greifen Traumata und Spaltungsvorgänge in anderer Weise das Selbst des Menschen an, wenn z. B. noch keine befriedigende Trennung zwischen Subjekt und Objekt entwickelt wurde, sei es, dass die Person noch sehr jung ist, oder aber, dass sie eine entsprechende prätraumatische Persönlichkeitsstruktur – wie z. B. eine Borderline-Struktur – aufweist.

Ergebnisse der Säuglingsforschung belegen, dass bereits das Neugeborene Reize aus der Außenwelt von inneren Ereignissen unterscheiden kann. Es ist in der Symbiose mit der Mutter von Geburt an ein aktives kausal handelndes Subjekt (Gergely 2002). Die Spiegelaktivität der Mutter kommt im gelungenen Fall einem guten Containment gleich, im pathologischen Bereich kommt es zu Verzerrungen, wenn die Mutter z. B. ihre eigenen Ängste in das Kind projiziert anstatt die Ängste des Kindes zu spiegeln – oder aber wenn sie anstatt zu spiegeln nur abbildet, sie gibt dem Kind die Angst dann unverdaut zurück, das Kind bleibt allein und kann keine notwendigen inneren Repräsentanzen aufbauen, der Keim für die Entwicklung einer Symbolisierungsstörung ist damit gelegt. Das Gefühl des Kindes bleibt mit dem Gefühl der Mutter identisch, und es kann keine Entkoppelung entstehen (Bion 1962, Kap. 5, Fonagy & Target 2002).

Das vielfältige Spektrum der pathologischen Affektspiegelungen kann hier nur gestreift werden, eines haben aber die verschiedenen Störungen gemeinsam: Bei unzureichendem Containment mit traumatisierender Wirkung ist die Entwicklung der Selbstrepräsentanzen immer gestört. Es kommt zu Fusionen zwischen Selbst und Objekt, die die Mentalisierungs- und Symbolisierungsprozesse erheblich beeinträchtigen. Im analytischen Prozess schlagen sich die besonderen Merkmale der traumatischen Erfahrungen in der frühen Kindheit, die oft den Charakter kumulativer Traumatisierungen (Khan 1970) haben, in spezifischer Weise in der Übertragung nieder, wie ich später zeigen werde.

Traumatisch bedingte Fusionen, die später entstehen, d. h. nach Entwicklung von Objektkonstanz oder nach Überwindung der ödipalen Phase, sind anders zu bewerten, denn es wurden bereits in der prätraumatischen Zeit ein Repertoire an

Symbolisierungsfähigkeiten und durch wiederholte Affektspiegelungen entstandene sekundäre Repräsentanzen entwickelt (s. Gergely 2002, S. 821 f.). Für das eingekapselte Trauma stehen diese Funktionen zwar nicht mehr zur Verfügung, sie wirken aber durchaus in anderen Segmenten der Person und können mit Hilfe einer Therapie relativ bald reaktiviert werden.

Die Deutung der Spaltung impliziert stets die Aufforderung, aus der Fusion herauszutreten, und ist mit einer Gefährdung des Patienten bzw. des analytischen Prozesses verbunden, denn die Selbst-Objekt-Fusionen haben dem Patienten ein mehr oder minder bewusstes Sicherheitsgefühl verschafft, weil die Destruktivität teilweise an das Objekt gebunden war. Die Loslösung vom Objekt ist nach meinem Eindruck mit vielen kleinen Schritten von Projektion und Introjektion verbunden. Dabei müssen die frei werdenden Affekte benannt und anerkannt werden. Das Agieren nimmt in dem Prozess einen zentralen Raum ein: Erst wenn der Analytiker das Agierte in der Übertragung deutet, kann der Patient die emotionale Dimension seines Handelns erfassen. Das Heraustreten aus der Fusion ist regelmäßig mit der Anerkennung von Scham und Schuld verbunden (Amati 1977, Henningsen 2000, 2004), deshalb ist es in der Initialphase der Analyse traumatisierter Patienten besonders wichtig, mit Sorgfalt auf die Etablierung einer vertrauensvollen Übertragungsbeziehung zu achten.

Frau R.

Frau R. (Henningsen 2008), eine junge Erwachsene, suchte mich wegen eines psychischen Zusammenbruchs auf, es gelang ihr seit anderthalb Jahren nicht, ihr zweites akademisches Examen abzulegen.

Traumageschichte

Frau R. erlitt ihre ersten Traumatisierungen am Beginn ihres Lebens. Ärzte hatten ihrer schwerkranken Mutter eine Lebenserwartung von noch maximal zehn Jahren prognostiziert und vor einer Schwangerschaft eindringlich gewarnt, weil sie diese nicht überleben würde. Die Mutter habe die ungewollte Schwangerschaft aber schnell akzeptiert und darum gekämpft, einen Arzt zu finden, der bereit war, sie zu betreuen. Beide Eltern befanden sich damals in Analyse. Der Analytiker der Mutter habe die Behandlung abgebrochen, weil er die Schwangerschaft der Mutter als Agieren ausgelegt habe. Der Vater hatte seine Analyse abgebrochen, weil er die Vorhaltungen seiner Analytikerin, er führe nur eine »Geschwisterehe«, nicht mehr ertrug.

Die Eltern haben sich nie über die Gefahren der Schwangerschaft ausgesprochen, beide waren engagierte Wissenschaftler, die sich auf ihr berufliches Fortkommen konzentrierten. Unbewusst waren sie sich einig, keine Depression oder Hilflosigkeit wahrzunehmen. Die Patientin hatte – wie die Analyse zeigte – während ihrer gesamten Entwicklung die Funktion, die körperlichen Defizite der Mutter zu kompensieren, ein lebendes Antidepressivum zu sein, und für den Vater stellte sie mit ihren hohen intellektuellen Begabungen das ideale Selbst dar. Krankheit und Ohnmacht waren tabu und wurden auf dem Wege der projektiven Identifizierung abgewehrt: Anderen wurde geholfen, oft bis zur Erschöpfung.

Die Tochter wurde vorzeitig durch Sektio geboren und musste die ersten sechs Lebenswochen im Brutkasten nachreifen. Sie habe sehr schnell sprechen gelernt und sofort in ganzen und grammatikalisch fehlerfreien Sätzen gesprochen. Dieses Muster wiederholte sich später bei einem Auslandsaufenthalt im Alter von vier Jahren noch einmal: In Paris angekommen, schwieg die Patientin ein halbes Jahr, um dann die Umgebung mit perfektem Französisch zu überraschen. Kindheit und Jugend waren dadurch gekennzeichnet, dass die Patientin, wo immer sie erschien, als eine Art intellektuelles Paradekind geachtet und aufgenommen wurde. Sie hatte es früh übernommen, sich in Solidarität gegenüber den intellektuellen und moralischen Werten zu üben, für die sich ihre Eltern einsetzten. Ihre freundliche und kameradschaftliche Haltung, die sie auch ihren Eltern gegenüber pflegte (»ich hatte immer ein freundschaftliches Verhältnis zu ihnen«), verhalfen ihr stets zu einem großen Freundeskreis.

Eine zweite Sequenz der Traumatisierung erlitt die Patientin im Alter von sechs Jahren. Die Ehe der Eltern zerbrach, der Vater ging ins Ausland. Die Mutter musste ins Krankenhaus, und die Patientin wurde von verschiedenen Freunden der Eltern versorgt. »Wie gut, dass Du so viele Menschen kennst, bei denen Du jetzt wohnen kannst«, wurde ihr gesagt. Dass die Patientin aber in Wahrheit nirgends zu Hause war, eine schwere Depression erlitt und auffallend an Gewicht zunahm, wurde von der Umwelt nicht registriert.

Depression, innere Not und tiefe Einsamkeit waren die ständigen Begleiter, die aber – weil tabuisiert – im Unbewussten gehalten werden mussten. Nach der Trennung der Eltern sah die Patientin den Vater kaum, zwischen der Mutter und ihr gab es immer wieder Streit, für den beide keine Erklärung finden konnten. Als die Patientin ihre Hochschulreife in einem international anerkannten Internat erwarb, hatte sie eine sexuelle Beziehung zu einem der Lehrer, den sie mit ihrer hohen Begabung beeindruckte. Unbewusst hatte die Patientin ihre Beziehung zu ihrem intellektuell anregenden, aber ständig abwesenden Vater inzestuös belebt. Dass hier eine ungestillte kindliche Sehnsucht sexualisiert wurde, konnte ihr erst im Laufe der Analyse bewusst werden. Die Eltern hatten auch diese Krise ihrer Tochter nicht bemerkt.

Diagnostische Überlegungen

Die fehlgeschlagenen Versuche der Eltern, ihre Konflikte mit Hilfe einer Analyse zu klären, weisen darauf hin, dass es weder ihnen noch den Analytikern damals gelang, ihre als Kriegskinder erlittenen Traumatisierungen in eine Sprache zu fassen, die eine analytische Bearbeitung ermöglichte. Das »Unsagbare« in der Geschichte dieser Patientin scheint mir in der ausschließlichen Einheit von Leben und Tod, Sterben und Geborenwerden zu liegen. Eine Entität, die für die Beteiligten nicht fassbar war, zu Spaltungsvorgängen zwang und Symbolisierungen verhinderte.

Ausgangspunkt der psychoneurotischen Entwicklung sind die durch das Trauma entstandenen Spaltungsprozesse. Sie lassen sich spezifizieren: Wut und Verzweiflung über ihre schweren körperlichen Defizite haben die Mutter angetrieben, beharrlich und erfolgreich gegen ihre Krankheit zu kämpfen und sich vieles zu ertrotzen, was man ihr nicht zutraute. Abhängigkeit und Ohnmacht waren mit Todesgefahr verbunden und mussten manisch abgewehrt werden. Frau R. dürfte schon vorgeburtlich als das narzisstisch besetzte manische Selbst der Mutter fungiert haben, d.h. die Mutter trug sich selbst als körperlich unversehrt in sich. Diese Phantasie kann aber nur aufrechterhalten werden, wenn Aspekte der Realität, wie körperliche Grenzen, Abhängigkeit, Ohnmacht abgespalten werden. Mit der Geburt der Tochter hatte die Mutter einerseits die Todesgefahr besiegt, zugleich aber war dieser überlebende Teil sie selbst, d.h. es mussten Selbst und Objekt lebenslänglich fusionieren, um sich gegenseitig am Leben zu erhalten. Ein Teil des Selbst der Patientin durfte quasi nicht geboren werden, er blieb abgespalten und mit der abgewehrten Depression der Mutter konkretistisch verbunden. Der siegreiche, überlebende Teil konnte sich entwickeln zu einer klugen, engagierten und hilfsbereiten Person. Die unauflöslichen Konflikte zwischen Mutter und Tochter können als gescheiterte Versuche der Abgrenzung verstanden werden. Die dahinter liegende tiefe Einsamkeit wurde erst im Erwachsenenalter manifest, als die Eltern sich nach dreißigjähriger Trennung scheiden ließen, sich auf ihren Lebensabend einstellten, die Patientin endgültig ins Berufsleben eintreten musste, d.h. als die Unumgänglichkeit von Trennung und Tod erneut Realität wurde. Der Zusammenbruch der Patientin kurz vor Abschluss ihrer Berufsausbildung verhinderte ihre Autonomie und hatte die Funktion, die Verschmelzung fortzusetzen.

Da die Patientin die ersten Lebenswochen intensivmedizinisch versorgt werden musste, konnten sich auch in dieser Zeit Mutter und Kind in keiner befriedigenden Weise aufeinander einstimmen. Der frühe und autodidaktisch verlaufene Spracherwerb der Patientin mag ein weiterer Hinweis dafür sein, dass sie sich sehr früh auf die Bedürfnisse der Objekte einzustellen vermochte, ohne mit ihnen einen Übergangsraum zu teilen. Ihr späterer Werdegang zu einer gut funktionierenden Schülerin, die die Ideale der Eltern mit rhetorischem Talent teilt, dürfte die Entwicklung eines falschen Selbst (Winnicott 1953) verfestigt haben.

Die Trennung der Eltern während der ödipalen Phase wie auch die Überforderung als Schülerin stellen Wiederholungen bzw. Zementierungen der bestehenden traumatisierenden Beziehungskonstellationen dar: Auf einer abgespaltenen, unbewussten Ebene blieben alle drei miteinander verschmolzen, auf einer bewussten Ebene war jeder autonom, klug und hilfsbereit, jeder war ein Einzelkämpfer und trug die abgewehrte Depression des anderen in sich, die lebensbedrohliche Einsamkeit zu spüren war tabu.

Etablierung der konkretistischen Fusion in der Übertragung

In den ersten zwei Analysejahren fand die Analyse von Frau R. auf zwei Schienen statt, wie es Freud in seiner Schrift *Die Ichspaltung im Abwehrvorgang* (1940 e) beschrieben hat. Frau. R. schilderte in grammatikalisch einwandfreiem Deutsch ihre Geschichte, hochkomplizierte Interpretationen zu diversen Konfliktsituationen. Es gab keinen Traum. (»Ich träume nie.«) Die einzelnen Begebenheiten waren zwar inhaltlich schlüssig, immer aktuell und wichtig, die Abfolge der Ereignisse war aber chaotisch. Ich versuchte durch Mitschreiben, Erinnerungsübungen, Vorstellen in einer Intervisionsgruppe dem unbewussten Duktus der kämpferisch und chaotisch anmutenden Texte auf die Spur zu kommen. Parallel dazu liefen ununterbrochen Tränen, was sie anfangs nicht zu bemerken schien. Ich kaufte mir zuerst einmal ein weiteres Kissen für die Couch, denn ich konnte dieses durchnässte Kissen auf keinen Fall einem anderen Patienten anbieten. Mit den Tränen meldete sich die »kleine Sonja«, das zarte, liebebedürftige Frühgeborene, das dringend Wärme und Hilfe benötigte, von der aber die große, klug redende Sonja vorerst nichts wissen wollte, die mir einmal erklärte, ich sei ja ihre Analytikerin, als Mensch dürfe sie mich nicht wahrnehmen, denn dann funktioniere »das mit den Projektionen und der Übertragung nicht«. Tränen flossen in jeder Stunde von der ersten bis zur letzten Minute, ohne dass man es an einer Intonation in der Stimme oder an einer bestimmten Textstelle hätte erkennen können.

Die Übertragungsspaltung wurde sehr schnell deutlich: Das offizielle, kontrollierte (aber falsche) Selbst, mit dem sie gewohnt war zu kommunizieren, nahm über die Sprache mit mir Kontakt auf. Ich versuchte zu folgen, so gut ich konnte, spürte aber, dass ich sie im Wesentlichen nicht erreichte, fühlte mich angestrengt und ermüdet.

Nach etwa drei Monaten Analyse unterlief mir ein schwerer Fehler, ich war in der Stunde eingeschlafen, ich schämte mich sehr, mir war das in dieser Form

> noch nie passiert. Frau R., die meine Abwesenheit bemerkt hatte, hatte blitzartig ein tröstendes Wort für mich übrig: »Das kann doch jedem mal passieren.« Ich aber spürte eine tiefe Scham und fühlte mich auf katastrophale Weise schuldig, dachte daran, wie ich nun in meiner Funktion als Analytikerin genauso versagt hatte wie die Mutter als Mutter. Frau R. war schnell dabei, mein Defizit zu beschwichtigen, wie sie es sicherlich sehr oft bei der kranken Mutter tat. Ich spürte auch, wie verführerisch es war, mich durch sie zu entlasten (vgl. Zwiebel 2010).

Meine heftige, durch projektive Identifizierung entstandene Gegenübertragungsreaktion half mir die Vorgänge zu verstehen und im Laufe der kommenden Jahre entsprechend zu deuten. In mir war eine Angst vor dem Scheitern wachgerufen, bevor die eigentliche Analyse begann, entsprechend der Angst, die die Mutter während der Schwangerschaft und Geburt versucht hatte abzuwehren. Mein unbewusstes Mitagieren hatte mich die Verzerrungen in der Affektspiegelung ahnen lassen, die Frau R. als Neugeborenes und Kleinkind erlebt hatte. Ich war in der Stunde in eine depressive Stimmung geraten, die mich hatte einschlafen lassen. Ich trug die Depression der Patientin, der Mutter in mir und war in dieser Verbindung ganz konkret meiner Funktion als Analytikerin nicht mehr mächtig, aber mit der Patientin in ihrem Unglück verschmolzen. Die Lebensbedrohung von Mutter und Kind zum Zeitpunkt ihrer Entstehung und Geburt haben einen Zirkel an projektiver Identifizierung mit dem zum Tode verurteilten Teil des eigenen Selbst in Gang gesetzt, der sich auf dem Wege der konkretistischen Fusion zwischen uns manifestierte. Mit dem Extra-Kissen hatte ich auf der Handlungsebene erst einmal dafür gesorgt, dass die Patientin weinen konnte. In den folgenden Jahren ging es darum, den abgespaltenen Teil des Selbst in der Übertragung zu bearbeiten, damit er als ein Teil der seelischen Realität der Patientin erfahrbar werden konnte.

Im manifesten Text kämpfte die Patientin in diversen Konfliktfeldern, in denen sie ihre Traumata agierte. Diese Lösungsversuche scheiterten regelmäßig, immer wieder bewegte sich Frau R. am Rande der Katastrophe. In dieser Phase der Analyse bestand meine Deutungstätigkeit überwiegend in einer Art Übersetzungsarbeit: »Zitate des Traumas« (Henningsen 1990, Lipin 1955) wurden in der Übertragung und in Nebenübertragungsfeldern identifiziert und benannt. Die Abwehrkonfiguration wurde brüchig.

Heraustreten aus der Fusion

Parallel zu diesen Ereignissen begann die Patientin mich als Menschen zu entdecken. Als sie in ihrer Arbeit wieder einmal um ihre Existenz kämpfte, vergaß sie mich zu bezahlen und war sehr erstaunt darüber, dass ich ihr Verhalten deutete: Ich sollte ihre Schuld mittragen, keine eigenen Bedürfnisse haben, sondern mich – mit ihr solidarisch – um die Dinge kümmern, die jetzt für sie wichtig waren. Ein anderes Thema waren die Ferien: Ich legte meine Ferien fest, ohne sie zu fragen, genauso wie sich der Vater seinerzeit verhalten hatte, er hatte sie verlassen, ohne sie mit einzubeziehen, ja, er hatte sogar mit der neuen Frau ein Kind gezeugt, ohne sie zu fragen. Die versagenden Seiten, die sie in mir entdeckte, führten zur ersten Erschütterung ihres omnipotenten Abwehrsystems, indem sie unbewusst in einer Einheit mit mir gelebt hatte. Der schmerzhafte und gefährliche Prozess, aus der Fusion herauszutreten, begann. Die Patientin begann sich daran zu erinnern, wie sie ihre Einsamkeit als Kind verleugnet hatte, sich mit der Mutter in einer Einheit phantasierte, weder beim Vater noch bei der Mutter ihre Angst und Hilflosigkeit zeigen konnte. Sie war (scheinbar) immer stark. Sie konnte nun auch die körperliche Behinderung der Mutter beschreiben, die zuvor nie Thema war. Sie »sah« es bei der Mutter nicht, sie hatte aber beim Laufen und während der Kleinkindzeit eine Körperhaltung eingenommen, die der Behinderung der Mutter ähnelte. Schuld- und Schamgefühle hatten die Patientin daran gehindert, sich mit den körperlichen Defiziten der Mutter zu befassen und aktiver um den Vater zu werben, als dieser die Familie verlassen hatte. Die Eltern hätten sie immer gut versorgt, seien ihr aber emotional ausgewichen, bis heute kann sie ihre Mutter – wie mich – nur in der allergrößten Katastrophe erreichen.

Beruflich war sie mit Müttern beschäftigt, die von »schreienden Babys genervt werden« und aus dem Affekt heraus ihre Kinder schädigen oder gar umbringen. Hierbei scheiterte sie erneut. Ich konnte ihr zeigen, dass sie unbewusst das schreiende Kind und die tötende Mutter *ist*, sie ist die Trägerin des Unglücks der Mutter, die selbst unter dem Druck stand, funktionieren zu müssen, die leben wollte und ihr Unglück nicht annehmen konnte. Es herrschte allgemein die Überzeugung, ohne sie hätte die Mutter niemals so lange gelebt, die Patientin *begann zu fühlen*, welche Hypothek sie dabei trug.

Diese Einsicht war für die Patientin äußerst erschütternd, sie drohte zu desintegrieren. Die Arbeit mit den toten Babys hatte sie anderen überlassen, nahm wahllos Psychopharmaka und zeigte mir auf diese Weise, dass auch ich sie nicht zu halten vermochte.

P.: »Ich halte das nicht mehr aus.« – A.: »Vielleicht kann man das auch gar nicht aushalten. Ich glaube, wir sind im Moment hier mit Gefühlen konfrontiert, die Ihre Eltern auch nicht ausgehalten haben.« – P.: »Es fällt mir schwer, das anzuerkennen.« – A.: »Diese Einsicht tut Ihnen furchtbar weh.« – P.: »Es muss ja auch schrecklich gewesen sein, zuerst war ich im Brutkasten, meine Mutter vielleicht noch in Lebensgefahr, mein Vater durfte nicht richtig zu mir, mich nur durch die Fensterscheibe anschauen ... Kinder schreien lassen, das ist das Schlimmste, was man in den Augen meiner Mutter machen kann. Ich sehe auch, dass man sich selber tröstet, wenn man so ein Kind tröstet, das macht meine Mutter bis heute. ... Ich kann mir sicher sein, dass ich ein Wunschkind bin ... Aber meine Eltern haben nie darüber gesprochen, was es bedeutet, ein Kind in die Welt zu setzen, wenn man selbst nicht mehr lange leben wird. Die waren schrecklich rational, die wollten vielleicht auch nicht darüber nachdenken ... Ich glaube, ich habe jetzt Angst, dass meine Mutter wirklich bald stirbt.«

Erneut wurden eine Fülle von Parallelen zu ihrer gegenwärtigen Situation und ihrer seelischen Realität gezogen, sie war das schreiende Kind, das ich nicht aushalten konnte, ich müsste »zusammenkrachen« oder »sie auf dem Wickeltisch zusammenstauchen«. Allmählich begann sie zu spüren, dass ich bereit war, mit ihr Ohnmacht zu teilen.

Nach fast zwei Jahren Analyse gestand sie mir, sie erlebe mich als »Partner«: »Es gibt hier eine Standleitung nach draußen, im Guten wie im Bösen.« Es war die erste Stunde dieser Analyse, in der keine Träne floss, die Affekte mussten nicht mehr evakuiert werden. Frau R. konnte mich nicht nur mit ihrer rationalen, sondern auch mit ihrer abgespaltenen, emotionalen Seite der Persönlichkeit wahrnehmen. Dieser Vorgang war verbunden mit ersten Schritten der Distanzierung, einem Heraustreten aus der Fusion, sie konnte erkennen, wie sie es vermieden hatte, sich von sich ein Bild zu machen. »Die Standleitung zu mir« kann als eine erste symbolische Fassung unserer Beziehung verstanden werden, schloss sie doch das Gute wie das Böse mit ein.

In den folgenden drei Jahren konnte die schwere Depression der Patientin bearbeitet werden. Sie spürte, wie sie mit den tiefsten traumatischen Punkten beider Elternteile verbunden war. Somatisierungen verdeutlichten den analytischen Prozess. So entwickelte sie eine Hautsymptomatik.

A.: »Ich glaube, Sie häuten sich, weil Sie aus der Einheit mit der Mutter heraustreten, um eine eigene Haut zu haben.« Frau R. hatte – unbewusst und abgespalten – mit ihrer Mutter in einer Haut, in einer körperlichen Einheit gelebt. Auf diese Einheit konnte sie erst jetzt schauen, als sie sie unter Schmerzen verließ. Mein Sommerurlaub nahte, die Haut pellte und pellte, auch mir gegenüber hörte die Verschmelzung auf. Die Patientin litt ferner unter einer schmerzhaften Stimmbandentzündung, die auf eine Verkrampfung der Stimm-

bänder zurückzuführen war. A.: »Sie sind wütend, dass ich Sie im Urlaub alleine lasse, haben aber auch Angst zu schreien, denn schreiende Babys treiben Mütter zur Weißglut. Alles, was aus Ihrem Inneren herauskommt, darf nicht sein.« Frau R. fühlte sich von mir gehalten und begann in kleinen Schritten zu verstehen, dass die negativen Affekte Wut, Ohnmacht und Hass in der Fusion gebunden waren und nun anerkannt werden mussten, damit die Anhängigkeit zum traumatisierenden Objekt gelöst werden konnte.
Frau R. überlegte den Führerschein zu machen, traute sich aber nicht, denn sie fürchtete, sie könnte im Straßenverkehr jemanden zu Tode fahren. A.: »Immer wieder fürchten Sie Ihre Autonomie ... wenn Sie geboren werden, bringen Sie ihre Mutter um.« Kurz vor dem Urlaub berichtete sie – im dritten Jahr der Analyse – ihren ersten Traum, in dem es ihr nach einer Irrfahrt im Taxi gelingt, eine andere Frau zu erreichen. Natürlich ging es in dem Traum um uns: Konnte sie mich in ihrem authentischen Punkt erreichen und ich sie? Würden wir uns in der Urlaubsphase nicht verloren gehen? Die »Standleitung« schien zu funktionieren, der Traum stellte eine Realisierung auf symbolischem Wege dar, der ihr half, die Ferien zu überstehen.

Die Analyse war in der Folgezeit von einer latent homoerotisch gefärbten Übertragungsbeziehung gekennzeichnet. Im Wesentlichen wurden aber weiterhin ihre Reinszenierungen in vielen kleinen Schritten analysiert. Das gemeinsame Unglück, das sie und die Eltern verband, wurde immer deutlicher. Die Patientin gewann Distanz und mehr Verständnis für die Verhaltensweisen der Eltern und nahm zu ihnen vermehrt Kontakt auf.

Im Zuge der versöhnlichen Gespräche hatte die Patientin der Mutter versprochen, ihr und der Familie ein schönes Weihnachtsfest zu bereiten, leider kam es aber nicht mehr zu dieser Feier, weil die Mutter plötzlich starb. Die Patientin war tief erschüttert, hielt zu mir telefonischen Kontakt. Als nach der Beerdigung der Mutter die Analyse fortgesetzt werden konnte, litt sie unter Schlafstörungen, die ich kommentierte: »Sie sind so belastet mit der Trauer um Ihre Mutter, dem Alleinsein, Sie haben sicherlich Angst, in den Schlaf zu fallen und sich Ihren Träumen zu überlassen.« Die Schlafstörungen hielten noch lange an, aber die Patientin kam bald mit einem Traum in die Stunde, der ihr weiterhalf und auch zeigt, wie sich ihre Fähigkeit entwickelte, ihre schwer zu fassenden Erfahrungen zu symbolisieren:

Ich hatte einen kranken kleinen Vogel in einem Tongefäß mit Loch bei mir und war furchtbar beunruhigt, was mit dem Vogel los war. Ich wurde immer verzweifelter. Sie waren da und versuchten mir zu helfen, Sie sagten, ich solle

> doch versuchen, dass der Vogel aus dem Loch herauskommt, dann würde man schon sehen, was mit ihm ist und ob er noch fliegen kann. Sie rieten mir, das Fenster zu öffnen, und das tat ich dann auch. Ich hielt die Öffnung des Gefäßes immer in Richtung Freiheit, schließlich kam der Vogel endlich heraus und drehte ab nach rechts, er flog nicht gegen die Scheibe, so intelligent war der, aber er flog nicht raus. Wieder und wieder fing ich ihn mit dem Gefäß so halb ein, um ihn herauszubugsieren, ich wurde immer verzweifelter, aber schließlich gelang es. Der Vogel flog davon, und das war ein schönes Gefühl.

Nachdem die Patientin den Traum mit starker emotionaler Beteiligung geschildert hatte, war sie sehr verunsichert, die Metaphern seien »so banal«.

> A.: »Kennen Sie das Kinderlied, auf das da angespielt wird?« – P.: »Ja, aber ich kann den Text nicht mehr, können Sie mir den mal sagen?« – A.: »Kommt ein Vogel geflogen, setzt sich nieder auf meinen Fuß, hat einen Zettel im Schnabel, von der Mutter einen Gruß. Lieber Vogel, fliege weiter, nimm einen Gruß mit und einen Kuss, denn ich kann Dich nicht begleiten, weil ich hier bleiben muss. … Ihre Mutter ist tot, Sie können sie nicht mehr begleiten.«

Frau R. weinte. In der Stunde hatte ich noch einmal dasselbe getan wie im Traum: Ich hatte ihr versucht zu zeigen, dass sie loslassen muss. Ich hatte ihre Symbolsprache vom Traum noch einmal in die Handlungsebene zwischen uns übersetzt. Der »intelligente« Vogel war ihr kranker Teil, der mit der Mutter verbunden war. Zugleich ging es um ihre Geburt, die Fensterscheibe war eine Anspielung auf den Brutkasten. So ein einfaches altmodisches Kinderlied sei ihr nie vorgesungen worden. Sie spürte mich als ein tröstendes Objekt und konnte in der Folgezeit mit verschiedenen Träumen die einzelnen Schritte ihrer Trauerarbeit vertiefen, ihre Wut und die damit verbundenen Schuldgefühle standen dabei im Zentrum.

Das Durcharbeiten der Trennungsängste nahm sehr viel Zeit in Anspruch. Es konnten immer wieder Bezüge zu ihren Traumata hergestellt werden. Frau R. gelang es allmählich, eine Sprache für ihre Erfahrungen zu finden. Parallel dazu ging sie eine Liebesbeziehung ein und heiratete. Entgegen ihren Prophezeiungen zu Beginn der Analyse (»Ich brauche kein Kind«) entwickelte sie einen sehnlichen Kinderwunsch und wurde schwanger. Die Übertragung vertiefte sich und ich erlebte in meiner Gegenübertragung noch einmal die Fülle der Ängste um die Gesundheit von Mutter und Kind. Erneut waren wir mit den Sorgen und Ängsten ihrer Eltern befasst, die sie internalisiert hatte, Todesängste wurden virulent (Stern 1995). Gleichzeitig erfuhr die Patientin durch ihren Mann (und durch mich), dass wir bereit waren sie zu begleiten und die Ungewissheit über die Gesundheit des Babys mitzutragen. Sie wurde nicht verlassen. Vor der Geburt des Kindes erinnerte sich die Patientin noch einmal an den »Vogeltraum«, an meine Reaktion, erst jetzt konnte sie auf einer tieferen Ebene verstehen, was mich seinerzeit so berührt hatte. Sie spürte das emotionale Band unserer Beziehung, das Nicht-Wissen aushalten konnte. Die Analyse wurde nach sieben Jahren beendet. Die eigentliche Trennung aus der Analyse konnte erst nach der Geburt des Kindes beginnen und musste in niedrigerer Frequenz bearbeitet werden.

Herr V.

Herr V. (Henningsen 2008) war 26 Jahre alt. Er war auffallend klein, schlank und zart. Als ich ihn zum ersten Mal sah, erinnerte er mich an meinen damals fünfzehnjährigen Sohn, wobei mein Sohn allerdings ein wenig größer, männlicher aussah. Ich spürte, dass der Patient unter einem enormen Druck stand, er war äußerst redegewandt, wenn er könnte, so würde er am liebsten seine Probleme »wegsublimieren«. Seit mehr als einem halben Jahr litt er unter einer schweren Bindehautentzündung, er konnte weder lesen noch schreiben und deshalb auch nicht sein Promotionsstipendium antreten.

P.: »Als ich sechs Jahre alt war, ist mein linkes Auge verletzt und seitdem blind … Das war nie ein Problem für mich, aber jetzt ist es eins. Ich habe Angst, total zu erblinden, leide unter Angstattacken und kann nicht schlafen. Ich habe schon fünf Ärzte konsultiert, niemand kann etwas finden. Meine Angst ist überdimensional, da muss noch etwas anderes sein.« – A.: »Vielleicht gibt es in Ihrem Leben etwas, das Sie nicht sehen wollen.« – P.: »Im Alter von vier bis sieben Jahren litt ich unter Leukämie, darüber weiß ich aber nur von meiner Mutter, ich erinnere nichts davon. Vielleicht muss ich all die Ängste jetzt ertragen, die ich damals nicht hatte … Aber das ist das Trauma meiner Mutter, nicht meines. Meine Freundin hat mich vor einem halben Jahr verlassen, das ist für mich ein Trauma.«
Nachdem er die Trennung von seiner Freundin geschildert hatte, berichtete er über ihre Angstattacken und ihre schwere Erkrankung. – A.: »Vorhin sprachen Sie darüber, wie durch Ihre Leukämie nicht Sie, sondern Ihre Mutter traumatisiert worden sei, sie war diejenige, der die Angst in den Knochen steckte. Während Sie mit X befreundet waren, konnten Sie die Angst in ihrem Gesicht sehen. Und nun gibt es niemanden mit einer solchen Angst in Ihrer Umgebung, aber Sie fühlen die Angst bei sich selbst.«

Diese erste Sitzung hatte mich sehr berührt, hatte ich doch selbst vor zwanzig Jahren mit sterbenden Kindern und ihren Familien psychotherapeutisch gearbeitet (Henningsen 1980, 1981, 2002). Die Erscheinung des Patienten rief nicht nur einen Vergleich mit meinem Sohn in mir hervor, ich musste auch sofort an »*meine* Leukämiekinder« denken. Für einen kurzen Moment zögerte ich, ob ich mich noch einmal mit den Ängsten um ein sterbendes Kind konfrontieren lassen wollte, aber dann bot ich ihm eine Analyse an. Seine These: »Aber das ist das Trauma meiner Mutter, nicht meines« war mir in der Gegenübertragung eine Warnung, spiegelte sie doch bereits im Erstgespräch meine heftige Reaktion wider.

Traumageschichte

Der erwähnte Unfall, der zum Verlust des Sehvermögens an einem Auge führte, ereignete sich im Alter von sechs Jahren, kurz nach der Geburt seiner jüngeren Schwester. Er musste deshalb zwei Wochen allein im Krankenhaus bleiben. Sein gesundes Auge war verbunden worden, weil man hoffte, auf diese Weise die Sehkraft des kranken zu aktivieren. Während seiner Krankenhausaufenthalte im Zusammenhang mit der Leukämie war in der Regel seine Mutter bei ihm, die Großmutter hütete die Geschwister. Er bekam drei Jahre lang Chemotherapie, nur einmal eine Ganzkörperbestrahlung, weil seine Mutter das nicht ertrug. Sie erlitt einen Nervenzusammenbruch und gab zu weiteren Bestrahlungen keine Einwilligung. Bis heute fühle die Mutter am Telefon, wie er sich fühlt, bevor er ein Wort gesprochen hat.

Der Patient hatte eine schwere Essstörung. Die Eltern konnten ihm nur Essen einflößen, während sie ihm gleichzeitig spannende Geschichten vorlasen. Vor dem Schuleintritt konnte er bereits lesen und schreiben, er war aber so schwach, dass seine Großmutter ihn immer bringen und abholen musste, um ihm den Schulranzen zu tragen.

Wegen der Infektionsgefahr war er nie im Kindergarten. Der Unfall ereignete sich, als er den elterlichen Garten einmal verlassen hatte, was selten geschah. Nachbarsjungen sagten ihm, er dürfe nur mit ihnen spielen, wenn er bei der Mutter eines anderen Jungen klingeln und fragen würde, ob dieser herauskommen dürfe. Nachdem er das getan hatte, bestanden sie darauf, er solle die Aktion wiederholen, andernfalls würden sie ihn mit dem Bogen erschießen. Er glaubte nicht, dass sie das wirklich tun würden, hatte er doch oft genug mit seinem Vetter in vielen Rollenspielen auch in der Phantasie mit Pfeil und Bogen geschossen, deshalb hatte er sich geweigert.

Er hat sich nie mit irgendeinem Jungen geprügelt. Bis zu seinem zwölften Lebensjahr waren mehrfach Lumbalpunktionen zur Kontrolle der Leukämie notwendig. Weil er vor dem Eingriff regelmäßig schrie, überraschten die Eltern ihn immer am Morgen mit dem fälligen Termin. Wegen seiner Einschlafängste schlief er bis zum zwölften Lebensjahr im elterlichen Schlafzimmer. Seine Pubertät begann nach seinem Eindruck mit sechzehn Jahren. Er war ein hochbegabter Schüler. Sein Vater hatte ihn in besonderem Maße intellektuell unterstützt.

Zu Beginn der Analyse konnte er sich überhaupt nicht an seine Krankheit erinnern, von den Lumbalpunktionen war ihm der schmerzhafte Druck auf den Rücken beim Einstechen der Kanüle in Erinnerung, die dazu gehörende Szene im Krankenhaus konnte erst während der Analyse rekonstruiert und erinnert werden. Herr V. konnte sich kein Bild von seiner Krankheit machen. Seine Einschlafängste sind in diesem Zusammenhang von Bedeutung: Sie verhinderten den Albtraum, der ebenfalls ein Bild von seinen Schrecken erbracht hätte. Seine Krankheiten waren zu Hause tabu gewesen, so gibt es z. B. kein Foto von ihm ohne Haare nach der Chemotherapie. Die narzisstische Bindung der Eltern an ihren Sohn kann hier nicht detailliert geschildert werden, sie waren sehr verletzt, ein so krankes Kind zu haben. Es sei allerdings darauf hingewiesen, dass die Mutter als eineiiger Zwilling in besonderem Maße dazu prädestiniert war, eine Alter-Ego-Beziehung zu ihrem kranken Sohn zu entwickeln. Herr V. litt außerdem noch unter Harndruck, gelegentlichen Blasenentzündungen, Neigung zu Erkältungen, später gestand er Nägelkauen und seine sexuellen Probleme.

Diagnostische Überlegungen

Die Traumageschichte von Herrn V. beginnt mit vier Jahren, einem Alter, in dem – im Vergleich zu Frau R. (s. S. 37 ff.) – die Fähigkeit zu symbolischem Denken weiter entwickelt ist. Er hatte zuvor eine unauffällige Entwicklung genommen, war allerdings als einziger Sohn von den Eltern besonders narzisstisch besetzt worden. Es kann nicht ausgeschlossen werden, dass man im Alter von sechs Jahren alle Hoffnung auf sein Überleben aufgegeben und das nachfolgende Geschwister die Funktion hatte, ihn zu ersetzen. Mit der Diagnose dürfte die Entwicklung zu einer Spaltung gebahnt worden sein: Das Unfassbare, der drohende Tod, wurde vom Kind ferngehalten, die Mutter fungierte als die Trägerin des Schmerzes und der Sorge um sein Leben. Auf diese Weise wurde im Kind eine negative Halluzination aufgebaut, die die Anerkennung der Realität verhinderte und das Kind davor schützten sollte, von den Todesängsten überflutet zu werden (Freud 1901 b, S. 121, u. 1905 b, S. 308; vgl. hierzu auch Scharff 2002, S. 606 f.). Wenn Herr V. im Erstgespräch betonte: »… aber das ist das Trauma meiner Mutter«, so versuchte er an dieser Abwehr festzuhalten, hatte aber wohl auch eine unbewusste Vorahnung, dass ihm das kaum gelingen wird, wenn er erwachsen werden und Autonomie erlangen möchte. Denn dieser Teil seiner Person blieb in Form einer Selbst-Objekt-Fusion an die Mutter gebunden.

Die Etablierung konkretistischer Fusion in der Übertragung

Herr V. litt sehr unter seiner Augenerkrankung, außerhalb der Stunden lag er in seiner abgedunkelten Wohnung mit Kosmetikpads auf den Augen. Während der Wochenenden wurde er von Angstanfällen überwältigt und rief mich an, um nicht seine Mutter wieder mit einzubeziehen. So, wie seine Mutter seine Stimmung erkannte, bevor er am Telefon ein Wort gesprochen hatte, so wusste ich am Ende einer Stunde immer, ob Herr V. in der nächsten Nacht schlafen würde oder nicht, ich hatte mich nie getäuscht. Ich war ganz konkret an die Stelle seiner Mutter getreten und sollte ihn vor einem weiteren Zusammenbruch schützen. Seine Fähigkeit zu träumen, blieb aber erhalten: In ihnen konnten wir Zitate der verschiedenen traumatischen Erfahrungen ausmachen, die er in seiner Kindheit durchlebt hatte.

Er konnte weder den konkreten Eingang vom Krankenhaus erinnern, noch konnte er in der Übertragung den persönlichen Zugang zu mir oder in der Realität zu seiner Mutter finden. Alle drei Bezugspunkte hatten eine potentiell traumatisierende Qualität und mussten vermieden werden. Doch bald verschwanden seine Augensymptome während der Woche, um sich dann am Wochenende wieder einzustellen. Offenbar gab es doch eine Beziehung zu mir, er fürchtete nun von mir abhängig zu werden. Er war Mutters Augapfel, seine Mutter war der Container, der sein Auge schützte, dieser Container war zerstört worden. Er hatte noch nie allein in seinem Körper gelebt. In seiner bewussten Wahrnehmung war ich ein abstraktes Ding, aber unbewusst war ich seine Mutter (Segal 1957). Nach der Bearbeitung des folgenden Traumes konnte er seine unbewusste Beziehung zu mir ein wenig verstehen und seine Bindehautentzündung verschwand völlig:

> Ich bin in einem Raum, vor mir, etwas schräg unter mir sehe ich meinen Körper. Es ist der Körper einer etwa fünfzig Jahre alten Frau, und es ist mein Körper. Die Frau trägt ein Haarband und sie hat vier Augen. Vier Augen in einer Reihe. Die inneren sind mit Watte bedeckt, so Wattepads. Ich will sie abnehmen, sie sind unter den Lidern, aber ich werde dann wach.

In diesem Traum wird die konkretistische Fusion symbolisiert und das Programm dieser Analyse deutlich: Separations- und Integrationsprozesse werden ein immer wiederkehrendes Thema sein. Sein Körper ist Mutters Körper, und sein Körper ist mein Körper. Wir schauen auf seinen Körper mit vier Augen: zwei gesunden und zwei kranken. Er ist in seiner sexuellen Identität gestört. Die Fusion der Körper hat auch eine inzestuöse Komponente. Eine körperliche Trennung von mir, von der Mutter, ist mit der allergrößten Gefährdung verbunden, der Augenunfall geschah außerhalb des Gartens, es war gefährlich, außerhalb von Mutters Obhut zu sein. Im Traum ist er nicht außerhalb von mir, aber sobald er einen Trennungsversuch startet, wird sein Sehvermögen angegriffen und er muss zurückgehen. Die Notwendigkeit, die Fusion zu verlassen, kündigt sich in diesem Traum bereits an. Im Gegensatz zu Frau R. (s. S. 43 ff.) gelingt es Herrn V. bereits zu Beginn der Analyse Aspekte seiner traumatischen Beziehungskonstellation mit Hilfe eines Traumes darzustellen. Herr V. rief in mir sehr schnell Erinnerungen an meine beiden früheren Patienten wach (s. auch S. 17–33), er hatte sich offenbar etwas von seinen Begabungen eines vierjährigen Jungen erhalten.

Heraustreten aus der Fusion

Die Übertragungsheilung stimmte ihn einerseits sehr zuversichtlich: Eine Analyse zu machen war offenbar eine gute Entscheidung. Andererseits wurde aber durch diesen Erfolg seine unbewusste, inzestuös gefärbte Abhängigkeit von seiner Mutter, von mir deutlicher. Ich war diejenige, die die richtige Deutung gegeben hatte, ich war damit auch diejenige, die die Macht über seinen Körper, seine Krankheit und Gesundheit hatte. Auf der Couch zu liegen bedeutete Folter, Lumbalpunktion, Chemotherapie. Er hatte Angst, »verrückt« zu werden, wie der folgende Traum zeigt:

> Ich schaue in einen Spiegel, mein Gesicht fällt mir ab, es ist verstrahlt. Ich habe Fetzen von meinem Gesicht in der Hand.

Herr V. verliebte sich in Inga, die sich während eines halben Jahres nicht zwischen ihm und einem anderen Mann entscheiden konnte. Herr V. war immer impotent gewesen (Ejaculatio praecox, Erektionsschwäche). Nun entwickelte er ernsthafte Suizidgedanken und war sehr gefährdet. In der Übertragung zeigte er mit diesem Traum, dass er kein Gesicht haben könne, keine eigene Haut. So wie seine Mutter seinerzeit die Chemotherapie abgebrochen hatte, könnte ich nun die Analyse abbrechen, war seine Befürchtung. Aber ich tat das Gegenteil: Ich bot ihm für ein paar Wochen eine fünfte Stunde an. Mit dem Settingwechsel signalisierte ich ihm auf einer konkreten Ebene meine Bereitschaft, Halt zu geben und der Bedrohung standzuhalten. Das Durcharbeiten konnten wir auf diese Weise fortsetzen. Mit dem Spiegel begann er, sich im Traum ein Gegenüber zu schaffen und aus der Fusion herauszutreten. In meiner Gegenübertragung fühlte ich mich sehr depressiv, manchmal hatte ich die Fantasie, diese tiefe Regression des Patienten könnte eine neue Leukämie hervorrufen. Sein Eintauchen in mich, in meinen Raum, in meinen

Wandbehang, den er so gerne mochte, rief in ihm eine tiefe Sehnsucht hervor, zugleich aber auch enorme Ängste, er könne desintegrieren oder seine Identität verlieren. Wenn er sich außerhalb von mir betrachtete (Spiegel = mein Gesicht, meine Augen), begann sein Gesicht zu fragmentieren, er verlor seine Haut. Oder umgekehrt: Wenn er sich von mir separierte, wurde es für mich (wie für die Mutter) lebensbedrohlich, ich könnte dekompensieren. Dieser Traum zeigte erneut die Gefahr, die eine Trennung für ihn bedeutete. Es war eine Frage der körperlichen Enteignung. Es tauchten Erinnerungen an frühere medizinische Eingriffe auf. Beim Geschlechtsakt war es für ihn nicht klar, wem sein Körper gehörte. – »Vielleicht schützt sich Ihr Körper durch die Impotenz davor, jemand anderem zu gehören.« Die Impotenz begann sich aufzulösen und Inga entschied sich bald für ihn.

Den weiteren Verlauf dieser sechsjährigen Analyse zu schildern, würde den Rahmen dieser Arbeit sprengen. Herr V. heiratete Inga und bearbeitete in den folgenden Jahren sein Leid und die irreversiblen Folgen seiner Erkrankung in vielen schmerzhaften Einzelheiten, die er reinszenierte, um sie dann in der Übertragung zu verstehen, zu betrauern und zu integrieren.

Diskussion

Die hier dargestellten Fälle – sie belegen Erfahrungen, die ich auch mit anderen in der frühen Kindheit traumatisierten Patienten gemacht habe – zeigen, wie die Traumatisierungen der Patienten in engem Zusammenhang mit dem Objekt stehen: Abgespaltene Teile des Subjekts gehen mit dem Objekt eine Verschmelzung ein, die als Struktur wie ein die Entwicklung lähmender Kitt zwischen Subjekt und Objekt bestehen bleibt. Das Trauma des Kindes ist zugleich das Trauma der Mutter und umgekehrt, es darf nicht psychische Realität werden und muss deshalb abgespalten bleiben. Die notwendigen Entwicklungsschritte im jungen Erwachsenenalter haben bei meinen Patienten den Zusammenbruch heraufbeschworen: Der Einstieg in das Berufsleben wie auch Fragen nach einer genitalen Sexualität haben die Identitätsentwicklung der Patienten erschüttert und die Abwehr der Traumata – die für die Ewigkeit konzipierte Fusion an das Objekt – in Frage gestellt. Die nicht vollzogene Separation in diesem Teil des Selbst verhinderte die vollständige Repräsentanz des abwesenden Objektes im Subjekt, weshalb das Trauma nicht symbolisiert werden konnte. Der Affekt einer objektlosen Angst muss lebenslänglich abgewehrt werden.

Die Vehemenz des Agierens und Somatisierens war bei beiden Patienten in gleicher Intensität vorhanden, wie auch bei meinen anderen Patienten, deren psychoneurotische Entwicklung durch traumatische Erfahrungen in der frühen Kindheit ihren Ausgang nahm. Ein wesentlicher Unterschied bestand allerdings zwischen

Frau R. und Herrn V.: Die konkretistische Fusion konnte bei Herrn V. sehr schnell als Übertragungsfigur symbolisiert werden, während Frau R. erst nach zweieinhalb Jahren Analyse dazu in der Lage war. Bei Durchsicht meiner anderen Analysen mit traumatisierten Patienten wird dieser Befund bestätigt, so dass sich folgende Tendenz ablesen lässt: Je früher die Traumatisierung geschieht, desto länger bedarf es der konkretistischen Fusion in der Übertragung. Ein Ergebnis, das in der Natur der Sache liegen mag: Je weniger die Separation von Subjekt und Objekt vollzogen war, desto mehr Zeit wird in der Analyse benötigt, um die Separation zu ermöglichen. In dieser ersten Phase der Analyse ist meine Deutungstechnik überwiegend deskriptiv gewesen, ich habe das gegenwärtige Geschehen benannt und auf die traumatische Szene bezogen, diese Übersetzungsarbeit ließ die Abwehr allmählich ichdyston werden. Auf kausale Deutungen habe ich möglichst verzichtet, um die Schuld- und Schamgefühle der Patienten nicht schon am Anfang der Analyse unnötig zu strapazieren.

Die Ausgestaltung der konkretistischen Fusionen stand immer in engem Zusammenhang mit der Art der Traumatisierung. Bei Frau R. und Herrn V. war auf der Ebene des falschen Selbst das Ausblenden körperlicher Ohnmacht und Grenzen zentral, auf der Ebene des traumatisierten Selbst war dagegen alles körperlich, und ich war in der Übertragung für den Körper zuständig, sei es, dass ich dafür sorgte, dass Frau R. bei mir so viel weinen konnte, wie sie musste, sei es, dass ich bei Herrn V. einfach wusste, wie es ihm ging. Die in den Fusionen abgewehrten traumatischen Erfahrungen galt es, in der Analyse zu erkennen und zu benennen.

Die Fusionen sind ursächlich mit einem Zerreißen der psychosomatischen Einheit verbunden, deren Gestalt bei Betrachtung der pathologischen Affektspiegelungen deutlich wird. Die Mutter von Frau R. konnte die Gefühle des Kindes nicht markiert spiegeln (Fonagy & Target 2002, Fonagy et al. 2004). Sie hat vermutlich ihre eigenen unbewussten Todesängste in das Kind projiziert und andere Regungen des Kindes lediglich abgebildet, weshalb es nicht zur Entkopplung kam. Emotional blieben Mutter und Kind in diesem depressiven Teil miteinander verschmolzen, es entstand ein Fusionskern, der die spätere Entwicklung einer Symbolisierungsstörung von Anfang an geprägt hat. Während man im Falle von Frau R. von einem (depressiven) Fusionskern bei zwei (pseudoautonomen) Personen sprechen könnte, geht es bei Herrn V. um zwei Personen in einem Körper (McDougall 1987).

Die Mutter von Herrn V. hatte ebenfalls ihre eigenen Todesängste in das Kind projiziert, aber Herr V. war vier Jahre alt und hatte bereits einige Selbstrepräsentanzen entwickelt, die ihm symbolisches Denken ermöglichten. Zwar war die Beziehung zu seinen Eltern bereits während der prätraumatischen Kleinkindzeit narzisstisch gefärbt, was die Fusionsbildung gefördert haben mag; Herrn V. standen aber auch eine Reihe von sekundären Repräsentanzen zur Verfügung, die in der Analyse relativ schnell aktiviert werden konnten.

Dieser Unterschied erklärt m. E. die verschiedenen Verläufe in der analytischen Behandlung: Frau R. konnte ihre traumatischen Erfahrungen erst sukzessive und sehr spät in der Analyse symbolisieren, während Herr V. relativ schnell mit einem Traum seine Trennungspathologie darstellte. Frau R. blieb eine Analysandin mit äußerst geringer Traumaktivität. Herr V. bereicherte dagegen von Anfang an den analytischen Prozess mit einer Fülle von Träumen, die das Übertragungsgeschehen verdeutlichten.

Bei den dargestellten Fällen erscheint es mir besonders wichtig, diese Fusionen auf die Entwicklung der Patienten zu beziehen und nachzuspüren, wie sich diese Strukturen erhalten, verfestigen und in kritischen Lebenssituationen zu einer schweren Erkrankung führen. Wenn diese Fusionen in der Übertragung aufgelöst werden, besteht die Gefahr, dass die frei werdenden Affekte von objektloser Angst, von Angst vor Vernichtung, die therapeutische Beziehung gefährden. Deshalb kann z. B. eine vorübergehende Frequenzerhöhung in der Behandlung sinnvoll sein. In der Regel können diese Erfahrungen erst später in Sprache gefasst werden.

Beide Patienten – und auch meine anderen – entwickelten homoerotische Übertragungsphänomene in Phasen der Integration, vor allem zu Beginn, wenn sie spürten, wie das Unsagbare, die nicht zu fassende Bedrohlichkeit, im analytischen Raum gehalten werden konnte. Hier zeigt sich die Realität des Traumas in ihrer seelischen Wirkung. Die Erfahrung des Gehaltenwerdens setzte eine heftige Erregung frei, die auf dem Wege der Sexualisierung gebunden wurde. Frau R. hatte – wie meine anderen Patienten mit einer frühen Traumatisierung – in der Adoleszenz bzw. im frühen Erwachsenenalter in einer sehr verunsicherten Lebensphase passagere homoerotische Erfahrungen. Die Frage der Homosexualität zog sich bei Herrn V. durch die gesamte Analyse. Er war inzestuös an seine Mutter gebunden und stellte eine ähnliche Bindung in der Übertragung her. Die notwendigen Separationsprozesse erforderten in der Analyse stets die Bearbeitung von Destruktion und Schuld, die durch das Trauma und die damit verbundene Ohnmacht scheinbar unauflöslich ineinander greifen (vgl. Henningsen 2000, 2004).

Die konkrete Bindung an die Primärfamilie spielte ebenfalls bei allen Patienten eine große Rolle, obwohl sie äußerlich vom Elternhaus getrennt, in einer anderen Stadt lebten. Wie in der Kindertherapie versuchten die Eltern nach dem ersten – meist durch die Übertragung bedingten – Fortschritt der Analyse, die Kinder dazu zu bewegen, die Analyse zu beenden. Eine unbewusste Angst vor der Tiefe der Beziehung, die die Patienten zu mir aufbauten, dürfte die Eltern erheblich beunruhigt haben, denn auch ihnen schien ganz konkret durch die beginnende Separation der Kinder die Abwehr des eigenen Traumas in Gefahr zu sein. Später, nachdem die Patienten eine neue Sprache für ihre Traumata gefunden hatten, fanden sie auch einen neuen Zugang zu den Eltern, der für beide Seiten hilfreich war.

Die Bereitschaft zur Fusion, die die Patienten zu Beginn der Behandlung haben, führt oft zu schnellen Übertragungsheilungen, wie die Fälle zeigen: Frau R. und Herr V. waren relativ bald wieder arbeitsfähig und die Augen von Herrn V. gesundeten rasch. Die Bearbeitung der innerseelischen Strukturen erforderte aber bei allen eine hochfrequente Langzeitanalyse. Das Heraustreten aus der Fusion ist nach meiner Erfahrung der wesentliche und schwierigste Prozess der Behandlung, denn in dieser Zeit sind die Patienten besonders labil und gefährdet. In dieser Phase der Behandlung wird die vormals gebundene objektlose Angst frei. Es können psychosomatische Reaktionen auftreten, wie z. B. die Hauterkrankungen von Frau R. und Herrn V., vorübergehende Impotenz, Suizidgedanken, Abbruchtendenzen oder auch psychotische Reaktionen. In diesen kritischen Phasen gilt es durch Deuten des Prozesses die Symptome in der Übertragung verstehbar zu machen. Die vorher entstandene Vertrauensbeziehung wie auch die – wenn auch bisher kognitiv verstandene – Erarbeitung der Traumageschichte sind meist von großer Bedeutung, damit Symbolisierungsprozesse eingeleitet werden können.

»BIS JETZT SIND WIR NOCH NICHT VERHUNGERT.« VERSTUMMEN IM RÜCKZUG UND SPRECHEN IN BILDERN

Hanna ist ein dreizehnjähriges Mädchen, das unter einer schweren Anorexie gelitten hatte. Unter dem Titel: »… aber die Gespräche mit Ihnen waren so interessant«, der sich auf ein Zitat von Hanna bezieht, habe ich die Arbeit mit ihr veröffentlicht (Henningsen 1988). Wie sehr die traumatisierenden frühkindlichen Erfahrungen des Mädchens ihre Genese und die Erkrankung mitbedingt haben, habe ich seinerzeit noch nicht in aller Deutlichkeit erkannt. Deshalb wird der Fall hier in überarbeiteter Form wiedergegeben.

Erster Kontakt

Hanna (13;3 Jahre) ist das jüngste von vier Kindern einer recht einfachen Familie. Der Vater ist Angestellter in einem kleinen bayerischen Dorf, die Mutter Hausfrau. Zweimal wöchentlich reinigt die Mutter in einer Firma und verdient damit etwas hinzu. Hanna besucht die Volksschule und ist dort eine durchschnittliche Schülerin, sie gilt als »unbegabt«. Bevor sie in die Kinderpoliklinik kam, lag sie bereits einige Wochen in einem anderen Krankenhaus wegen Anorexia nervosa. Dort wurde eine erste Gewichtszunahme erzielt, es wurden aber keinerlei weitere psychotherapeutische Maßnahmen eingeleitet. Als sie wieder zu Hause war, nahm sie wieder ab, aß nichts mehr, so dass sich die Eltern an die Psychosomatische Beratungsstelle der Universitätskinderpoliklinik in München wandten.

Hanna ist ein blasses Mädchen mit langen, dunkelblonden Haaren, die ihr so weit ins Gesicht hangen, dass ich kaum Blickkontakt zu ihr aufnehmen kann. Sie hat einen sehr laschen Händedruck, nach jeder Begrüßung spanne ich automatisch meine Hände einmal an oder strecke sie, damit ich sie wieder fühlen kann. In den ersten Tagen in der Klinik ist sie völlig affektarm, nimmt überhaupt keine Beziehung zu anderen Menschen auf. Im Hof der Klinik steht sie stundenlang starr und regungslos in einer Ecke und hat einen völlig leeren Blick. Ihr Erscheinungsbild legte damals den Verdacht einer beginnenden Psychose (Katatonie) nahe, heute wären sicherlich differentialdiagnostische Fragen nach einem reaktiven Autismus angezeigt. Die psychologische Untersuchung ergab jedoch das Bild eines schwer depressiven Zustandes. Hanna war 1,50 m groß, was ihrem Alter entsprach, sie wog 37,3 kg, das bedeutete nach Köhle und Simons (1982) 10 kg bzw. 27 Prozent Untergewicht (heute BMI: 16,58). Sie litt unter Obstipation und verwendete täglich Laxantien. Sie hatte vor Einsetzen der Amenorrhoe ihre Menstruation nur unregelmäßig. Die klassischen Symptome Bewegungsdrang und Ehrgeiz fehlten, was allerdings keineswegs ein Novum ist (Thomä 1961; Mahler & Thomä 1964; Sperling & Massing 1970).

Anamnese

Während Hanna medizinisch untersucht wird, ist ihre Mutter bei mir zu einem Vorgespräch. Es wird sehr schnell deutlich, dass die Eltern mit ihrem Latein am Ende sind. Hannas Mutter ist eine große, kräftige Frau mit lauter Stimme. In ihrer Schilderung klingt viel Verzweiflung an. Sie wirkt auf mich sehr massiv, ihre narzisstische Bindung an die Tochter bestimmt das Gespräch. Es ist ihr kaum möglich, aus Hannas Sicht über die Entwicklung der Tochter zu sprechen, sie kann es nur aus ihrer Sicht: Wie es für sie war, als Hanna geboren wurde etc., darauf kommt es ihr an. Auch kann sie oft zwischen ihrem Gefühl und dem der Tochter nicht unterscheiden, als wären beide eine Person. Wenn ich sie damit konfrontierte oder durch eine Frage Hilfestellung leistete, konnte sie sich jedoch umstellen und gut mitgehen.

Wie alle Kinder in der Familie ist auch Hanna kein Wunschkind. Die Eltern hatten wenig Geld, und die im Hause lebende Großmutter väterlicherseits machte der Mutter während der Schwangerschaften ständig Vorwürfe: »Hoffentlich geht's Dir recht schlecht, damit nicht noch mehr Kinder kommen.« Auch hat sie Hannas Mutter »beschuldigt«, sie würde ihren Sohn – Hannas Vater – »sexuell zu sehr hernehmen«. Die Großmutter hatte bis zum Zeitpunkt der Eheschließung mit Hannas Vater das Ehebett geteilt und später dann in der Ehe der Eltern »sehr gehetzt«. Die Mutter dürfte kaum Möglichkeiten gehabt haben, sich dagegen zu behaupten. Während der Schwangerschaft mit Hanna hat die Mutter viel geweint, sich von Nachbarn und Schwiegermutter bedrängt gefühlt. Aus der Not heraus kaufte sie dann aber zum Trotz extra eine neue Babyaussteuer, um den anderen zu zeigen, dass sie es doch schaffen würde. »Bis jetzt sind wir noch nicht verhungert«, meinte die Mutter zu mir.

Sie habe sich um Hanna nie viel kümmern müssen, weil die anderen drei Kinder (+2, +4, +6 Jahre) ja da waren. Hanna sei auch immer sehr brav gewesen, mit einer Ausnahme, als die Mutter im Krankenhaus war. Hanna war damals 14 Monate alt und hat die Mutter nach der Rückkehr vier bis fünf Wochen nicht mehr angeschaut. Noch heute fühlt sich die Mutter über das Verhalten ihres Kindes sehr gekränkt und kann nicht das Trennungstrauma des Kindes anerkennen. Hanna habe ansonsten eine unauffällige Entwicklung durchgemacht. Bis zum Beginn der Anorexie vor ca. einem halben Jahr galt sie als ein ausgesprochen fröhliches Kind. Jetzt habe sie aber überhaupt keine Kontakte mehr und vernachlässige in letzter Zeit sogar ihre Tiere: Es gibt in der Familie einen Zwerghasen Charlie und zwei Hunde, Susi und Strolchi. Hanna möchte gerne Tierpflegerin werden. Ihre Ehe bezeichnete die Mutter als gut. Selbstverständlich gebe es auch Meinungsverschiedenheiten, aber die Eltern stritten sich nicht vor den Kindern. Es geht meist darum, dass sie zu nachgiebig und der Vater zu streng ist. Auch wenn die Schwiegermutter heute nicht mehr im gleichen Haus lebe, fühle sich die Familie immer wieder von ihr bedrängt, oft werde dann zur Lüge gegriffen, wenn es z. B. darum geht, am Wochenende ohne die Schwiegermutter zum Campingplatz zu fahren. Die Kinder würden ebenfalls zur Lüge angehalten, sie wird ihnen als »Notlüge« erklärt. »Richtig aufgeklärt« wurde Hannas Mutter nie: »Drum fällt man ja auch mit den Kindern so rein, da bin ich praktisch viermal so richtig reingefallen, gell?« Sie vermutet, dass Hanna weiß, was die Periode bedeutet, gesprochen wurde darüber jedoch nie. In Bezug auf das Essen meint die Mutter, sie würde gerne mal was anderes kochen, aber eigentlich wiederhole sich bei ihnen zu Hause alle zwei Wochen der Speiseplan, »weil alle an dem gleichen Zeug hängen. Die Herrschaften sind sehr pingelig, wählerisch; wissen'S, das haben die bei meinem Mann gesehen«. Hannas Vater leidet seit dem Tod seines Vaters unter rezidivierenden Ulcera, ihm wurden vor vier Jahren zwei Drittel seines Magens entfernt.

Was die auslösende Situation der Anorexie betrifft, so gibt es zwei Anhaltspunkte: Zwei Geschwister hatten die Volksschule abgeschlossen und das Haus verlassen, so dass Hanna mit ihrem ältesten Bruder, der das Abitur anstrebt, allein zu Hause blieb. Die um vier Jahre ältere Schwester sei für Hanna immer eine wichtige Gefährtin gewesen. Ferner erlebte Hanna im vergangenen Sommer eine traumatische Situation auf dem Campingplatz, auf dem der Wohnwagen der Familie steht: Sie hatte miterlebt, wie ein Mann einen Herzinfarkt erlitt und im Aufenthaltsraum des Campingplatzes starb. Die Mutter meint, das habe Hanna sehr mitgenommen, kann darauf aber nicht näher eingehen.

Diagnostische Überlegungen

Das Gespräch mit der Mutter gibt Anlass, erste Hypothesen über die Genese und die aktuelle Konfliktsituation der Tochter zu entwickeln: Der klagende und zugleich vereinnahmende Ton der Mutter wie auch ihre egozentrische Darstellungsweise lähmten mich während des Gesprächs immer wieder. Ich musste mich quasi dazu »aufraffen«, die Mutter zu konfrontieren bzw. ihre Wahrnehmung auf die Tochter zu lenken. Meine depressiven Gegenübertragungsgefühle können die Gefühle der

Tochter widerspiegeln, darüber hinaus spürte ich wohl auch die Depression, die die Mutter abwehrt. Der Vater spielt bewusst so gut wie keine Rolle. Die Mutter führt sich selbst als das Zentrum der Familie ein. Ihr Gefühl ist für alle Realität. Wenn sie noch heute meint, Hanna sei damals »bös« gewesen, als sie die Mutter nach dem Klinikaufenthalt nicht angeschaut hatte, so wird daran eine Empathiestörung deutlich, die gewiss gerade dann zum Tragen kommt, wenn es um Trennung, Ambivalenz und Aggressionen geht.

Im Hintergrund spielen der Vater und seine Mutter aber eine große Rolle. Offenbar bestand zwischen ihnen eine inzestuöse Bindung. Die rezidivierenden Ulcera des Vaters, die nach dem Tod des Großvaters ausbrachen, können als ein psychosomatisches Korrelat seiner unbewussten und unbewältigten ödipalen Konflikte betrachtet werden (Henningsen 1976). Die Mutter hat in ihrem Mann kaum Unterstützung erlebt und sich vermutlich symbiotisch an die jüngste Tochter – »das Nesthäkchen« – geklammert. Es kann angenommen werden, dass Hanna der Mutter in die Depression folgte und hier ein Fusionskern entstand, der mit der beginnenden sexuellen Reife in der Pubertät zerbrechen musste und die Anorexie auslöste.

Die aktuellen Trennungen von den Schwestern dürften Hanna noch mehr an die Mutter ausgeliefert und die Individuation erschwert haben. Feindselige Gefühle wurden auf die Großmutter und die schmutzige und zugleich verführerische Sexualität projiziert. So wird eine jede Schwangerschaft zum »Reinfall« und hat zumindest nach außen wenig mit Lebensfreude und Liebe zu tun. Die Szene auf dem Campingplatz könnte in Hanna sexuelle Phantasien wachgerufen und den abgewehrten tabuisierten Familienmythos vom Inzest zur Darstellung gebracht haben.

Darüber hinaus wäre auch zu fragen, inwieweit Hanna mit dem Vater identifiziert ist, der ja auch Schwierigkeiten beim Essen macht und sehr wählerisch ist. Fühlt sie sich durch die Krankheit des Vaters vernachlässigt und will sie sich rächen? Oder aber flieht sie (wie der Vater?) durch die Krankheit vor der Vereinnahmung durch die Mutter? Ist ihr Nicht-Essen als ein Protest gegen die Mutter aufzufassen?

Der stationäre Aufenthalt

Während der ersten zwei Wochen wurde den Eltern ein Besuch des Kindes untersagt. Hannas Mutter konnte die Trennung von der Tochter kaum ertragen: Es gab immer wieder Szenen, in denen die Mutter das Verhalten der Ärzte boykottierte, indem sie ihrer Tochter telefonisch sagte, sie brauche nichts mehr zu essen, sie wiege ja schon genug, oder sie kam, entgegen der Vereinbarung, mit ganzen Torten und Säcken voller Äpfel in die Klinik. Das Personal versuchte, diesem Verhalten der Mutter mit Ruhe und Verweis auf die Realitäten zu begegnen.

Hanna lag auf der Allgemeinen Station der Kinderpoliklinik. Mit den Ärzten und Schwestern hatte ich folgende Verabredung getroffen: Es werden keinerlei Zwangsmaßnahmen angewendet. Sie bekommt das gleiche Essen wie alle Kinder; wenn sie es nicht anrührt, wird es nach einer halben Stunde ohne Kommentar wieder abgeräumt. Sie wird zweimal wöchentlich gewogen, das Gewicht wird ihr mitgeteilt. Für die somatische Versorgung ist ausschließlich der Stationsarzt zuständig. Meine regelmäßigen Visiten wie auch das wöchentlich stattfindende Schwesternteam unterstützen meinen Kontakt zum Personal der Station, auf der ich auch andere Fälle psychotherapeutisch betreute. Sollte im Laufe der ersten Woche kein Anzeichen für eine tendenzielle Besserung erkennbar sein, wird das Vorgehen erneut diskutiert. Sie hatte täglich (fünf pro Woche) eine analytische Sitzung mit mir.

In Hannas Fall wurde noch konsiliarisch ein Psychiater hinzugezogen, um den Beginn eines psychotischen Prozesses auszuschließen. Dieser verordnete ein leichtes Antidepressivum, das Hanna während des stationären Aufenthaltes (viereinhalb Wochen) und der ersten zwei Monate der ambulanten Behandlung nahm. Am zweiten Tag ihres Klinikaufenthaltes brach Hanna im Flur der Station zusammen. Sie wurde in ein Einzelzimmer verlegt, die psychotherapeutischen Sitzungen wurden am Krankenbett abgehalten, später in meinem Therapiezimmer. Psychodynamisch stand Hannas Ohnmacht mit einer Futterlieferung der Mutter in Zusammenhang: Auf diese Weise schützte sie sich vor der Mutter und überließ es dem Klinikpersonal, die Mutter abzuwehren. Sie delegierte einen Teil ihrer Abwehr an die Klinik.

Während des gesamten stationären Aufenthaltes war stets ein enger Zusammenhang zwischen ihrer Grundstimmung und ihrer Bereitschaft zu essen zu erkennen. An Tagen, an denen sie bereit war, in der psychotherapeutischen Sitzung ein wenig mitzuarbeiten, war sie auch in der Lage, etwas zu essen. An diesen Tagen hat sie sich auch für Gegenstände oder Spielzeug interessiert, ihre Grundstimmung war gehobener, war allgemein weniger passiv. In den schweren depressiven Zuständen – sie traten vorwiegend in den ersten Tagen auf, wurden später milder – hatte Hanna einen leeren Blick, sie schwieg viel, reagierte kaum auf eine Frage, wünschte eigentlich, dass ich solche Fragen stelle, die sie mit »ja« oder »nein« beantworten könne, damit sie möglichst wenig sagen muss. Ihr ausdrucksloses Gesicht sowie das Schweigen waren für mich insofern behandlungstechnisch am schwierigsten, als es ja darauf ankam, ihr Verständnis entgegenzubringen. Viele Fragen konnten für sie z. B. bedeuten, ich wolle sie aushorchen, sie zu etwas zwingen, und das konnte ihr paranoides Misstrauen erneut verstärken. Hanna sprach grundsätzlich nur in knappen, kurzen Sätzen. In der Regel wiederholte sie das, was sie bereits gesagt hatte. Zwei Dinge waren immer wieder Thema: Sie wollte unbedingt so schnell wie möglich wieder nach Hause und sie hatte Angst, wieder ausgelacht zu werden, wenn sie wieder dicker werden würde. Hanna hatte eine Freundin, die sehr dünn war und immer damit angab. Sie sagte oft zu ihr: »Komm jetzt, Dicke.« Das hatte Hanna oft geärgert und gekränkt. In diesem Zusammenhang schien es auch wichtig, dass Hanna sich von den Ärzten, die sie, trotz gegenteiliger Abmachung, zum Essen anhielten, nicht ernst genommen fühlte. Erst gegen Ende des Klinikaufenthaltes wurde ihr einigermaßen klar, dass es sehr wohl richtig ist, etwas gegen das Ausgelachtwerden zu unternehmen, sich dagegen zu wehren. Sich aber selber dabei in Todesgefahr bringen sei wohl nicht der richtige Weg. Ich sei als Psychotherapeutin dazu da, mit ihr andere Wege zu finden, um sich gegen Hohn und Spott zu wehren. Diese Angst zeigte Hannas narzisstische Empfindlichkeit. Natürlich fragte ich mich, worum es dabei geht: Fühlt sie sich minderwertig als Mädchen? Geht es also um Kastrationsängste? Oder geht es um ein Gefühl der Ablehnung, das mit ihrem frühen Trauma – der pathologischen Bindung an die depressive Mutter und dem Krankenhausaufenthalt der Mutter – zusammenhängt?

Ein anderes, in stereotyper Weise wiederkehrendes Thema war ihre Sehnsucht nach Zuhause. Sie wollte immer wieder wissen, wie viel sie zur Entlassung wiegen müsse. In den ersten Tagen, als die depressiven Zustände am stärksten waren, fühlte sie sich von ihren Eltern weggestoßen und im Stich gelassen. »Die wollen mich auch nicht haben«, äußerte sie knapp. Nach dem bald darauf geplanten ersten Besuch ihrer Mutter gestand sie mir, dass sie nie gedacht hätte, wie viele Sorgen sich ihre Eltern um sie machen würden. »Die wollen mich doch haben«, meinte sie dann. Die Sehnsüchte nach ihrem Zuhause sind auch an die Haustiere gebunden, von denen sie mir erzählt. Allgemein ist es ihr aber nicht möglich, die Sehnsüchte mit Vorstellungen und klaren Wünschen zu verbinden.

Hanna erkannte, dass sie mit dem Hungern auf etwas verzichtet, im Grunde schmecke ihr das Essen gut. Gleichzeitig wurde sie für diesen Verzicht noch bestraft, sie wurde von den Eltern verstoßen, von den Ärzten – entgegen der Verabredung – gezwungen und nicht richtig ernst genommen. Nachdem sie das verstanden hatte, schien sie bereit zu essen, und hiermit ging ein leicht zunehmendes Interesse an der Umwelt einher. Als ich einmal eine freundliche und anerkennende Bemerkung zu einem Teppich machte, den sie knüpfte, blickte sie mich wieder mit dem leeren, starren Gesicht an. Ich sagte dann: »Du weißt gar nicht, ob du Dich darüber freuen kannst.« Hierauf fing sie heftig zu weinen an. Nach einer Pause war es ihr dann möglich, mit mir über das Basteln und Malen zu sprechen. Ich spürte, dass sie auf diesen Gebieten Interessen hatte. Ich konnte eine vorsichtige Hoffnung entwickeln, dass sich zwischen Hanna und mir ein Arbeitsbündnis etabliert hatte, und traute ihr nach viereinhalb Wochen (23 Sitzungen) die Entlassung aus der Klinik zu.

Die ambulante Behandlung

Nach der Entlassung kam Hanna einmal die Woche zur Psychotherapie nach München. Sie musste zu diesem Zweck anderthalb Stunden mit dem Zug fahren. Das erste Dreivierteljahr der Behandlung war sehr, sehr schwierig, denn sie hat wieder fast nur geschwiegen. Ich wurde in den Stunden in einer Weise von den abgewehrten depressiven Gefühlen des Mädchens erfasst, dass ich den Sinn der Psychotherapie in Frage stellte. Die Stunden hatten immer wieder folgenden Ablauf: Hanna betrat den Raum, gab mir freundlich die Hand, und wenn sie sich setzte, war der Kontakt beendet. Die Haare hingen wie ein Vorhang im Gesicht, ihr Blick wurde starr und leer. Sie sagte von sich aus keinen Ton. Sie wollte, dass ich ihr Fragen stellte, gab dann aber keine Antwort. Über ihre Gefühle und ihr Erleben zu sprechen, war praktisch ausgeschlossen. Ich habe gefragt, gedeutet, geschwiegen – wie es meinen Einfällen und meiner Gegenübertragung entsprach. Eine Wirkung meiner Bemühungen war nicht zu erkennen. Ich zog Parallelen zu ihrer oralen Gier: Sie hat Hunger auf meine Fragen, ich soll sie in der Stunde mit meinen Sätzen füttern. Sie verweigerte das Gespräch mit mir wie das Essen zu Hause. Nach den Stunden fühlte ich mich wie ausgelaugt und hatte das Bedürfnis, in meinem Zimmer kräftig auf und ab zu schreiten, wohl um meine Anspannung motorisch zu entladen. Bevor Hanna kam, versuchte ich durch frische Luft, starken Kaffee oder Tee eine Prophylaxe gegen meine Ermüdung zu betreiben.

Ich habe ihre negative Übertragung zu mir bald als Aggression, bald als Hilflosigkeit erlebt und sie auch so gedeutet. Dabei hatte ich stets das Gefühl, dass ich das einfach ertragen musste. Angebote von mir, zu malen, zu basteln, zu spielen oder zu musizieren, wies sie zurück. In dieser Zeit fielen auch einige Stunden aus, wobei es sich nachträglich stets um nicht erklärbare Missverständnisse handelte. Hanna lebte mir auf dem Wege der projektiven Identifizierung die Depressivität der Mutter vor, mit der sie verbunden war: Sie ist das minderwertige, abgelehnte und ungeliebte Kind, dem ich nichts recht machen kann, so wie die Mutter sich in ihrem Kind gesehen hat. Der Fusionskern zwischen Mutter und Kind bestand in Depression und Verstummen und wurde zwischen uns manifest.

Außerhalb der Stunde ging es ihr aber allmählich besser, sie spielte wieder mit den Tieren und knüpfte auch Kontakte zu Schulkameraden an. Dass sie sich trotz ihrer abweisenden Haltung auch mit mir identifizierte, wurde zu Weihnachten deutlich. Sie hatte sich nämlich für ihr Zimmer einen solchen runden Tisch gewünscht, wie ich ihn in meinem Beratungszimmer hatte. In den Stunden gab es bald einen Bereich, über den wir uns – wenn auch in Brocken – austauschen konnten: die Tiere. Hannas gesamte Problematik war nach der Entlassung nochmals an den Tieren reinszeniert:

Der Pudel Susi hatte kurz vor der ersten Einlieferung ins Krankenhaus Junge bekommen, darunter war auch ein besonders gebrechliches, das Hanna mit der Flasche großgezogen hatte. Während Hanna im Krankenhaus lag, waren die Jungen soweit, dass sie verkauft bzw. ins Tierheim weggegeben werden sollten. Damit sie wenigstens einen der jungen Hunde noch sehen konnte, haben die Eltern den kleinen, zarten Strolchi aufgehoben. Eine Woche nach Entlassung aus der Kinderpoliklinik wurde auch dieser weggegeben. Daraufhin hatte Hanna bitterlich geweint und wieder aufgehört zu essen, bis schließlich die Eltern nach einigem Hin und Her diesen Hund zurückgeholt haben. Hanna hing sehr an ihm; wenn sie wegging, »schrie« er immer. Sie fühlte sich weniger alleine, wenn er da war. Es konnten viele Parallelen zu ihrem Zustand in der Klinik gezogen werden. Damals war Hanna sehr alleine, sehr schwach, musste von anderen aufgepäppelt werden. Später stellt sich heraus, dass Strolchi ein Mischling ist. »Das war auf der Kommunion von der Cousine passiert.« Auf meine Frage, was denn die Familie, die Geschwister usw. zu ihm meinten, erzählt Hanna, dass die Geschwister ihn auch behalten wollten, aber die Eltern das Tier weggegeben hätten. Die Großmutter habe gemeint, er habe zu lange Füße, mache zu viel Arbeit und koste außerdem zu viel. Hanna schilderte ausführlich, wie sie mit Strolchi und Susi spielte. Hannas Identifizierung mit dem Hund konnte gedeutet werden: Er wurde ins Tierheim gegeben wie sie ins Krankenhaus. Strolchi war wie sie auch ein Kind gewesen, das vor allem von der Großmutter, aber wohl auch von der Mutter als Produkt der schmutzigen Sexualität erlebt wurde. Auf die Trennung von der Mutter im Alter von 14 Monaten hatte Hanna ihren Kummer nicht so ausdrücken können, dass er verstanden wurde.

Hanna hatte in dieser Phase der Behandlung wahrscheinlich einiges kognitiv verstanden. Sie schwang aber emotional nicht mit, die Affekte waren abgespalten. Insgesamt war die Atmosphäre auch in dieser Zeit von Leblosigkeit und Starre geprägt.

Nachdem unser Gespräch wieder einmal ins Stocken geraten und es wieder an mir war, Fragen zu stellen, fragte ich Hanna, ob ihre Mutter ihr auch immer so viele Fragen stelle wie ich. Das bejahte sie, und wir konnten feststellen, dass ihr das gar nicht recht ist. Die Mutter horcht sie immer über die Schule aus. Ich erwiderte darauf: »Dann hat aber doch das Schweigen bei mir einen Sinn. Dann ist es doch gut für dich, wenn du hier einmal ›nein‹ sagen kannst zu dieser ewigen Fragerei, wenn du dich von mir nicht so verhören lässt wie von deiner Mutter und immer brav Antwort gibst, obwohl dir das gar keinen Spaß bringt.« In den darauf folgenden Stunden sprach Hanna etwas übers Basteln und sie beklagte sich bei mir über die Mächtigkeit der Großmutter. Sie sei nämlich diejenige, die sich darüber beschwerte, wie viel das Essen für die Tiere koste. Ich meinte daraufhin: »Na, da bist du aber bis vor kurzem ein sehr billiger Kostgänger für deine Großmutter gewesen.« Hierauf lachte Hanna ein wenig und wollte in den folgenden Stunden mit mir etwas tun, batiken und malen. Natürlich hatte ich auch schon früher ähnliche oder gar die gleichen Interventionen versucht – nur bewirkten sie im beobachtbaren Verhalten nichts.

Wesentlich erscheint mir, dass ich zu diesem Zeitpunkt der Behandlung meine Gegenübertragung besser verstand: Hanna wies mich mit meinen Bemühungen immer wieder ab. Ich hatte das Gefühl, zwar anwesend, aber zugleich nicht vorhanden zu sein. So behandelte sie auch ihren Körper. Die große Wut wie auch die orale Gier waren spürbar abgespalten und in mich projiziert. Ich merkte, solange sie mich in der Übertragung zu einem Nichts machte, verschlechterte sich ihr körperlicher Allgemeinzustand nicht, er stagnierte oder verbesserte sich sogar leicht. Ich glaube, diese Wahrnehmung hat es mir möglich gemacht, mich von ihrem vernichtenden Übertragungsangebot nicht vernichten zu lassen. Zugleich hatte ich keine Erwartungen an Hanna. Harold N. Boris beschreibt die Gegenübertragungsprobleme bei seinen anorektischen Patientinnen ähnlich:

> »The anorexia (…) is designed to elicit countertransferences by stimulating substantiation for the projections the anorectic characteristically makes. The analyst is to be discovered as greedy, intemperate, enslaving. These discoveries will in turn imply defects and flaws: if the analyst wants the breast so much, he cannot therefore have one; if he hasn't a breast or penis (or whatever) of value, he needs neither to be desired or envied; he is a no-thing. This is the anorectic solution« (1984, S. 437).

Die Bilder

Durch das gemeinsame Tun entstand zwischen Hanna und mir ein »intermediärer Raum« (Schacht 1987, Winnicott 1953), in dem Hanna ihre Position des Nichts aufgeben konnte. Die Atmosphäre änderte sich erheblich. Ich fühlte mich durch die Therapie nicht mehr so belastet. Anfangs war sie schüchtern, meinte auch, sie habe keine Ideen. Sie wollte mit Fingerfarben malen, aber ich sollte sagen, was. Und ich sollte mit ihr auf einem Blatt malen. (Die Bogen waren sehr groß: DIN A3.)

Während ich beim Bild 1 vorschlage, Blumen zu malen, verständigen wir uns bald ohne Worte, die Vorschläge und Ideen kommen von ihr. Ich halte mich beim Malen gerne ein wenig zurück, um ihre Entfaltung nicht zu beeinflussen oder zu beeinträchtigen. Für Hanna ist es wichtig, dass ich bei ihr bin und dass ich mitmache.

Beim zweiten Bild fahren wir mit dem Finger über den Bogen, begegnen uns, gehen wieder auseinander. In diesem Bild wird ein wesentliches Moment der Übertragungssituation deutlich: Wie wir uns beide auf dem Bogen umschlingen, so wird in der Beziehung die Illusion einer Fusion (Milner 1952, 1969) spürbar, als wären unsere Grenzen aufgehoben, als wäre sie ein Teil von mir und ich ein Teil von ihr.

Danach malen wir einen Clown. Ich erinnere mich deutlich, dass Hanna die geschlossenen Augen und den großen Mund malte; ich dachte dabei an ihr verschlossenes Gesicht und an die abgewehrte Gier. Auch war sie selbst ja vor Ausbruch der Anorexie ein »Witzbold«, ein Clown, der mit seiner Rolle die Melancholie abwehrt. Darüber mit Hanna ins Gespräch zu kommen, war nicht möglich. Sie wollte sich bei mir im Tun ausdrücken. In dieser Zeit machen wir auch gelegentlich Musik: Ich spiele auf dem Xylophon eine Melodie, Hanna ahmt sie nach und umgekehrt. Oder der eine spielt eine kleine Melodie, die der andere fortsetzen muss. Auch spielen wir ein paar einfache Kinderlieder, zu denen ich Hanna manchmal auf der Flöte begleite. Dann will sie aber wieder malen.

Es entstehen zwei Hunde mit Tusche, Hanna malt den linken Hund und auch den Fressnapf. Als ich sie frage: »Ob das wohl Susi und Strolchi sind? Oder sind das wir beide?« huscht ein leichtes Lächeln über ihr Gesicht. Sie hat sich verstanden gefühlt. Mit den sechs Hundekuchen stellt Hanna wohl ihre (sechsköpfige) Familie dar. Darüber hinaus kann man die beiden Hunde auch als Paar auffassen. Das Essen, der rote Boden legen die Frage nahe, ob es sich auch um oral-sexuelle Phantasien handelt.

Als wir nun jeder ein Pferd malen, bleibt mir nur noch der Platz für ein anorektisches Fohlen. Die oben geschilderte Übertragungs- und Gegenübertragungssituation ist hier im Bild dargestellt: Ich habe die Rolle des bedürftigen Fohlens inne, sie die eines kräftigen Pferdes, das mich an ihre Mutter erinnert. Ich spüre, mit wie viel Dynamik Hannas Pferd ausgerüstet ist, was so ganz im Gegensatz zu ihrer Erscheinung und ihrem laschen Händedruck steht. Wir sprechen auch darüber.

In der nächsten Stunde soll ich auf einem eigenen Blatt malen. Hanna konstelliert hier eine Trennung. Der Kontakt zu mir wird objektaler und beginnt sich zu festigen. Hanna greift nun wieder zu den Fingerfarben und dem großformatigen Bogen. Auf ihren Vorschlag hin malen wir beide ein Haus. Ich soll dasselbe Thema malen wie sie, aber von ihr getrennt auf einem eigenen Blatt.

Es folgt dann ein Schaufenster von einem »Jeansladen«. Details, wie z. B. die geringelten T-Shirts, finden sich auf beiden Bildern. Sie holt sich bei mir Anregungen. Auch haben wir wohl beide Vater, Mutter, Tochter gemalt. Bei Hanna steht die Tochter nicht auf eigenen Füßen, sondern auf einer Art Kleiderständer, worin sich

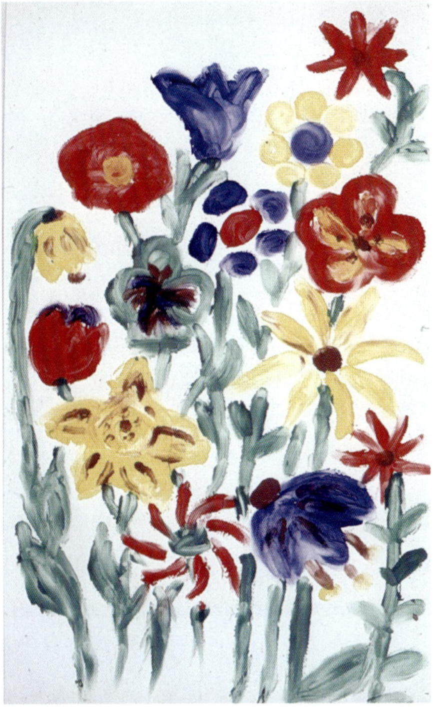

Bild 1

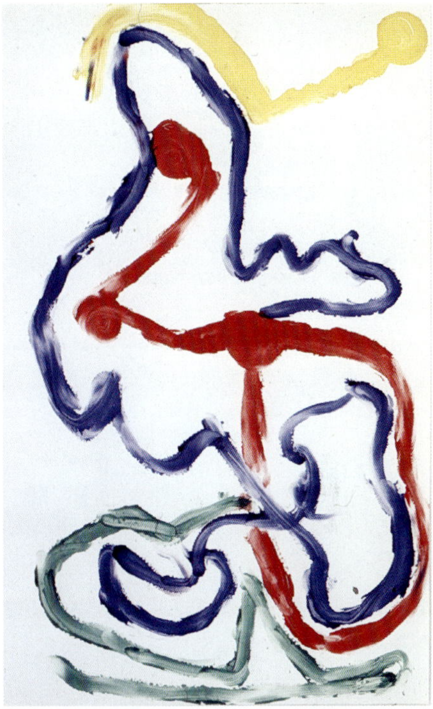

Bild 2

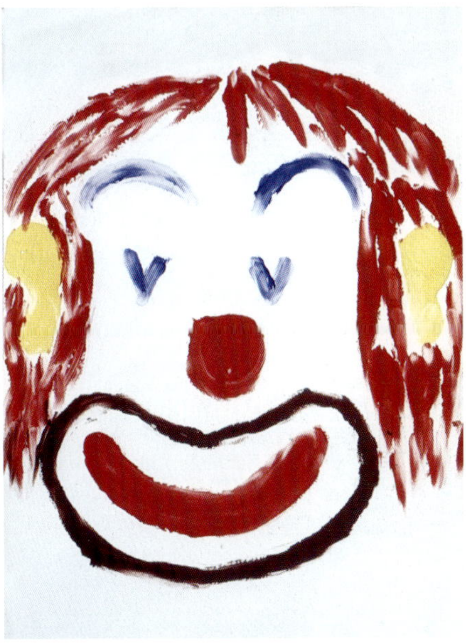

Bild 3

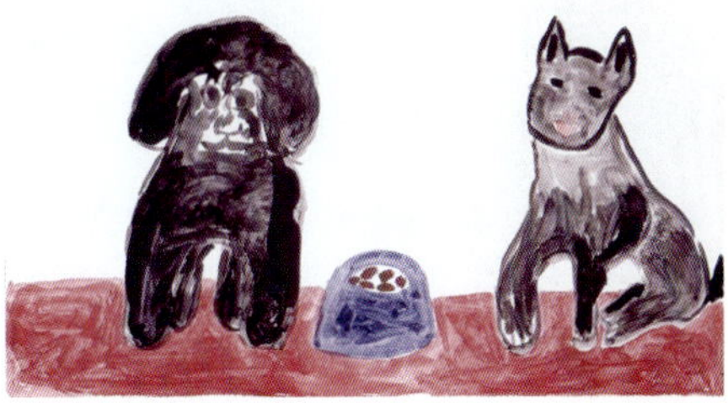

Bild 4

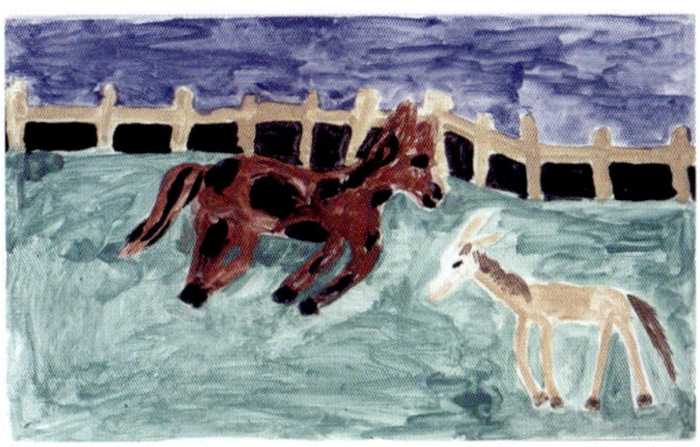

Bild 5

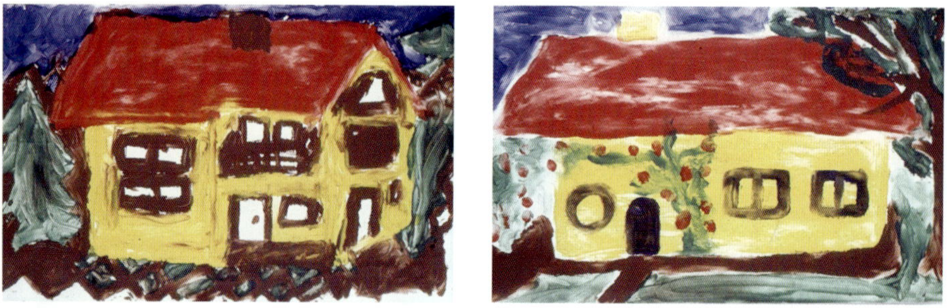

Bild 6

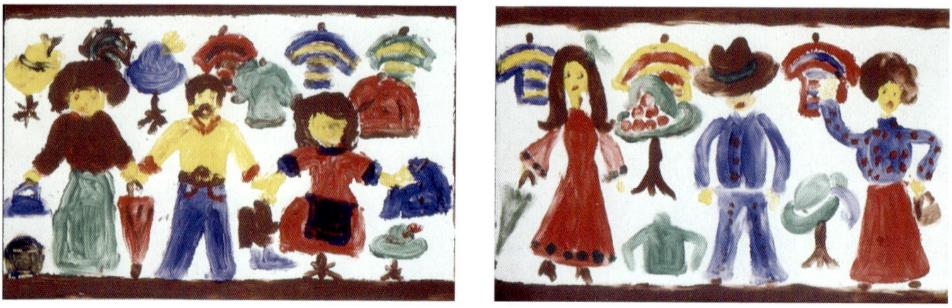

Bild 7

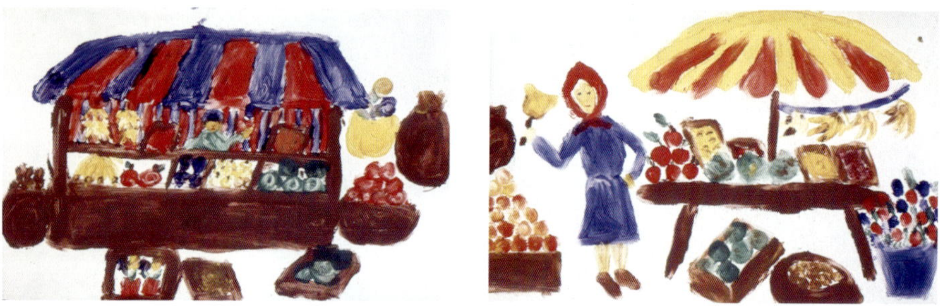

Bild 8

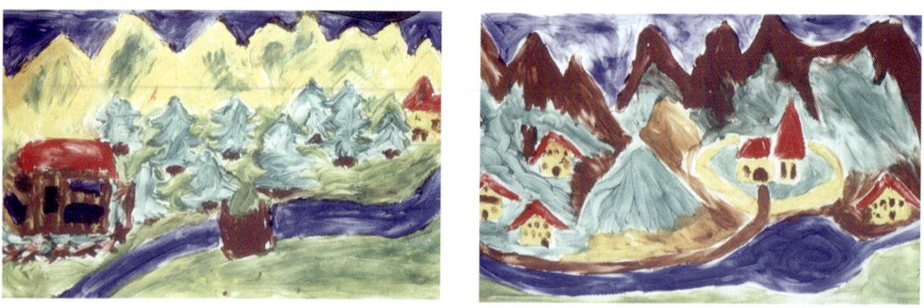

Bild 9

Bilder 6 bis 19: Das jeweils linke stammt von der Patientin, das rechte von der Analytikerin.

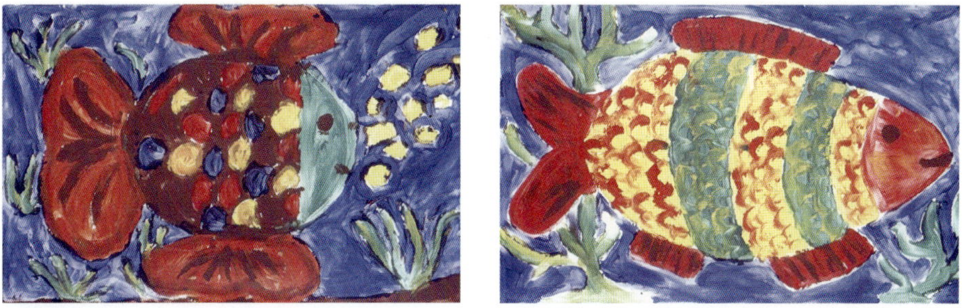

Bild 10

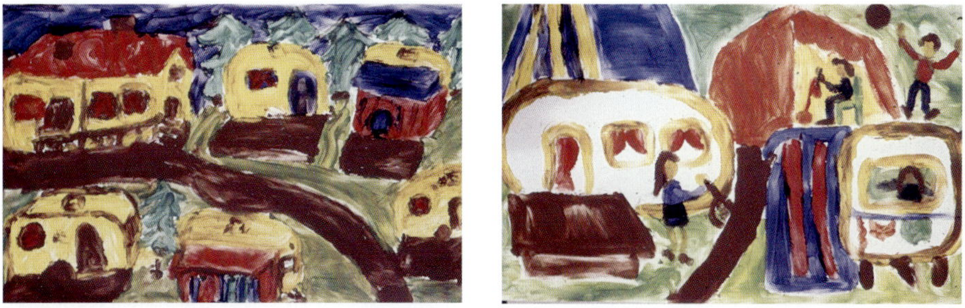

Bild 11

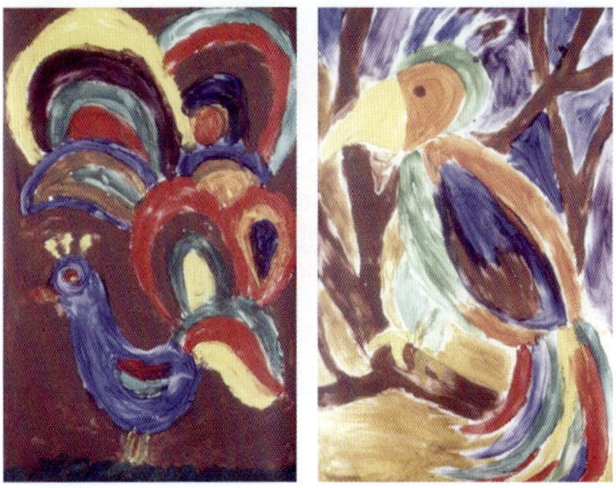

Bild 12

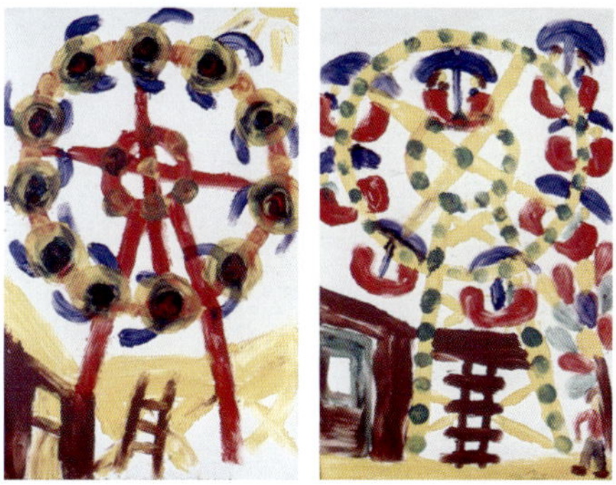

Bild 13

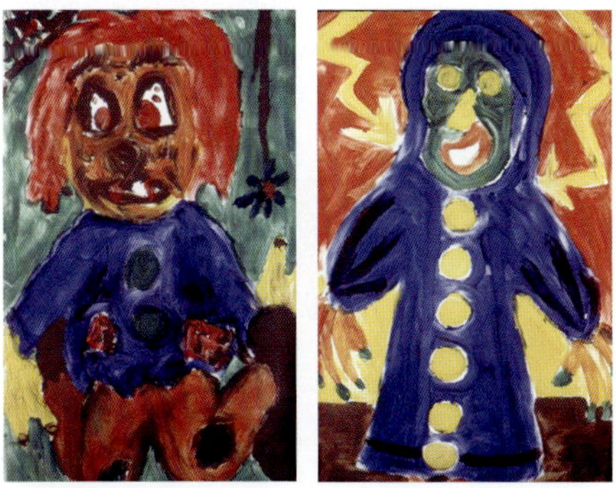

Bild 14

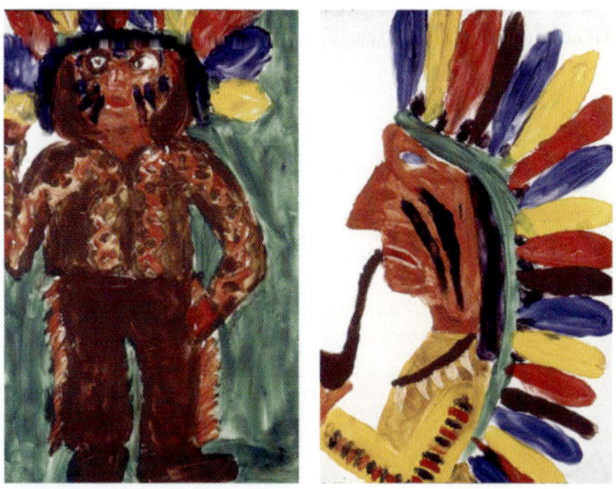

Bild 15

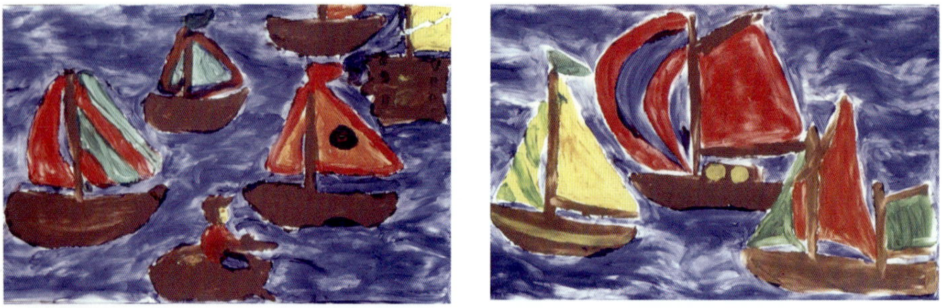

Bild 16

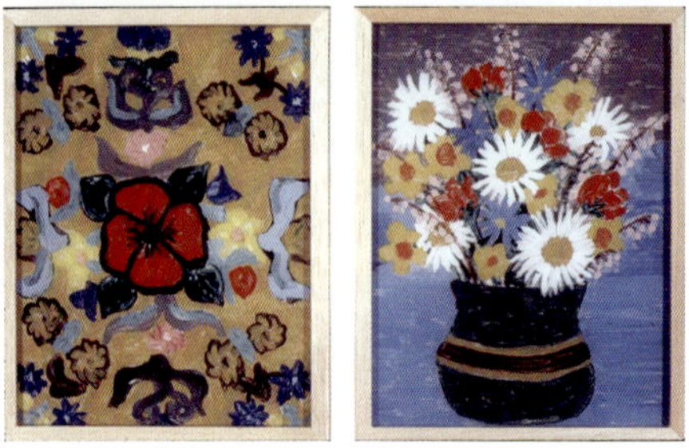

Bild 17

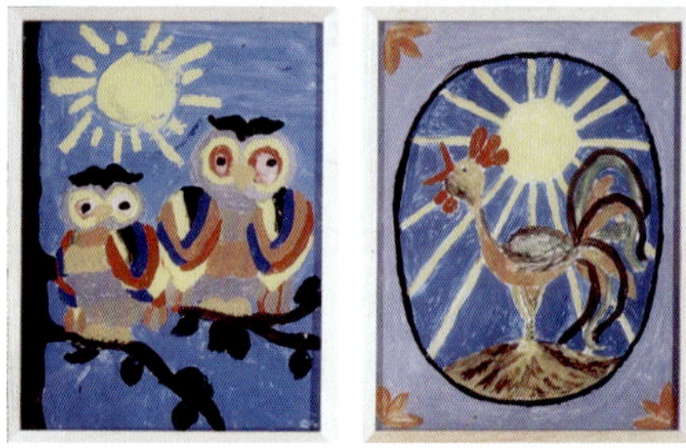

Bild 18

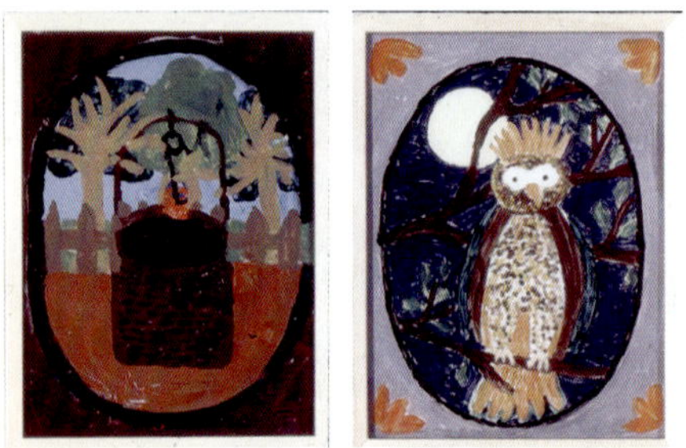

Bild 19

Bilder 6 bis 19: Das jeweils linke stammt von der Patientin, das rechte von der Analytikerin.

ihre eigene Unsicherheit bezüglich ihrer weiblichen Identität ausdrückt. Auch hat Hannas Tochterfigur kein Gesicht, sie zeigt hier ihre dem Leben abgewandte Seite. In einer persönlichen Mitteilung schlägt Wolfgang Loch folgende Interpretation des Kleiderständers vor: Hanna vollzieht hier auf symbolischem Wege eine erste Externalisierung ihres männlichen Introjekts. Einen zweiten Schritt in diese Richtung sieht Loch in Bild 15, in dem Hanna einen Mann »von Kopf bis Fuß« malt.

Bei unseren Wochenmarktbildern freuen wir uns beide über die üppigen Angebote. Hier zeigt sich ein wesentliches Moment unserer Beziehung: Ich neige immer wieder dazu, mich möglichst offen anzubieten, um Hanna zu werben, während sie sich gerne verschließt.

Bei der Gebirgslandschaft – ihrer Heimat – imponieren die hellen, freundlichen Berge und die Brücke über dem Fluss. Wer von uns zuerst den Fluss und die Brücke gemalt hat, weiß ich nicht mehr. Ich frage mich, ob der Fluss nicht auch als eine natürliche Grenze den lebendigen Übergangsraum (Winnicott 1953), das Zwischenreich zwischen der äußeren und inneren Realität darstellt. Aufgabe der Therapie ist es, hier eine Brücke zu schlagen. Marion Milner (1952, 1969) spricht immer wieder von der Kunst oder dem Spiel als »bridge between inner and outer, self and not-self«.

Der stumme Fisch in Bild 10 zeigt: Hanna wird immer lebendiger und phantasievoller. Ebenso bei dem Paradiesvogel in Bild 12. Mit dem mächtigen bunten Schwanz wird eine sexuelle Symbolik gezeigt. Von Zurückgezogenheit ist hier nichts mehr zu spüren.

Es folgt ein Campingplatz (Bild 11). Bei Hanna ist alles eingezäunt und still. Die vielen Zäune entsprechen vermutlich der Realität, sind aber auch eine Anspielung auf die Inzestschranke. Sie hat sogar das Haus gemalt, in das der Mann mit dem Herzanfall gelegt wurde. Wir sprechen über die Angst, die sie damals hatte.

Bei dem Riesenrad – in München ist »Wiesnzeit« (Oktoberfest) – drückt Hanna den Wirbel und die Dynamik beim Drehen aus. Ich freue mich über ihre Kraft und Ausdrucksfähigkeit.

Genauso bei den »Schreckgespenstern«. Im Gesicht von Hannas Figur werden Furcht und Schrecken deutlich, keine Angriffslust eines Gespenstes. Auch kniet ihr Gespenst, es kann weder fliehen noch nach vorne stürmen. Was teilt sie hier mit? Betrachtet man die Sequenz der letzten drei Bilder, wird verständlich, warum sie es so machte: Die eingangs erwähnte These, der Herztod des Mannes auf dem Campingplatz habe in Hanna sexuelle Phantasien und Konflikte ausgelöst, wird hier bestätigt. Im Riesenrad kommt m. E. auch ein orgastischer Wirbel zum Ausdruck und im Gespensterbild die Angst. Nachdem sie den Campingplatz malte, sprachen wir sowohl über ihre damaligen Erlebnisse als auch über die Enge im Wohnwagen und dass alle in einem Raum schlafen. Danach konnte sie wohl ihre Gefühle in den

Bildern zeigen. Die traumatische Situation auf dem Campingplatz ist für Hanna ein Äquivalent für die Urszene und dürfte wesentlich die Erkrankung ausgelöst haben.

Unsere Bilder werden immer verschiedener. Ich bekomme mehr und mehr das Gefühl: Hanna wird ihren Weg finden. Als wir die beiden Indianer malten, kam Hanna mit einem neuen Haarschnitt in die Stunde, ihre Haare sind vorne gekürzt, »damit man das Gesicht besser sieht«. Ihre Mutter kommt zur nächsten Stunde mit – ich hatte sie seit eineinhalb Jahren nicht gesehen. Sie bittet mich, mit Hanna darüber zu sprechen, dass sie die Mittlere Reife machen möchte. Der Lehrer habe gemeint, sie sei jetzt so gut in der Schule und könne das schaffen. Hanna erzählte mir dann, sie würde gerne weiter in die Schule gehen, um Kinderkrankenschwester zu werden. Ich meinte: »Das ist doch schön – wenn Du solche Pläne hast, kann ich Dir nur die Daumen drücken.« Bei Hannas Indianer imponiert m. E. besonders, wie sie hier einen Mann von Kopf bis Fuß malt.

Bei den Segelbooten ist es Hanna (!), die einen Menschen malt. Hanna will danach das Material wechseln. Wir verabreden uns zur nächsten Stunde, um Hinterglasmalerei zu machen.

Hanna kommt hier mit fester Vorstellung in die Stunde, sie möchte Blumen malen. Ich habe deutlich den Eindruck, dass sie sich inzwischen über Bauernmalerei ein wenig orientiert hat und es so macht, wie sie sich Bauernmalerei vorstellt. Wichtig erscheint die rote Blume in der Mitte, sie zeigt sich mit ihrer Emotionalität und Sexualität.

Nachdem unser erstes Werk fertig gestellt ist, möchte sie noch weitere Hinterglasbilder malen. Zunächst schlägt sie »Morgen« und »Abend« vor. Ohne dass wir miteinander Worte wechseln, fange ich mit einem Morgenbild an und Hanna mit zwei Eulen. Nachdem ihr Bild fertig ist und sie es mit meinem vergleicht, meint sie, dass ihr Himmel für ein Abendbild zu hell geworden sei, sie kratzt dann vom Himmel etwas weg, um den Mond strahlend zu machen, damit es eine Sonne werde. Hanna malt hier wohl die Mutter-Kind-Situation, die sie sich gewünscht hat, und auch die Übertragungsbeziehung: zwei heitere Wesen – von depressiven »Nachteulen« ist nichts zu spüren.

In den nächsten Stunden setze ich den ursprünglichen Plan fort, mache noch ein Abendbild, Hanna malt einen Brunnen. Mit dem Brunnen und dem roten Eimer im Zentrum hat Hanna erneut ihre Genitalität symbolisiert. Der rote Mittelpunkt des Bildes erinnert an das Bild 17, auf dem alle Blumen um die große rote Blüte kreisen. Bei dem Brunnenbild wirkt das Oval wie ein Fenster. Der Ausblick vom Dunkel ins Helle auf die drei Bäume könnte ankündigen, wo Hanna sich innerlich befindet: Sie betrachtet eine Dreierkonstellation, vielleicht ist damit die ödipale

Situation gemeint. Wichtig erscheint, dass sie jetzt fähig ist, allein und unabhängig von mir zu malen. Sie gibt ihrem Bild eine eigene Gestalt.

In den letzten Wochen spricht sie immer wieder davon, dass sie glaubt, bald nicht mehr kommen zu müssen. Sie komme gut alleine zurecht. Ich glaube, sie hat Recht – auch, wenn sie über so vieles nicht gesprochen hat. Sie malte dann noch eine Winterlandschaft mit Schnee, einem zugefrorenen See, auf dem Kinder Schlittschuh laufen. Das letzte Bild konnte ich nicht mehr fotografieren, weil sie es mit nach Hause nahm. Hanna beendet die Behandlung nach zwanzig Monaten, ihr Körpergewicht ist durchschnittlich. Sie ist jetzt fünfzehn Jahre alt und 1,67 m groß. Ihre Menstruation hat sie, aber noch unregelmäßig.

Natürlich habe ich versucht, mich in die Situation und die Themen einzufühlen, die Hanna malen wollte, und weniger daran gedacht, »schöne Bilder« zu machen. Unsere Bilder sind oft komplementär: Ist es beim einen eher offen und hell, dann ist es beim anderen dunkel und verschlossen (Bilder 8, 9, 19), ist es beim einen stumm und still, ist es beim anderen lebendiger und bewegter (Bilder 6, 10, 12, 13) usw. Das Komplementäre ist hier als der kleinste Schritt der Abweichung von der Imitation (Gaddini 1998) bzw. Identifizierung zu verstehen. Hanna wird am Ende immer freier und lebhafter in ihrem gestalterischen Ausdruck, meine Bilder haben immer weniger mit den ihren zu tun. Die vielen Zäune, die Hanna malt (Bilder 5, 6, 9, 12, 19), zeigen eine Gegenbewegung zu der symbolisch anmutenden Komplementarität: Hanna grenzt sich ab, um ihre Individualität zu entdecken. Neben der Gegensätzlichkeit gibt es auch gestalterische Gemeinsamkeiten: Immer wieder greift Hanna Details aus meinen Bildern auf, wie z. B. die geringelten T-Shirts (Bild 7), die Kartoffelsäcke (Bild 8), den ovalen Rahmen (Bild 19). Die Beziehung, die Hanna über die Bilder zu mir hat, ist durch Abgrenzung und Identifizierung gekennzeichnet.

Zweieinhalb Jahre nach Abschluss der Behandlung lud ich Hanna zu einem katamnestischen Gespräch ein. Sie suchte mich mit ihren Eltern auf. Die Eltern bedankten sich bei mir, meinten, Hanna sei seit der Behandlung wie ausgewechselt, und gingen. Hanna war inzwischen ein hübsches junges Mädchen geworden, sie schaute mich klar und wach an und begrüßte mich sogar mit einem festen Händedruck! Sie meinte, ihr gehe es gut, ihre Menstruation habe sie meistens regelmäßig. Auch gehe sie gerne mit anderen aus der Klasse in eine Diskothek zum Tanzen. Einen festen Freund wolle sie aber noch nicht haben, sie sei lieber mit vielen zusammen und wolle sich noch nicht festlegen. Die Mittlere Reife habe sie mit der Durchschnittsnote »gut« abgeschlossen und werde demnächst die Ausbildung zur Kinderkrankenschwester beginnen.

Auf die Frage, wie sie denn aus der Erinnerung heraus die Stunden mit mir erlebt habe, meinte sie: »In der Klinik war es nicht schön. Aber die Gespräche mit Ihnen waren so interessant.« Sie wusste offenbar nicht, dass sie fast nur geschwiegen hatte. Aber unsere Kommunikation lief über Bilder, es war ihr möglich, in der Therapie mit einem guten inneren Objekt zu kommunizieren.

Diskussion

In Bezug auf die Symptomatik und die Familienkonstellation scheint Hanna geradezu ein »klassischer Fall« zu sein: Sie hat einen chronisch kranken Vater, eine dominierende Großmutter und eine hilflose Mutter (Sperling & Massing 1970; Thomä 1961, 1981; Köhle & Simons 1982), sie wurde gehänselt und »Dicke« genannt, ohne auffallend dick zu sein (Bruch 1978, Thomä 1981). Orientiert man sich an der Arbeit von Köhle und Simons, so war Hanna gewiss als eine Patientin mit guter Prognose einzustufen, auch wenn ihr Gewicht zum Zeitpunkt der Einlieferung erheblich unter dem Soll lag (Köhle & Simons 1982, S. 533). Ihre Krankheit begann jedoch in der frühen Pubertät, die Krankheitsdauer war zu Beginn der Behandlung noch relativ kurz. Auch lag ein traumatisches Ereignis vor Ausbruch der Anorexie vor (vgl. auch Bruch 1978, S. 77 ff.).

Die lange Initialphase der Behandlung, das Schweigen und die totale Verweigerung Hannas könnten einen dazu verleiten, an die von der Pariser Schule (Marty 1958, de M'Uzan 1976) und später von Christel Schöttler (1981) und Stephanos (1982) beschriebene Affektlosigkeit bei Psychosomatosen zu denken. Ein anderer Ansatz besteht in der Möglichkeit, Hannas Schweigen als ein autistisches Phänomen zu betrachten. Die von Francis Tustin (2005, S. 19 ff.) beschriebene zweiphasige Erkrankung ist in der Anamnese von Hanna wieder zu finden: eine enge Bindung an die Mutter und eine traumatische körperliche Getrenntheit in der frühen Kindheit. Bei Hanna wäre dann weiter daran zu denken, dass dieses frühkindliche Trauma eingekapselt wurde und in der Pubertät, als sie durch die Konfrontation mit der Urszene erneut mit der körperlichen Getrenntheit konfrontiert wurde, die Kapsel aufsprang und es zur anorektischen Entwicklung kam.

Auf jeden Fall scheint die Abspaltung des Affektes in der traumatischen Szene das Wesentliche zu sein. Der Behandlungsverlauf zeigt, dass Hannas Starre eine Reaktion auf ein aktuelles Konfliktgeschehen war. Der Herztod des Mannes auf dem Campingplatz wie auch die Campingplatz-Situation im Allgemeinen können als auslösender Faktor verstanden werden. Urszenenphantasien brachten Hanna zum Verstummen. Die sexuelle Erregung wie auch die Angst dürften auf ein unerträgliches Maß gesteigert gewesen sein und die massive Ich-Regression mit einhergehender »Pubertätsaskese« (A. Freud 1936, S. 119 ff.) hervorgerufen haben. Die Umwelt wie auch der eigene Körper wurden in ihrer Existenz verleugnet. Ich spürte in meiner Gegenübertragung die vernichtenden Affekte, dies ist mir ein Zeichen, dass es Hanna gelang auf dem Wege von Spaltung und Projektion das Gegenüber zu involvieren, ich konnte mich – mal besser, mal schlechtrer – an meiner Gegenübertragung orientieren. Später konnte Hanna ihre Gefühle in den Bildern zur Darstellung bringen. Die Farbigkeit und ihr Ideenreichtum zeigen, dass sie eine Sprache für ihre Gefühle entwickeln konnte. Dieser Verlauf spricht in diesem Fall eher gegen die These autistischer Phänomene.

Wir werden jedoch in diesem Fall mit einer spezifischen Eindimensionalität konfrontiert, die in traumatischen Situationen immer wieder auffällt. Durch den Zerfall des Reizschutzes dringt die schädigende Außenwelt intrusiv in das Seelenleben ein, keine Kontaktbarriere, keine Verdrängungsschranke, kein Übergangsraum filtert die destruktiven Einflüsse aus der Außenwelt. Dies führt in der Übertragungs-Gegenübertragungs-Analyse zu den schwer erträglichen Gefühlen von Vernichtung, die in der Magersucht eindrücklich dargestellt werden.

> »There is no transitional space – the not-me, but yet not-other space – that transitional phenomena require (Winnicott 1953). The anorectic lives, as it were, without a skin. Others, in their incandescent desirability, impact on her with detonating force. And this is the problem. To solve it, the anorectic creates an ›inner‹ space: in-me but not of-me. She sets all her soldiers of vigilance to monitor that space. Thus employed, they do not have time or energy to notice the presence of the object, who would otherwise excite desire and envy« (Boris 1984, S. 437).

Als Hanna zu malen begann, konnte ein intermediärer Raum entstehen, der es erlaubte, diese Regression rückgängig zu machen. Die bekannte Gleichung von Schauen = Fressen (Fenichel 1931, S. 49) wurde bestätigt, heißt es doch im umgekehrten Fall: nicht essen = nicht schauen. Der Ablauf der Behandlung macht diesen Prozess rückläufig, denn Hanna zeigt sich mit ihren Bildern, ich schaue hin: Ich zeige mich mit meinen Bildern, sie schaut hin. Und sie betrachtet in der Tat ihre Sexualität, nachdem sie in der Übertragung die Separation vollzogen hat, indem sie mich mit ihrem kraftvollen Pferd aus dem Bild gedrängt hatte.

Die frühe Traumatisierung im Alter von vierzehn Monaten ist für die gravierende Pubertätskrise verantwortlich. Hannas »historische Reaktionsbasis« (Fenichel 1931, S. 45) – heute würden wir von ihrem impliziten prozeduralen Gedächtnis sprechen – wurde damals entscheidend geprägt. Wir können vermuten, dass der Krankenhausaufenthalt der Mutter in die Übungsphase bzw. in den Übergang von der Übungsphase zur Wiederannäherungsphase fiel (vgl. Mahler et al. 1975). So wie

Hanna damals noch keine ausreichende Symbolsprache zur Verfügung stand, um die Trennung von der Mutter zu bewältigen, reagiert sie auch auf das aktuelle Trauma mit Sprachlosigkeit und Depression.

In dieser Behandlung ging es wohl eher um die Ermöglichung von Entwicklungsprozessen als um die Bearbeitung neurotischer Prozesse im herkömmlichen Sinn. Hanna war noch sehr jung, sie befand sich in der ersten Phase der Pubertät. Sie entfaltete sich in der Gegenwart eines anderen, wurde dabei immer unabhängiger, lebendiger und intelligenter. Die Beziehung zu mir wurde immer objektaler und stimmiger. Hanna erwarb am Ende der Behandlung wohl etwas von der »Fähigkeit, allein zu sein«, die Winnicott (1958) beschrieben hat. Es wurden auf diese Weise Vorbedingungen geschaffen, die das weitere Durchleben der Pubertät erleichterten. Winnicott gibt uns auch Aufschluss über die Frage, wie die enge Verzahnung von Individualitätsproblemen mit den sexuellen Konflikten zu verstehen ist:

> »Man könnte sagen, die Fähigkeit eines Menschen zum Alleinsein hänge von seiner Fähigkeit ab, mit den durch die Urszene geweckten Gefühlen fertig zu werden (…). Unter diesen Umständen allein sein zu können, setzt die Reife der erotischen Entwicklung, eine genitale Potenz oder die entsprechende weibliche Annahmebereitschaft voraus; es setzt eine Verschmelzung der aggressiven und erotischen Impulse voraus; gleichzeitig mit all diesem besteht natürlich die Fähigkeit des Individuums, sich mit beiden Eltern zu identifizieren« (Winnicott 1958, S. 39).

Andere Autoren würden hier das Erreichen der depressiven Position beschreiben (Britton 1995).

Individuation und die Auseinandersetzung mit der eigenen Geschlechtsidentität sind miteinander eng verbundene Entwicklungsprozesse. Das gilt für die Pubertät wie auch für die frühkindliche Entwicklung. Margaret Mahler und ihre Mitarbeiter (1975) zeigen mehrfach, dass Mädchen ihre eigene Penislosigkeit in der Wiederannäherungsphase wahrnehmen und dadurch erschüttert werden. Ich meine, Hanna durchlebte eine »pubertäre Wiederannäherungskrise«, die bearbeitet werden musste.

Vieles bleibt aber offen und lässt Fragen aufkommen. Warum ist es z. B. nicht gelungen, die Konflikte deutlicher in Worte zu fassen? Das Bild verrät und verdeckt zugleich. Ihm fehlt die Eindeutigkeit der Wortsprache und es bleibt der Interpretation bedürftig. So ist das Bild als Bild auch immer ein Geheimnis, eine Andeutung, oder es verweist auf etwas. Indem Hanna auf dieser Ebene der Kommunikation bleibt, stellt sie noch einmal ihr Ringen um die Bewahrung der Autonomie dar, die sie ja als so gefährdet erlebte. Hanna hat im Malen etwas zum Ausdruck gebracht und mit mir durchlebt, für das ihr die Worte fehlten. Im Laufe der Behandlung stellte sich heraus, um was es ging. Betrachtet man die Bilder im Verlauf, so wird deutlich, wie es zuerst um Trennung und Individuation geht, erst dann ist die Darstellung der Urszenenäquivalente möglich, wobei die oben beschriebenen Interaktionsmuster der Abgrenzung und Identifikation während des ganzen Prozesses für ihre Beziehung zu mir entscheidend sind.

Was nun die Urszene betrifft, so sind wir auch da auf Vermutungen angewiesen; die erschütternden Gefühle wurden in den Bildern manifest, eine Rekonstruktion im engeren psychoanalytischen Sinne ist nicht gelungen. Bei der Analyse des Wolfsmanns hat sich Freud (1918b) immer wieder gefragt, ob es sich bei dem Bericht um reale Begebenheiten oder Phantasieprodukte gehandelt hat:

> »Ich möchte selbst gerne wissen, ob die Urszene bei meinem Patienten Phantasie oder reales Erlebnis war, aber mit Rücksicht auf andere Fälle muß man sagen, es sei eigentlich nicht so sehr wichtig, dies zu entscheiden. Die Szenen von Beobachtung des elterlichen Sexualverkehrs, von Verführung in der Kindheit und von Kastrationsdrohung sind unzweifelhafter ererbter Besitz, phylogenetische Erbschaft, aber sie können ebensowohl Erwerb persönlichen Erlebens sein« (S. 131).

In jedem Fall ist auch bei Hanna die psychische Realität diejenige, die kommuniziert und analysiert wird. Über das, was sie in Wahrheit erlebt hat, wissen wir relativ wenig. Vielleicht ist das auch nicht so wichtig.

SPALTUNG UND FUSION

In den dargestellten Fällen hat die Spaltung eine wesentliche Rolle für die Abwehr von Angst gespielt, weshalb die Spaltungsprozesse und die in ihrer Folge entstehenden Fusionen noch einmal gesondert erörtert werden sollen. Der Begriff der Spaltung wurde in der Freudschen Psychoanalyse vor allem mit der »Ichspaltung« verbunden und von der Dissoziation unterschieden. Später wurde der Begriff weiter differenziert und in die verschiedenen Theorien integriert (Krejci 2011).

Grundsätzlich gehört die Spaltung als Abwehr in den Formenkreis der genetisch frühen Abwehrmechanismen wie Verleugnung, Projektion und Introjektion, während das Pendant zur Affektspaltung auf ödipalem Strukturniveau die Isolierung ist (Henningsen 1990, S. 217f.). Lorenzer und Thomä (1965) haben eine Fülle traumatischer Verläufe in den sechziger Jahren untersucht. In der Tradition der Strukturtheorie beschreibt Lorenzer ein »insulares« zwangsneurotisches Abwehrsyndrom: Die Wahrnehmung des Traumas ist erhalten geblieben, der Affekt ist verleugnet, die Energie des Affektes wird ins Unbewusste verschoben, was dem Abwehrmechanismus der Isolierung eines Zwangsneurotikers entspricht. Lorenzer betont wie später Mentzos (2010), dass die Patienten äußerst unterschiedliche neurotische Krankheitsformen aufweisen. Er betont die hohe pseudohafte Anpassung der Traumatisierten:

> »Diese ›Pseudonormalität‹ ist (…) zweifellos ein sehr problemträchtiges Pathologicum, das den flüchtigen Beobachter eben deshalb verwirrt, weil hier eine ziemlich ernste Gestörtheit von einem harmlosen Erscheinungsbild gedeckt wird. Im Verlauf unserer Erwägungen wird aber wohl klar geworden sein, daß die unbeirrbare ›Normalität‹ eben nicht Ausdruck von Stabilität, sondern von Rigidität ist, die, einem Alles-oder-nichts-Gesetz folgend, starr festgehalten wird bis zum eventuellen Zusammenbruch« (Lorenzer 1965, S. 694).

Die sich hinter der Starre verbergende Störung ist mehr als ein zwangsneurotisches Symptom. Sie wird von vielen Autoren als »Defekt« bezeichnet und in die Nähe eines abgewehrten psychotischen Prozesses gerückt, der ohne die Annahme von Spaltungsprozessen nicht zu erklären ist (Lorenzer 1965, Kardiner 1941). Dieser Defekt wurde bereits von Freud als Ichspaltung beschrieben und auf einen traumatisierenden Prozess bezogen: »Die Bedingung hiefür kann man allgemein und eher unbestimmt angeben, wenn man sagt, es geschieht unter der Einwirkung eines psychischen Traumas« (Freud 1940e, S. 59). Die synthetischen Funktionen des Ichs sind gestört. »Der Erfolg wurde erreicht auf Kosten eines Einrisses im Ich, der nie wieder verheilen, aber sich mit der Zeit vergrößern wird. Die beiden entgegengesetzten Reaktionen auf den Konflikt bleiben als Kern einer Ichspaltung bestehen« (ebd., S. 60). Freud beschreibt in erster Linie das Phänomen zweier Realitäten, die gleichzeitig im Ich repräsentiert sein können. Dass Teile des Ichs oder auch Affekte projektiv externalisiert werden und mit dem Objekt eine Verbindung eingehen können, wie es bei der konkretistischen Fusion und auch unter Borderline-Bedingungen geschieht (vgl. Mentzos 2010), hatte Freud nicht im Blick, wenngleich bei ihm die Projektion natürlich eine zentrale Rolle spielte.

Melanie Klein rückte die Spaltung ins Zentrum ihrer Entwicklungstheorie (vgl. Klein 1946, 1960) und verstand Spaltung als einen genetisch frühen und für die Entwicklung notwendigen Abwehrmechanismus, der in den Anfängen der Objektfindung entsteht und auch dafür sorgt, gute Mutter-Kind-Erfahrungen vor möglichen Angriffen zu schützen. Sie beschreibt in vielfältiger Weise die mangelhafte Integration zwischen libidinösen und destruktiven Tendenzen, die auf das gleiche Objekt – die mütterliche Brust – gerichtet sind, und meint: »Die frühen Methoden der Spaltung beeinflussen fundamental die Art, in der auf einem etwas späteren Stadium Verdrängung durchgeführt wird, und dieses wiederum bestimmt den Grad der Aufeinanderwirkung von Bewußtem und Unbewußtem« (Klein 1960, S. 151). Kernberg, der unter Heranziehung der Erkenntnisse von Edith Jacobson, Margaret Mahler, Harold Blum und anderen ein Strukturmodell entwickelt hat, in dessen Mittelpunkt die Internalisierung von Objektbeziehungen steht, kommt zu einer ähnlichen Definition von Spaltung wie Melanie Klein:

> »Die *Spaltung* (…) ist ein für die ersten Stadien der Ichentwicklung charakteristischer Mechanismus. Sie entsteht durch die natürlicherweise mangelhafte Integration der ersten Introjektionen und wird als Abwehrmechanismus benutzt, um positive Introjektionen zu schützen. (…) die Spaltung (ist) ein typischer Mechanismus des frühen Ichs (…); sie kann jedoch in pathologischer Weise auch auf höheren Ebenen der Ichorganisation bestehen bleiben« (Kernberg 1975, S. 43).

Beide Autoren heben den frühen Zeitpunkt für die Entstehung der Spaltung hervor und betonen, dass eine pathologische Genese trotz fortschreitender Reifung des

Ichs erhalten bleiben kann. Diese Beobachtung erscheint für die vorliegende Fragestellung wesentlich: M.E. liefern Klein und Kernberg mit ihrer Theorie ein Denkmodell, das die Entstehung eines psychischen Defektes durch Traumatisierung vor der genitalen Phase vorstellbar macht. Für Kernberg ist Spaltung der »Hauptabwehrmechanismus« von Borderline-Patienten (Kernberg 1975, S. 161ff.). Mentzos arbeitet Kernbergs Gedanken weiter aus, wenn er sagt:

> »Allerdings erscheint mir hier in Abänderung der Kernberg'schen Position folgende Ergänzung erforderlich: Besonders charakteristisch für das Borderline ist nicht die Spaltung schlechthin, sondern die wechselnde, die alternierende Spaltung. Bei ihr wird (…) einmal die Selbstbezogenheit, dann aber wiederum umgekehrt, die Objektbezogenheit, also der jeweilige Gegenpol abgespalten und vorübergehend nicht gesehen und nicht berücksichtigt« (Mentzos 2010, S. 169).

Dieses Alternieren dient dem Vermeiden einer »endgültigen Verschmelzung mit dem Objekt« einerseits und »der absoluten Selbstbezogenheit« mit einer vollständigen Objektlosigkeit als Folge andererseits (ebd., S. 170). In den Übertragungsprozessen schwer traumatisierter Menschen werden die Pendelbewegungen zwischen intrusiver Verschmelzung und narzisstischem Rückzug häufig aktualisiert und müssen in der Beziehung verstanden und gedeutet werden. Die Verschmelzung im Affekt enthält dabei sehr oft ein wesentliches Element des traumatischen Schmerzes.

Eine andere Perspektive, das Phänomen der Spaltung theoretisch zu erfassen, erörtert W.R. Bion (1962), wenn er die mütterliche Brust im Sinne Kleins um die Dimension der »denkenden Brust« erweitert. Dadurch gelingt es ihm, die ersten Erfahrungen des Menschen in erkenntnistheoretische Kategorien zu fassen. Die Mutter bzw. die Brust fungiert als Vermittler zwischen innerer und äußerer Realität, dient quasi der »Verdauung« oder Verarbeitung von Erfahrung, der Überbringung von Erkenntnis, des Guten und Wahren im Sinne einer neoplatonischen Auffassung, d.h. im guten Fall übernimmt die Mutter in dieser Lebensphase für das Kind die Fähigkeit Nicht-Wissen auszuhalten und kann dem Kind Geborgenheit und Urvertrauen vermitteln. Ein traumatischer oder gestörter Austausch zwischen Mutter und Kind kann jedoch im Kind zu einer einseitigen Wahrnehmung führen: Todesangst vor dem möglichen Hungertod zwingt das Kind zur Nahrungsaufnahme. Dabei entwickelt sich eine Spaltung zwischen materieller und seelischer Befriedigung, später zwischen materieller und seelischer Realität. Diese Formen der Spaltung dürften die extremsten sein, die überhaupt vorstellbar sind. »Das Bedürfnis nach

Liebe, Verständnis und seelischer Entwicklung wird nun, da es nicht befriedigt werden kann, auf eine Suche nach materiellen Annehmlichkeiten abgelenkt (…). Dieser Zustand schließt die Zerstörung seines Bemühens um Wahrheit ein« (Bion 1962, S. 56 f.).

Gravierende Suchterkrankungen, antisoziale Tendenzen und besonders schwere narzisstische Persönlichkeitsstörungen können so verstanden werden. Die Hauptschwierigkeit für einen analytischen Prozess ist wohl, dass so tief greifende Spaltungsstrukturen den seelischen Austausch mit anderen Menschen verhindern oder nur sehr eingeschränkt erlebbar machen können – alles Immaterielle erscheint lebensbedrohlich und bedeutet den Tod, nur das Materielle zählt oder umgekehrt: Nur das immateriell Gedachte zählt und alles Irdische ist nicht existent.

> »Angst, Haß und Neid werden so gefürchtet, dass Schritte unternommen werden, um die Wahrnehmung aller Gefühle zu zerstören, obwohl das nicht unterscheidbar davon ist, das Leben selbst auszulöschen. Wenn ein Sinn für die Realität, der zu gewichtig ist, um in Emotionen unterzugehen, das Kind dazu zwingt, die Nahrungsaufnahme fortzusetzen, führt Intoleranz von Neid und Hass in einer Situation, die Liebe und Dankbarkeit weckt, zu einer Spaltung, die sich von einer Spaltung unterscheidet, die durchgeführt wird, um Depression vorzubeugen. Sie unterscheidet sich von einer Spaltung, die durch sadistische Impulse erzwungen ist, und zwar dadurch, dass ihr Ziel und Effekt der ist, das Kind in die Lage zu versetzen, das zu bekommen, was man im späteren Leben materielle Annehmlichkeiten nennen würde, ohne die Existenz eines lebenden Objekts anzuerkennen, von dem diese Wohltaten abhängen« (Bion 1962, S. 56).

Bion spricht nicht explizit von »Trauma« – vielleicht, weil diese Kategorie menschlicher Erfahrung zu seiner Zeit zu sehr mit der äußeren Realität konnotiert war. Er schildert aber in dem oben aufgeführten Zitat den seelischen Zustand der *Entleerung* (vgl. Kap. 4, S. 229 ff., und auch Hirsch 2004), der einer frühkindlichen Traumatisierung folgt. Deshalb ist es hilfreich, diesen Ansatz weiter zu verfolgen und mit den Entwicklungstheorien zur frühen Kindheit zu verbinden. Der traumatische Schmerz ist mit dem Bösen im Inneren assoziiert und führt zu einem Zusammenbruch der Alpha-Funktionen, das »lebende Objekt« ist nicht präsent, Leben wird ausgelöscht, für »Liebe und Dankbarkeit« als Repräsentanten des Guten ist kein Raum.

Die in der frühen Kindheit etablierten und nicht integrierbaren, pathologischen Spaltungen machen bei traumatisierten Menschen die Grundmelodie ihres Lebens aus und führen oft zu der von Lorenzer bereits phänomenologisch beschriebenen

Starre und Ich-Einschränkung. Sie sind häufig der Grund für die Indikation einer hochfrequenten Langzeitanalyse. Nur durch die subtile und schrittweise Bearbeitung der Annäherung und Vermeidung früher Objektbeziehungen ist diesen Patienten nachhaltig zu helfen. Auch wenn die Patienten »wissen«, was mit ihnen geschehen ist, bleibt das emotionale Verstehen, das die Voraussetzung für eine Integration der abgespaltenen Affekte ist, lange aus. Erika Krejci hat in ihrem Aufsatz über die Ichspaltung die Übertragungsverhältnisse eindrücklich beschrieben:

> »Solche Patienten können die Möglichkeit der freien Assoziation in einer Art benutzen, die auf das Gegenteil einer allmählich erkennbaren Zentrierung auf bestimmte unbewusste Inhalte hinausläuft. (…) Der Patient ›weiß nicht‹ i. S. eines wirklichen Bewusstseins, dass er eher das Verstecken der eigenen – infantilen – Gefühle anstrebt als ihre Entdeckung, weil Gesehenwerden und Sich-Zeigen in einem perversen Kontext stehen. Unsichtbar zu sein schützt vor Angriffen, vor Verurteilung. Das Verbergen geschieht aber unter dem Mantel bereitwilliger Kooperation, als Unterwerfung unter das analytische Arrangement« (Krejci 2011, S. 17).

Unter Vermeidung des emotionalen Verstehens – meist wird dabei ein Schmerz in der Übertragungsbeziehung vermieden – kommt es schlimmstenfalls zu einer Pseudoanpassung an den analytischen Prozess.

Bei einer Traumatisierung wird stets das psychosomatische Simultangeschehen gestört, neurowissenschaftliche Studien belegen psychoanalytische Grundannahmen in beeindruckender Weise. So konnte van der Kolk z. B. bei einer traumatisierten Patientin mit einem bildgebenden Verfahren zeigen, wie ihre Amygdala hochaktiv war, während sie sich mit ihrem Trauma befasste, wohingegen das Brocazentrum inaktiv war. Die Patientin »hatte keine Sprache« für ihr Erleben. Dieses Experiment kann als ein Beleg für die körperlichen Korrelate einer Affektspaltung und die entstehenden Symbolisierungsstörungen gelten: Das durch die Bedrohung hervorgerufene emotionale Hyperarousal verhindert die Verbalisierung und die kognitive Vorstellung (Sachsse 2004, S. 49). Im Einzelfall gilt es, die Intensität und Chronizität solcher Spaltungsprozesse zu untersuchen und zu fragen, ob und wie sie in die Entwicklung der Persönlichkeit, der seelischen Konflikte und Fähigkeiten integriert werden oder ob sie ein eher abgekapseltes Eigenleben führen. Allan N. Schore (2007) hat neuropsychologische Erkenntnisse mit der psychoanalytischen Entwicklungslehre verbunden und gezeigt, dass ein frühkindliches Trauma zu Hypererregung und schließlich zu Dissoziationen und bleibenden Veränderungen im Gehirn führt, er spricht von der Bildung defensiver projektiver Identifizierungen, die im impliziten prozeduralen Gedächtnis gespeichert werden. Diese Strukturen entwickeln sich in der rechten Hemisphäre, die für die Verarbeitung nonverbaler Affekte und unbewusster Prozesse zuständig ist. Schores Modell fügt sich gut in die Vorstellungen über die konkretistische Fusion ein, mit der ebenfalls eine unbewusst wirksame, nicht verbalisierbare Abwehrstruktur gemeint ist, die sich auf den abgespaltenen Affekt bezieht und damit auf die neurobiologischen Grundlagen seelischer Vorgänge verweist. Ich habe diese Abwehr als einen Spezialfall projektiver Identifizierungen beschrieben.

Es ist von erheblicher Bedeutung, wann die Traumatisierung eintritt, wie massiv sie ist und wie die prätraumatische Entwicklung war (Mentzos 2010, S. 264 f.). Die vierjährige Marion war sicherlich prätraumatisch ein gesundes und sicher gebundenes Kind, der fehlende Vater wurde in dieser Familie von einem engagierten Großvater in einem guten Sinne ersetzt. Während der gesamten Behandlung sah ich eine wesentliche Aufgabe darin, Marions Gefühle zu spiegeln, um den Beginn eines pathologischen Spaltungsprozesses zu verhindern. Im Erstinterview hatte ich mich durch die Deutung der Dachschindeln als Blutflecken relativ direkt als ein Objekt angeboten, das bereit ist, mit ihr über ihre Ängste zu sprechen. Marion konnte mich in einem hilfreichen Sinne benutzen. Die Ängste und Schmerzen, die Marion erleiden musste, haben sicherlich immer wieder einen traumatisierenden Effekt gehabt und zu Hypererregung geführt. Es hat aber den Anschein – und dies haben auch spätere katamnestische Begegnungen bestätigt –, dass Marion eher keine bleibenden Dissoziationen und damit verbundenen defensiven projektiven Identifizierungen entwickelt hat. Dem konnte durch die begleitende Psychotherapie vorgebeugt werden.

Bei der fünfjährigen Monika ging es um Ähnliches. Auch sie konnte zu Beginn ihre Traurigkeit zeigen, und es war meine Aufgabe, ihre Fähigkeiten der Verarbeitung zu stärken, Ängste und Erfahrungen zu benennen, damit sie sich verstanden fühlen konnte. Ihre integrativen Fähigkeiten brachen jedoch nach der Transplantation zusammen, sie konnte dabei allerdings an eine gute Erfahrung vor dem Eingriff anknüpfen und mir ihr inneres Chaos präsentieren. Ich versuchte, die abgespaltenen Elemente zu benennen, sie fand daraufhin beim Malen der vielen Blutbilder mit immer demselben Motiv meinen Halt und konnte sich allmählich wieder fangen. Dieser Vorgang kulminierte in dem reinen Blutbild, auf das wir beide unsere Namen schreiben sollten. Deutlicher konnte die Übertragung nicht ausgedrückt werden. Die Grenzziehung, das »Einkasteln«, bedeutet dann das Heraustreten aus der Verschmelzung und das Aufrichten eigener Ich- und Körpergrenzen.

Auch bei der achtjährigen Antje galt es, sie vor zu gravierenden Affektspaltungen zu bewahren. Sie konnte ihre unbewussten Ängste in erschreckender Präzision darstellen und zeigte deutlich, dass sie Hilfe benötigte. Die Eltern benötigten mich als

Übersetzer, damit sie mit ihrem Kind über die Gefühle und Phantasien sprechen konnten, die alle bewegten, aber ohne die therapeutischen Interventionen tabuisiert worden wären. Die Sprachlosigkeit hätte Antje in eine furchtbare Einsamkeit versetzt, die vermutlich zu massiven Spaltungsprozessen geführt hätte. Die Folgen der traumatischen Ereignisse konnten sowohl bei den Kindern als auch bei den Eltern gemildert werden. Die Mütter bzw. Eltern konnten vor einem Burnout-Syndrom bewahrt werden, weil sie in der begleitenden Therapie lernten, sich aus den symbiotischen Identifizierungen phasenweise wieder herauszunehmen.

Anders war die Entwicklung bei Herrn V., der zur gleichen Zeit an Leukämie erkrankt war wie die kleine Marion. Er und seine Eltern hatten jedoch keinerlei psychotherapeutische Unterstützung erfahren. Die Eltern hatten sich auf ihre Weise sehr bemüht und ein hohes Engagement entwickelt, um ihrem Kind zu helfen. Sie konnten jedoch keinen Abstand gewinnen. Sie hatten auch keine Sprache gefunden, um mit ihrem Kind über die Sorgen und Ängste zu sprechen. Mutter und Sohn blieben in der Angst vor der Krankheit verbunden, es hatte sich ein gemeinsamer Fusionskern gebildet, von dem beide nicht lassen konnten, auch, nachdem die Krankheit überwunden war. Das Gefühl der Mutter war das Gefühl des Sohnes und umgekehrt. Erst in der Analyse konnte eine seelische Trennung zwischen Mutter und Sohn erarbeitet werden.

Bei Hanna kann man erkennen, dass es zwischen ihr und der Mutter wahrscheinlich auch einen gemeinsamen Fusionskern gab, der – vergleichbar der Entwicklung von Frau R. – der Affektregulation der depressiven Mutter diente. Die groben sexualfeindlichen Projektionen der Eltern wie auch die inzestuöse Bindung des Vaters an die Großmutter waren ein weiterer wesentlicher Faktor, der die Separation von der Mutter verhinderte und zur Entwicklung der Anorexie führte. Das Schweigen der Patientin – sie hat während der Behandlung kaum gesprochen – wie auch ihre schwere Intelligenzhemmung – sie war eine schlechte Hauptschülerin – legen den Verdacht auf autistische Phänomene (Tustin 2005) nahe. Der Verlauf der Behandlung zeigt jedoch, dass im Inneren von Hanna eine lebendige Welt bereitlag, zur Schaffung »harter autistischer Objekte« war es nicht gekommen. Warum? Ich vermute, dass sie wie meine anderen Patienten zum einen günstigere konstitutionelle Voraussetzungen aufwies, zum anderen konnten – das wird im Laufe der Analysen von Frau R. und Herrn V. mehrfach deutlich – »humanisierende Elemente in der Pflegesituation« (Tustin 2005, S. 129) die Schaffung »harter autistischer Objekte« einschränken oder verhindern, so dass es nicht zu einer autistischen Entwicklung im eigentlichen Sinn kam.

Nach meinem Verständnis zeigen Monika und Hanna, wie sie mit Hilfe eines intermediären Raumes und ihrer Kreativität ihre Fusion mit dem Objekt darstellen und später – nachdem sie genügend Spiegelung und Entkoppelung in der Übertragung erfahren haben – der Fusion ein Ende setzen konnten. Aus diesem Vorgang habe ich viel für die Behandlung meiner erwachsenen Patienten gelernt. Der Affekt, die von Subjekt und Objekt empfundene Vernichtungsangst, wurde von Monika mit den Blutbildern in eine Symbolsprache übersetzt. Bei Hanna begann die Aufgabe des narzisstischen Rückzugs nicht minder konkret über den Tastsinn (Fingerfarben). Das Berühren der Außenhaut und des Objektes mit dem Finger und den Farben war entscheidend. Es folgte eine lange Periode der Parallelität. Mit Hilfe der gleichen Themen auf getrennten Bildern übte sie sich im Trennen und Identifizieren. Die Bilder dieser Kinder könnte man als zum Symbol gewordene Fusionen und Trennungsprozesse bezeichnen. Der Affekt wurde von Subjekt und Objekt auf das Blatt projiziert und erfuhr eine Verschmelzung. Die Spaltung wurde rückläufig, weil der Affekt im Bild mit dem Inhalt verbunden und wieder in Worte gefasst werden konnte.

Ein weiterer wesentlicher Grund, weshalb die Konzepte um die autistischen Phänomene in meiner Arbeit kaum eine Rolle spielen, mag in der Natur der Sache liegen. Wenn man sich – wie ich es versuche – relativ schnell auf die traumatisierende Situation an sich konzentriert, nimmt man in der Gegenübertragung den abgespaltenen Affekt von Vernichtungsangst, Destruktion und Panik unmittelbar wahr. Es gilt dann, diesen schwer zu ertragenden Affekt anzuerkennen, ihn nicht aus dem mentalen Raum zu evakuieren. Im Analytiker entstehen Suchbewegungen, die den wahrgenommenen Affekt verorten möchten. Auf diese Weise geht er mit dem Patienten eine Verbindung ein und lässt sich im Sinne der projektiven Identifizierung involvieren. Diese Einstellung steht diametral der Funktion des »harten autistischen Objektes« entgegen, das ja den Kontakt abschneidet und als Ersatzobjekt dient. Während das autistische Objekt eher das Verschlossene kennzeichnet, so weist der abgespaltene und projizierte Affekt eher auf das Offene, er weist auf eine mögliche Kontaktstelle zum Patienten hin. Es ist durchaus möglich, dass es sich einerseits um weniger schwer gestörte Patienten handelt, zugleich ist es aber auch denkbar, dass die unterschiedlichen theoretischen Schwerpunkte zu einem unterschiedlichen Verständnis der Patienten führen und einen entsprechend anderen Zugang zu ihrer seelischen Realität ermöglichen. Sicherlich kann es hier nicht um ein »richtig« oder »falsch« gehen.

Mit dem Begriff der *konkretistischen Fusion* möchte ich eine Abwehrstruktur beschreiben, die eine spezielle Form der projektiven Identifizierung ist und über das szenische Verstehen aus der klinischen Erfahrung abgeleitet wird. Es geht um die Folgen unbewusster frühkindlicher objektloser Angst. Das Klein- bzw. Kleinstkind, das auf Selbst-Objekt-Beziehungen angewiesen ist und dessen Bedürfnisse nicht durch die Umwelt befriedigt werden, erfährt eine organismische Panik. Es reintrojiziert den nach außen gerichteten Teil der Beziehung. Beide Dimensionen: Gut – Böse und Psyche – Soma werden bzw. bleiben dabei gespalten. Die Erregung mündet in Autoerotik und dient dem Lebenserhalt. Es entwickelt sich ein Fusionskern, der die Panik bindet. Diese Fusionskerne sind hoch individuell strukturiert und behalten in der weiteren Entwicklung eine physische Basis und können nicht mentalisiert werden. Sie finden ihren Niederschlag im impliziten prozeduralen Gedächtnis (Schore 2007) und werden in Enactments, Somatisierungen und Suchttendenzen sichtbar, wie es bei Frau R. und Herrn V. deutlich wurde. In den folgenden Kapiteln werde ich bei den Falldarstellungen von Frau S. (S. 91 ff.), Frau F. (S. 107 ff.) und Frau O. (S. 187 ff.), die alle durch ein schweres *frühkindliches* Trauma belastet sind, auf diese Vorgänge noch einmal zurückkommen.

In Anlehnung an Gaddini (1998, S. 83 ff.) würde ich für diese frühen Prozesse die Wahrnehmungstätigkeit des Babys mit Imitation und Introjektion umschreiben, um die körperliche Basis der Wahrnehmung zu betonen, und vorschlagen, den Begriff der Identifizierung für jene Prozesse zu reservieren, bei denen Selbst und Objekt getrennt sind und Signalangst entwickelt werden kann. »Imitationen und Introjektionen folgen dem Lustprinzip, während Identifizierungen auf die Realität hin orientiert sind und im Lauf ihrer schrittweisen Entwicklung zur Möglichkeit einer reifen Objektbeziehung führen« (ebd., S. 84). Streng genommen müsste man dann von projektiver Introjektion sprechen (vgl. Abraham 1924, Ferenczi 1909, Abraham & Torok 1976).

Die projektive Introjektion erscheint mir als ein hilfreiches Modell, um die Wirkung traumatischer Erfahrungen auf die innere Objektwelt zu erklären. Tomas Plänkers (2008) nimmt diesen Faden auf und erfasst in seinem Konzept der »intrusiven Identifizierung« – ein von Meltzer kreierter Begriff – die Entstehung konkretistischer Fusionen aus einer anderen Perspektive (vgl. Ebrecht-Laermann 2009). Der traumatisierende Effekt besteht in der gewaltsamen Durchdringung des seelischen Raumes und der Errichtung einer Identifizierung mit dem durch das Trauma etablierten destruktiven Introjekt. Die in den Theorien von Meltzers Klaustrum (1966), von O'Shaughnessy (2007) und anderen entwickelten Überlegungen zur introjektiven Identifizierung gehen in seine Überlegungen ein. Er sieht in seinem Konstrukt ein »Brückenkonzept, das die unsinnige Polarisierung von Trauma und Konflikt aufheben kann« (Plänkers 2008, S. 42). Die von Plänkers und anderen beschriebenen Wechselwirkungen zwischen traumatisierenden und traumatisierten Objektbeziehungen einerseits und den entsprechenden Subjekterfahrungen andererseits gehen mit den von mir entwickelten Vorstellungen konform und bestätigen den Prozess der Internalisierung traumatischer Beziehungen. Ich betone allerdings mit meinen Überlegungen ein wenig mehr die Notwendigkeit, die Abwehr der Affektspaltung und die unbewussten partiellen Verschmelzungen mit den Primärobjekten zu betrachten und außerdem im Einzelfall daran zu denken, dass nicht immer alle Sektoren einer Persönlichkeitsstruktur von den Trauma-Introjekten und Abwehrkonstellationen ergriffen werden.

Die Entwicklung der Abwehrstrukturen hat stets eine individuelle Gestalt und stellt in der Übertragung eine direkte Verbindung zwischen dem Unbewussten des Patienten und dem Unbewussten des Analytikers her. Im Gegensatz zu den autistischen Phänomenen geht es bei diesen Fusionen nicht darum, menschliche Beziehungen zu unterbrechen (vgl. Tustin 1986, Rhode 2005), sondern darum, den traumatischen Zustand mit Hilfe des Objekts zu stabilisieren: Der abgespaltene Affekt bleibt quasi als Schnittmenge zweier Objekte erhalten. Intergenerationale Transmissionen können hier ihren Ausgang nehmen.

Bei Frau R. und Herrn V. wurde deutlich, wie dieser abgespaltene und mit dem Objekt fusionierte Teil als ein die Entwicklung lähmender Kitt wirkte und den Zusammenbruch im jungen Erwachsenenalter heraufbeschwor. Die Patienten konnten weder mit noch ohne ihre Mutter leben. Das Trauma der Mutter war das Trauma des Kindes und umgekehrt. In diesem Existenzmodus des Traumatisierten sieht auch Ilany Kogan eine wesentliche Dimension. In ihrem Buch »Flucht vor dem Selbstsein – Verlangen nach Einssein« (2009) schildert sie einen Patienten, dessen Bindung an die Mutter durch deren Suizid abrupt beendet wurde. Auf eindrückliche Weise wird die Begegnungsgeschichte eines extrem traumatisierten Patienten und seiner Analytikerin dargestellt, bei der sich die abgespaltenen Affekte des Patienten immer wieder mit dem Unbewussten der Analytikerin vereinen und von der Analytikerin erkannt, in die Realität gehoben und verstanden wurden. In den Zuständen der affektiven Verschmelzung gibt es keinen Übergangsraum, die Grenzen brechen ein, und es ist die Aufgabe der Analytikerin, eine triangulierende Perspektive zu fördern. Diese Kasuistik wird in Kapitel 3 über Gewalterfahrungen in der Kindheit noch eingehender erörtert (s. S. 210 ff.).

Das Konzept der konkretistischen Fusion gleicht in mancher Hinsicht dem Komplex der toten Mutter (Green 1983). Green beschreibt in seiner Arbeit die Wirkung der mütterlichen Depression auf das Kind. Die »tote Mutter« ist ihm eine Metapher, die sich in der Übertragung enthüllt. »Das Kind introjiziert diese mütterliche Imago und spaltet sie gleichzeitig ab. So kann sie weder betrauert noch begraben werden« (ebd., S. 205). Parallel zum Besetzungsabzug vom depressiven mütterlichen Objekt baut das Kind eine unbewusste *Spiegelidentifikation* mit der toten Mutter auf. »(…) diese Symmetrie in der Reaktion ist das einzige Mittel, die Wiedervereinigung mit der Mutter zu erreichen« (ebd., S. 215). Spaltung und Introjektion bzw. Identifizierung greifen ineinander, Objekt und Subjekt bleiben auf diese Weise verbunden, ohne wirklich in einen emotionalen Austausch zu gelangen.

Als ich Greens Arbeit im Zusammenhang mit meinen Überlegungen erneut las, überlegte ich, meinen Begriff zu verwerfen und meine Erfahrungen in Greens Überlegungen einzubauen, ich bemerkte aber dann, dass mir doch ein etwas anderer Blick zum Verständnis der Patienten geholfen hatte. Die Mütter meiner Patienten waren sicherlich im Kern wegen der Traumatisierungen auch depressiv, sie wehrten aber ihre eigene seelische Erschütterung aktiver ab und instrumentalisierten die Kinder in den Spaltungsvorgängen. Es wurden nicht »alle Besetzungen abrupt von ihrem Kind« abgezogen, im Gegenteil – die Kinder wurden hoch besetzt, um das Trauma abzuwehren, das Trauma wurde mit ihnen geteilt, tabuisiert und abgespalten. Auch erscheinen mir im analytischen Prozess Unterschiede zu liegen: Green schildert sehr anschaulich, wie die tote Mutter in der Übertragung langsam »aufersteht«, wie der Analytiker anfangs nicht vorhanden, »nicht ganz drinnen, nicht ganz draußen« ist. Ich fühlte mich in den Analysen meiner traumatisierten Patienten immer mit einem Teil des Selbst total »drinnen« – mit einem anderen, dem nicht traumatisierten, auf der Abwehr des Traumas beruhenden Teil war ich je nach Stand der Analyse in unterschiedlicher Intensität verbunden.

Sicherlich kann man das Konzept der *konkretistischen Fusion* als einen Spezialfall von projektiver Identifizierung betrachten. Inwieweit das Gefüge der Objektbeziehungen insgesamt von diesen Fusionen ergriffen wird, hängt vom Einzelfall ab. Deshalb kann dieses Konzept auch nicht eins zu eins in den Objektbeziehungstheorien aufgehen. Es geht um die Ausstoßung unerträglicher Affekte, die direkt – wie Intrusionen – in das Gegenüber eindringen können. Der abgespaltene Affekt kann nicht verarbeitet werden und bindet Mutter und Kind aneinander. Diese Fusion zwischen Mutter und Kind – es kann sich durchaus auf Teile der Person beziehen – kennt keinen Übergangsraum (Winnicott 1971). Häufig kommt es dabei zu transgenerationalen Identifizierungen. Der Affekt kann nicht mentalisiert werden und führt zum Agieren, zu Symptomen und dauerhaften Abwehrstrategien, die die Partner lebenslänglich aneinander binden können. Sobald dieses Band zerreißt und bewusst wird, kommen Scham und Angst vor Entleerung auf. Etwas Ähnliches beschreibt Silvia Amati (1990), wenn sie von dem »symbiotischen Band« zwischen Mutter und Kind spricht und dafür plädiert, es »nicht mit der projektiven Identifizierung gleichzusetzen, da es sich bei ihm nicht um eine von Projektion und Identifizierung gekennzeichnete Beziehung mit einem bestimmten Teil- oder Gesamtobjekt handelt, sondern um die Projizierung eines nicht objektalen ›Undifferenziertheitskernes‹ und sein Deponieren in die Außenwelt« (Amati 1990, S. 725). Die vorgebrachten Überlegungen finden bei Bohleber weitere Bestätigung: »Überwältigende Erregung und extreme Angst lassen das Selbstgefühl zusammenbrechen und bewirken eine Selbst-Objekt-Fusion als Kern traumatischer Erfahrung, die schwer wieder auflösbar ist und das eigene Identitätsgefühl nachhaltig beeinträchtigt« (Bohleber 2007, S. 311).

Die konkretistische Fusion ist nicht zu verwechseln mit der adhäsiven Identifizierung (Bick 1968, Meltzer 1975, Ogden 1989), trotz der phänomenologischen Ähnlichkeiten. Bick und Meltzer haben das Scheitern frühester Introjektionen und dessen Folgen für die Entwicklung zum Autismus beobachtet und eine Pathologie beschrieben, die zu zweidimensionalen Objektbeziehungen führt (s. a. Klüwer 2002, Nissen 2008) und keinerlei projektive Identifizierung ermöglicht. Bei der konkretistischen Fusion bleibt jedoch in der Regel eine Form der Dreidimensionalität bestehen, sie kann verschieden entwickelt sein und auch in Gestalt einer Pseudoanpassung beobachtet werden. Sie kommt vielleicht dem nahe, was Ogden als »autistic-continguous position« bezeichnet hat, ohne allerdings mit ihr identisch zu sein. Ogden sieht die »autistic-continguous position« ebenfalls als eine Abwehrstruktur, die nicht auf autistische Phänomene beschränkt ist, sondern auch bei Borderline-Strukturen und Psychosen vorkommt und der Abwehr massiver Ängste vor Desintegration und Entfremdung dient. Er sieht diese Abwehr als eine spezifische Gestaltungskraft im dialektischen Zusammenspiel zwischen depressiver und paranoider Position. Wenn diese Abwehr nicht mehr an den depressiven Modus gebunden ist, kann es zu einem psychotischen Zusammenbruch kommen. Die von Ogden beschriebenen Phänomene dienen der Symbolbildung und dem Sich-Lossagen vom Objekt.

Hier unterscheidet sich sein Anliegen von meinem: Ich möchte auf das Schicksal der durch das Trauma abgespaltenen Affekte aufmerksam machen und mit dem Begriff der konkretistischen Fusion auf eine spezifische Perspektive hinweisen, die mir für das Verständnis traumatischer Verläufe hilfreich erscheint und die mir auch ermöglicht, Chancen der Restituierung abzuschätzen, denn nicht immer sind alle Bereiche der Persönlichkeitsstruktur durch die Fusionskerne infiltriert. Der durch das Trauma abgespaltene Affekt führt zu einer Fusionsstruktur zwischen Subjekt und Objekt. Dieses »Aneinanderkleben« ist auf die nicht mentalisierbare traumatische Beziehungskonstellation bezogen, hat bei frühkindlicher Traumatisierung eine ursprünglich psychobiologische Grundlage und kann mit Hilfe der Analyse erkannt, bearbeitet und je nach Schweregrad und Verlauf der Behandlung teilweise oder weitestgehend integriert bzw. aufgelöst werden. Wenn die Fusion in der Szene verstanden oder in Träumen und Handlungen symbolisiert werden kann, eröffnen sich die ersten Schritte einer möglichen Bearbeitung.

KAPITEL 2
TRENNUNGSTRAUMATA

»DAS IST MEINE TOCHTER. PASSEN SIE GUT AUF SIE AUF!« VON OBJEKTLOSER ANGST ZU TRENNUNGSANGST

Die Säuglingsforschung hat gezeigt, wie ein unzureichendes Containment, das traumatisierend wirkt, die Entwicklung der Selbstrepräsentanzen nachhaltig behindert. Das Gesicht der Mutter spiegelt die Erfahrung des Kindes wider, ohne mit ihr identisch zu sein. Das Kind verinnerlicht diese gespiegelte Erfahrung als sekundäre Repräsentation. Bei einer gesunden Entwicklung entstehen in dem interaktionellen Gefüge von Affektmodulation und -spiegelung *Urvertrauen* und eine naive *Theorie des Mentalen,* die es dem Kind ermöglichen, Aktionen aus der Umwelt zu antizipieren und entsprechende Reaktionen einzuleiten. Die Spiegelaktivität der Mutter kommt im gelungenen Fall einem guten Containment gleich und fördert die solide Internalisierung des Objekts. Im pathologischen Fall kommt es zu Verzerrungen, wenn die Mutter z. B. ihre eigenen Ängste nicht halten kann und in das Kind projiziert, anstatt die Ängste des Kindes aufzunehmen und zu verarbeiten. Auch wenn sie die Ängste nur abbildet, gibt sie sie dem Kind unverdaut zurück. Das Kind bleibt allein und kann die notwendigen inneren Repräsentanzen nur ungenügend aufbauen, der Keim für die Entwicklung pathologischer Fusionen und Symbolisierungsstörungen ist damit gelegt.

Eine Objektspaltung entsteht, wenn die dem Objekt zugeschriebenen Erwartungen nicht eintreten und die Integration des Wahrgenommenen zusammenbricht (Bion 1962, Kap. 5; Fonagy & Target 2002, Fonagy et al. 2004). Babys und Kleinkinder mit Bindungsstörungen neigen schon in sehr frühem Alter dazu, die Mutter mit ihrer potentiellen Spiegelfunktion zu vermeiden und sich auf sich selbst zu beziehen, um den schmerzhaften Mangel nicht zu spüren (vgl. Fonagy & Target 2002). Sie schaffen sich auf diese Weise eine negative Halluzination und können autistische Züge und/oder auch eine Suchtstruktur entwickeln (Bion 1962, Gaddini 1998). Im vorliegenden Fall werde ich zu zeigen versuchen, wie die Patientin zu Beginn der Analyse *eine Fusion mit sich selbst* (mit einem Teilselbst) einging und sich auf diese Weise einen Ersatz für die fehlende Spiegelung schuf.

Diese Fusion ist anders zu verstehen als die anderer früh traumatisierter Patienten, bei denen eine lebensbedrohliche Krankheit (sei es der Mutter oder des Kindes) im Zentrum der Traumatisierung steht (Henningsen 2002, 2008; s.a. Kap. 1 in diesem Buch). Die Mütter dieser Patienten werden von den Affekten der Kinder bzw. von den Affekten der eigenen Depression überwältigt und können deshalb nicht spiegeln. Die Kinder »folgen der Mutter in die Depression« (Anna Freud zit. n. Spitz 1965, S. 276), es entsteht ein Fusionskern, der der Abwehr dient und die weitere Entwicklung partiell blockiert. Das Gefühl des Kindes bleibt mit dem Gefühl der Mutter identisch, und es kann keine Entkoppelung entstehen. André Green hat in seiner Arbeit über die »Tote Mutter« diese Prozesse konzeptualisiert (Green 1983).

Auf eine weitere Dimension der Verschmelzung im Affekt weist Kernberg (1997) hin, wenn er zwischen Zuständen mit niedriger Affektintensität (low-level affect state) und solchen mit hoher Affektintensität (peak-affect states) unterscheidet. Erfahrungen mit niedriger Affektintensität in der symbiotischen Phase ermöglichen es dem Kind, Ich-Funktionen und sekundärprozesshaftes Denken zu entwickeln. Die mit starken Affekten verbundenen Erfahrungen fördern die Internalisierung primitiver Objektbeziehungen, die sich in »nur-guten« oder »nur-schlechten« Erinnerungsspuren niederschlagen. Wenn Selbst und Objekt noch nicht voneinander getrennt sind, entstehen Strukturen, in deren Kern Selbst-Objekt-Fusionen erhalten bleiben. »Miteinander verschmolzene, undifferenzierte oder verdichtete nur-gute Selbst- und Objektrepräsentanzen werden gesondert von gleichermaßen verschmolzenen, undifferenzierten oder verdichteten nur-bösen Selbst- und Objektrepräsentanzen aufgebaut« (Kernberg 1997, S. 26).

Ausgehend von der Szene, die sich im Erstgespräch und in der Initialphase der Analysen bot, bin ich bei meinen früh traumatisierten Patienten einer Abwehrstruktur begegnet, die auf das frühkindliche Trauma zurückzuführen war und – was den traumatischen Bereich der Psyche betrifft – weder symbolisiert noch mentalisiert werden konnte. Die Entwicklung sekundärer Repräsentanzen wurde in diesem Selbst-Kern verhindert. Das eingekapselte Trauma wird in der Übertragung in abgespaltener Form durch Agieren und Mitagieren (Klüwer 1983, 1995) manifest und muss im Laufe der Behandlung integriert werden. Die Gestalt einer solchen Struktur entwickelt sich höchst individuell und steht in einem verstehbaren Zusammenhang mit der *Art* und *Intensität* des Traumas sowie der *Entwicklung* der Patientin (Greenacre 1967, Henningsen 2002 a, 2003, 2008).

Die sich entwickelnden Abwehrstrukturen, die ich *konkretistische Fusionen* nenne, haben eine individuelle Gestalt und stellen in der Übertragung eine direkte Verbindung zwischen dem Unbewussten des Patienten und dem Unbewussten des Analytikers her. Frau S. erlitt ihre Traumatisierung so früh, dass sie zur Abwehr einer objektlosen Angst den »ernährenden Kontakt mit sich selbst« (Gaddini 1998, S. 207 ff.) als Fusionskern entwickelte, der ihr später immer wieder eine Rückzugsmöglichkeit bot. Sie entwickelte teilweise *eine Fusion mit sich selbst,* um sich *autoerotisch* am Leben zu erhalten. Sie versuchte einer Vernichtungsangst zu entgehen, die nicht symbolisiert werden konnte.

Frau S.

Frau S. (Henningsen 2005b, 2011a, b, Thomä 2011) ist eine hübsche, sportliche Frau Anfang 30. Trotz ihrer dunklen Augen hatte sie im Erstgespräch einen ausdruckslosen, verlorenen Blick und konnte mich nicht anschauen. Sie suchte mich wegen schwerer depressiver Verstimmungen, Bulimie, völliger Orientierungslosigkeit und diverser psychosomatischer Beschwerden auf. Ihr Mann hatte eine neue Beziehung begonnen und war nicht bereit zu ihr zurückzukehren. Er bestand darauf, das gemeinsame Kind bei sich zu behalten, weil er meinte, sie sei als Mutter ungeeignet. »Ohne meine Tochter, kann ich aber nicht leben, das schaffe ich nicht.« Sie war arbeitslos und lebte in ungeklärten Wohnverhältnissen. »Mir ist der Boden unter den Füßen weggezogen worden, die Welt fängt an zu schwanken.« Frau S. hatte eine neue Liebesbeziehung begonnen, die aber auch konflikthaft war und bald zerbrach. Bei einem Bagatellunfall hatte sie kürzlich Fahrerflucht begangen. »Ich habe es nicht ausgehalten und bin einfach abgehauen.« Sie war bis vor dem Zusammenbruch eine beruflich erfolgreiche im Management tätige Akademikerin in Westdeutschland gewesen.

Biographie

Die Eltern von Frau S. waren zu ihrer Geburt noch sehr jung und gaben die Patientin im Alter von sechs Wochen in eine Wochenkrippe der DDR. Frau S. ist nicht gestillt worden. Das erste Foto, das es von ihr gibt, ist ein Zeitungsausschnitt, in dem sie als Baby mit einer Betreuungsperson aus der Krippe abgebildet ist. Die Eltern teilten die in dem Zeitungsartikel erklärte Überzeugung, dass die Wochenkrippe eine für das Wohl des Kindes optimale Errungenschaft des Sozialismus sei, obwohl sie nie in der SED waren und ein kritisches Verhältnis zum Regime hatten. Über das Leben von Frau S. in der Krippe ist wenig bekannt. Es wird nur berichtet, dass die Eltern eine Umstellung in der Krippe nicht bemerkt hatten: Als die Krippe nicht mehr am Samstag, sondern schon am Freitagabend schloss, wurde sie nicht abgeholt, eine Pflegerin habe sie mit zu sich nach Hause genommen. Frau S. habe immer geschrien, wenn sie am Montag wieder in die Krippe gebracht wurde, kann sich aber an diese Zeit nicht erinnern. Ab dem dritten Lebensjahr war sie im Kindergarten, auch da habe sie sich nicht wohl gefühlt und viel geweint.

Als Schülerin übernahm Frau S. Führungspositionen bei den jungen Pionieren und galt allen als ein guter Kamerad. »Ich bin ein richtiges Kollektivkind«, sagte sie später in der Analyse. In der Adoleszenz entwickelte sie eine Anorexie-Bulimie-Problematik, die sie allerdings erfolgreich vor den Eltern und ihrem späteren Mann verheimlichen konnte.

Die Mutter der Patientin hatte ihre Mutter bei der Geburt durch Kindbettfieber verloren, der Vater war im Krieg gefallen, sie wuchs in einer lieblosen Atmosphäre bei der Großmutter auf. Der Vater der Patientin hat seinen Vater im Alter von sieben Jahren erstmals gesehen, als dieser schwer verletzt aus dem Krieg heimkehrte. Er starb nach kurzer Zeit. Beide Eltern müssen als traumatisiert bezeichnet werden, konnten sie doch selbst keine Identifizierungen an ihren realen Eltern entwickeln, allenfalls die, von den Eltern allein gelassen worden zu sein. Dem verleugneten Mangel entsprechend haben sie zum eigenen Kind keine inneren emotionalen Bindungen aufbauen können, die Halt und Struktur gegeben hätten. Die Bedeutung der Trennungsangst konnten sie nicht fühlen.

Etablieren der konkretistischen Fusion in der Übertragung

Als ich die Patientin zum Erstgespräch sah, dachte ich daran, sie bei der Bewältigung ihrer chaotischen Lebenssituation zu unterstützen, eine Analyse hielt ich für ausgeschlossen. Schon bevor ich die Patientin kennengelernt hatte, war mir ein Fehler unterlaufen, ich hatte mich im Termin geirrt und sie zur ersten Stunde versetzt. Frau S. war davon – im Gegensatz zu mir – kaum erschüttert, denn »so ist das immer mit mir«. Nachdem ich mein Versagen gemerkt hatte, rief ich sie an, um mich zu entschuldigen, sie freute sich darüber sehr, denn so eine Reaktion sei ihr noch nie widerfahren. Es kann nicht ausgeschlossen werden, dass ich mit meinem Unbewussten auf das Telefonat mit Frau S. reagiert habe und ihre Nicht-Verbindung zu den Menschen bereits im Erstkontakt – ohne Kenntnis ihrer Biografie – inszenierte. Ich hatte das Gefühl, eine solche Schuld auf mich geladen zu haben, die eine gute Zukunft für die Patientin bei mir bereits unmöglich gemacht hatte, bevor die Behandlung begann.

Ich bot ihr vorerst eine einstündige Kurzzeittherapie an, um mit ihr ihre gegenwärtigen chaotischen Lebensbedingungen zu klären. In dieser Zeit konnte ich ihre Verlorenheit in der Gegenwart benennen und spiegeln. Wenn die Patientin ihre Verfassung mit den Worten umschrieb: »Ich habe keine Struktur« oder »ich fühle mich mit mir nicht verbunden«, so begann sie eine – wenn auch kognitive – Vorstellung über die Folgen ihrer frühen Traumatisierungen zu gewinnen, die wahrscheinlich in ihrer Kindheit durch die Struktur gebende äußere DDR-Realität teilweise kompensiert werden konnte. Ich konfrontierte sie oft mit ihrer Haltung, alles in Belanglosigkeiten versanden zu lassen.

Einmal hatte sie nach einer Sitzung ein Glas Marmelade bei mir im Flur stehen gelassen. Ich entdeckte es am Ende des Tages und war auf diese Weise gezwungen zu rätseln, wer von meinen Patienten mir dieses Geschenk gemacht haben könnte. Frau S. berichtete später, dass ihr »zufällig die Idee kam«, nachdem sie mich verlassen hatte und die Treppe ins Erdgeschoss herunterging. Sie hatte die Marmelade ganz beiläufig bei mir abgestellt. Sie hatte keine Vorstellung darüber, dass es sich um ein intentionales Verhalten handeln könnte, das etwas mit ihrer Beziehung zu mir zu tun hat. Bei dem Versuch, das Marmeladenglas mit einem Patienten in Verbindung zu bringen, spürte ich einen enormen Druck: Sollte ich doch genau erkennen, wie sie sich von meinen anderen Patienten (den Krippenkindern) unterschied, und wie sie bei mir eine unübersehbare Spur hinterließ. Frau S. hatte die Marmelade bei mir am Eingang so abgegeben, wie *sie* vermutlich früher in der Krippe abgegeben wurde. Für sie war es eine unbezogene Handlung, ich war in höchster Anspannung, meine Gegenübertragungsgefühle ließen mich vermuten, dass sie diejenige war, die mich in eine sorgenvolle Verunsicherung trieb.

Mir gegenüber sitzend, rieb sie sich gelegentlich selbstquälerisch die Augen – ich sah nur den blutunterlaufenen weißen Augapfel – es musste ihr sehr weh tun. Ich konnte es nicht mit ansehen und habe ihr das mitgeteilt. Mit dieser Symptomhandlung fügte sie sich Schmerzen zu, um sich zu fühlen. Vor mir tauchten Bilder aus dem sog. »Wacklerzimmer« aus der Kinderpoliklinik auf, in der ich früher gearbeitet habe. Mir kamen die Arbeiten von René Spitz, vor allem die Kinder mit Koprophagie in Erinnerung (1965). Diese Kinder hatten es aufgegeben, von der Umwelt eine Spiegelung zu erwarten. Die Kotkügelchen hatten die Kinder selbst produziert und sie dienten autoerotischer Stimulierung. Oft fühlte ich mich dazu veranlasst, ihr scheinbar affektloses Handeln durch eine engagierte und emotionale Haltung zu spiegeln, erst durch meine Betonung konnte sie sich eine – wenn auch nur kognitive – Vorstellung von dem Geschehen bilden.

Frau S. handelte ohne affektive Beteiligung, ihre Gefühle waren »ausgeklinkt«, wie sie später diese Spaltungen beschreiben sollte. Zwei Zustände schienen sich abzuwechseln: belebt und unbelebt oder konkret verbunden versus getrennt sein. In den belebten Interaktionen war ich der Träger ihrer Affekte, die ich zu spiegeln versuchte, sie erlebte mich dann als reales Objekt. In den unbelebten Zuständen waren wir getrennt, ich konnte sie verwechseln wie bei der Terminabsprache, sie deponierte sich als Marmeladenglas.

In dem Jahr der einstündigen Behandlung hatte Frau S. mich zum idealisierten narzisstischen Objekt erkoren und konnte mich von ihrem Wunsch nach einer Analyse überzeugen.

Nach der Sommerpause erschien sie zur ersten verabredeten Stunde mit der Erwartung, ich würde sie jetzt sicherlich doch nicht nehmen, denn sie sei schwanger. Ich sagte ihr daraufhin: »Wir haben eine Analyse verabredet, und ich denke, sie hat auch schon begonnen. Vielleicht können Sie nur im Doppelpack zu mir kommen: Sie kommen zu mir und haben zugleich immer noch etwas von sich selbst in sich, was Ihnen nicht verloren geht.« Mit der Schwangerschaft hatte Frau S. eine konkretistische Fusion inszeniert, die sie vor einem Getrenntsein schützte, zugleich hatte sie erneut das Getrenntsein zwischen uns anvisiert.

Frau S. war sichtlich erleichtert, dass ich mit ihr die Analyse begann, wie wir es verabredet hatten. Zugleich war es aber sehr schwer, mit ihr in Kontakt zu treten. Sie konnte sich nicht vorstellen, dass sie in mir präsent ist, dass ich mir von ihr ein Bild mache, mich in sie einfühle. Meine Bemerkungen empfand sie so, als wollte ich sie auf eine höhnische oder zynische Art kritisieren. Als sie einmal von einem wachsenden Ungetüm träumte und ich diesen Traum mit ihren Ängsten, kein gesundes Kind zu bekommen, in Verbindung brachte, warf sie mir vor, ich würde sie verunsichern, ihr unnötig Sorge bereiten. Sie konnte ihre Träume nicht als einen Beitrag erkennen, der dem Verständnis ihrer inneren Vorgänge diente. Vielmehr projizierte sie den negativen Affekt, die Bedrohung ganz konkret auf mich, als hätte ich den Traum geschaffen. Meine Einfühlung wurde für sie eine Bedrohung, sobald sie mich als etwas von ihr Getrenntes wahrnahm. Als sie z. B. bei der weiteren Bearbeitung des Traumes merkte, dass sie sich von mir gehalten fühlte, kommentierte sie: »Ha, jetzt haben Sie mich erwischt.« Diese Abläufe traten in den ersten Jahren immer wieder auf, und wir konnten Parallelen zu ihrer Bulimie-Symptomatik – die bald verschwand – und zu ihrem Aufenthalt in der Krippe ziehen.

Mein empathisches Eindringen in sie konnten wir mit der Nahrungsaufnahme vergleichen: Sie musste mich quasi ausspucken wie das Essen, wenn ihr Rückzug in Gefahr war, wenn die *konkretistische Fusion* zwischen uns nicht so funktionierte, wie es ihren unbewussten Phantasien entsprach. Wahrscheinlich hatte sie sich innerlich immer wieder zurückgezogen, um den Schmerz von Trennung, Anonymität und Fremdheit möglichst nicht zu fühlen. Mit autoerotischer Stimulierung, Verleugnung von Trennung konnte sie ein relatives Gleichgewicht aufrechterhalten. Wenn ich aber durch meine Einfühlung in sie einzudringen versuchte, wurde dieser narzisstische Rückzug zerstört. Sie wollte sich »an mich anbinden«, dann könne sie mich eher an sich heranlassen, denn dann ginge ich ihr ja nicht mehr verloren. »Sie wären dann mit mir durch eine Nabelschnur verbunden wie das Kind, das in Ihnen wächst.« Dass ihr Mann oder ich eine Vorstellung in unserem Inneren von ihr haben könnten, schien ihr ein unmöglicher Gedanke zu sein. So wenig, wie sie früher bei der Mutter präsent war, konnte sie sich vorstellen, in mir präsent zu sein oder aber selbst eine innere Repräsentanz vom anderen aufzubauen. In meiner Gegenübertragung spiegelten sich diese Zustände in quälender Müdigkeit, Unaufmerksamkeit und Schuldgefühlen. Wenn ich diese depressiven Gefühle in mir spürte, tauchten in mir Fotos aus Wochenkrippen auf, die ich in Zeitschriften gesehen hatte, oder ich sah vor meinem inneren Auge ein Kleinkind, das in einem Krankenhaus in einer Ecke zusammengekauert saß. Diese Bilder hielten mich wach und ermöglichten mir, die Patientin beim Zuhören nicht zu verlassen.

Für Frau S. war das einzig Konkrete in ihrem Inneren das werdende Kind. Und wenn ihr Mann weg war, hatte sie mit dem Kind etwas ganz Konkretes von ihm in sich. Aber was hatte sie von mir, wenn sie mich verließ? Mit jedem Stundenende wurde die Analyse als »sinnlos« in Frage gestellt.

Allmählich begann die Patientin zu spüren, dass sie trotz des realen Stundenendes und der Wochenendunterbrechung eine *Gefühlsbindung* zu mir hatte, denn ihre Gedanken und Vorstellungen gingen weiter. Sie berichtete, wie sie Dinge verlor. Ich konnte ihr zeigen, dass sie die Dinge so behandelte, wie sie selbst behandelt wurde: Sie war das verlorene Kind, sie war diejenige, die zu spät kam und für die sich niemand interessierte … Aber da war die Psychoanalyse eine Ausnahme! Zu mir kam sie nie zu spät, trotz einer langen Anfahrt. Sie begann auf rudimentäre Weise mich als Gegenüber zu entdecken. In ihrem Leib spürte sie die ersten Kindsbewegungen, auch ihr Baby begann eine eigene Dynamik zu entwickeln. Frau S. spürte in der Abhängigkeit zu mir eine erste Sicherheit und fühlte sich auf diese Weise freier als früher, wie sie sagte. Neben der symbiotischen Übertragung zu mir lief eine Art Parallelsymbiose zuerst mit dem ungeborenen, dann mit dem geborenen Kind.

Frau S. brachte eine gesunde Jenny zur Welt und setzte relativ schnell die Analyse fort. Sie hatte ihre Arbeit aufgegeben, um sich voll und ganz ihrer Tochter zu widmen, und war entschlossen, diesem Kind etwas zu geben, das sie ihrem älteren Kind nicht gegeben und das sie auch selbst nicht erlebt hatte. Die Patientin konnte Zug um Zug die vielen kleinen Nuancen von Trennung und Übereinstimmung, von zerstörerischen Phantasien und liebevoller Zuwendung, von Panik und Beruhigung erkennen. Viele Stunden verliefen, als würden wir in gemeinsamer Arbeit die Entwicklung des Menschen – »Vom Säugling zum Kleinkind« – neu entdecken. Die Tochter entwickelte sich prächtig, Frau S. durchlebte und bearbeitete viele ihrer eigenen traumatischen Erfahrungen in Identifizierung mit der Tochter. Frau S.

hatte dabei allerdings mit ihrem Neid gegenüber der Tochter zu kämpfen, konnte diese sich doch viel leichter von der Mutter trennen als sie sich von ihr oder von mir. Sie spürte auch mir gegenüber Neid, denn ich sei in meiner frühen Kindheit sicherlich nicht so beschädigt worden und könne wohl deshalb mit Ruhe und Zuversicht zuschauen, wie sie sich plagte. Dieser Neid war ein wesentlicher Motor für das Agieren gewesen:

Pläne, wieder ins Berufsleben einzutreten, wurden in einer Weise agiert, dass sie den Fortgang der Analyse gefährdeten. So schlug Frau S. z. B. vor, sofort auf zwei Stunden zu reduzieren, ohne einen Trauer- oder Abschiedsprozess vorzuschalten, obwohl die Zeit dazu vorhanden war. Ich insistierte, wir sollten die Zeit nutzen, um zu erfahren, was es bedeutet, wenn sie weniger käme. Es ging um die Frage, ob es Frau S. gelingen würde, diese wahrscheinlich notwendige Veränderung, die auch etwas mit Trennung zu tun hatte, in der seelischen Realität zuzulassen und zu symbolisieren. »Frau Henningsen, das kann ich nicht, und das werde ich auch nie lernen.« – »Sie würden eine wichtige Chance Ihrer Analyse versäumen, wenn Sie das vermeiden.« Kurz darauf ging sie einer spontanen Regung nach und ließ sich noch schnell zwei Weisheitszähne ziehen. Sie müssten sowieso herausgenommen werden, und jetzt habe sie doch Zeit. Ich kommentierte: »Bald haben Sie nur noch zwei von vier Stunden, aber schon jetzt haben Sie nur noch zwei von vier Weisheitszähnen.« Sie litt nach der Operation ungewöhnlich lange unter Schmerzen, obwohl ein Kontrollbesuch beim Arzt gezeigt hatte, dass alles in Ordnung war. Frau S. musste sich einen konkreten körperlichen Schmerz schaffen, um den seelischen Trennungsschmerz wegen der zwei fehlenden Stunden antizipieren zu können. Sie fand nun eine Möglichkeit, vorübergehend drei Stunden zu kommen.

Oft fragte sie sich, wie es ihrer Mutter überhaupt möglich gewesen war, sie so früh wegzugeben. »Wahrscheinlich hat Ihre Mutter nicht *fühlen* können, was es bedeutet, eine Mutter zu haben, weil sie selbst nie eine Mutter hatte.« Die Patientin entwickelte sehr viel Wut auf ihre Eltern und entdeckte auch die emotionale Dimension des tragischen Schicksals der Mutter. Sie brachte ein Foto von sich und der Mutter mit, auf dem sie ca. sechs Jahre alt war. Ich sagte ihr meinen Eindruck: »Sie sind beide sehr schön auf dem Bild, es wirkt auf mich, als sei da ein großes Mädchen mit seiner kleinen Schwester abgebildet.« Es waren weitere Inszenierungen notwendig, damit Frau S. damit beginnen konnte, aus der Fusion in der Übertragung herauszutreten.

Beginnende Symbolisierung von Hass und Destruktion

Beim Verabschieden bekam ich nun regelmäßig einen Stromschlag, manchmal war er von einem lauten Knistern begleitet, oft war es schmerzhaft. Ich griff das Phänomen gelegentlich auf und stellte einen Bezug zu unserer Beziehung her. Dieser Spuk verschwand nach folgendem Traum:

> Ich liege in einem Krankenhaus. John hat mich dort hingebracht und hat dann gesagt: »Du musst das jetzt alleine machen.« Ich sollte operiert werden. Ich bekam eine Narkose, ich konnte nicht mehr sprechen, dann hat eine Frau, das war eine Ärztin, hier aufgeschnitten *(zeigt auf den Hals).* Sie hat mir die Speiseröhre aufgeschnitten. Es sollte mit einem Brei die Speiseröhre gespült werden. Ich habe dann noch gefragt, ob das notwendig sei. Daraufhin hat eine andere Frau noch dasselbe gefragt, die hat dann gesagt: »Das hat doch einen psychosomatischen Kontext, warum lässt du das zu? Du weißt doch, dass das einen seelischen Kontext hat. Was hätte da alles passieren können.«

Frau S. konnte in diesem Traum die drohende Trennung von mir darstellen. Fast beiläufig löst sich die Sprachlosigkeit in dem Traum auf: »… ich konnte nicht mehr sprechen … ich habe dann noch gefragt.« Zugleich wurde in ihren Einfällen deutlich, wie schwer es ist, mich als böse oder verfolgende Mutter zu sehen. Sie betonte, als müsse sie das Gute in unserer Beziehung beschwören, dass ich nicht diejenige bin, die ihr den Hals aufschneidet etc. Aber sie kam nicht umhin, sich mit diesen destruktiven Introjektionen zu befassen.

> In der letzten Stunde vor den Sommerferien sagte sie: »Ich habe solche Wut, ich könnte Ihr Haus zerlegen. Sie glauben nicht, welche Kräfte in mir frei werden können … (nach einer Pause) … haben Sie gar keine Angst?« Blitzartig kam mir das Bild einer alten Frau, die ich vor einigen Jahren im Todeskampf erlebt und beim Sterben begleitet hatte. Ich war damals überrascht und erschrocken, wie viel Kraft ein alter, zierlicher und kranker Mensch entwickeln kann. Die Patientin hatte in mir Angst ausgelöst. War es ihre Angst, war es meine Angst? Ich wollte die Patientin halten, damit sie die Ferien gut übersteht, und sagte: »Sie spüren eine ungeheure Wut auf mich, weil wir heute die letzte Stunde vor den Ferien haben, ich verlasse Sie, das löst in Ihnen eine organismische Panik aus, eine Körperspannung, die explodieren könnte. Wahrscheinlich haben Sie eine solche Panik als Baby gespürt, als Sie in die Krippe gegeben wurden. Sie konnten keine Beruhigung erfahren.«

Frau S. hatte die Ferien gut überstanden. Ein Traum, in dem sie mein Haus verteidigte und von einer lesbischen Frau verfolgt wurde, half ihr dabei. Sie konnte nach einigen Wochen wieder vierstündig kommen. Die Übertragungsbeziehung vertiefte sich und die Stromschläge kehrten zurück. Ich war die sadistische Chirurgin und zog Parallelen zu ihrer Traumatisierung. Mir fiel es schwer, mich als Auslöser für so viel Aggressivität zu denken.

Als die Stromschläge nun bei vierstündigem Setting wieder auftauchten – sie blieben uns im kommenden Dreivierteljahr ein ständiger Begleiter – spürte ich Angst und Beunruhigung. Ich entwickelte Phantasien über neurophysiologische Prozesse und fragte mich, ob ihre frühkindliche Traumatisierung vielleicht nun durch diese Körperspannung manifest wurde, ob hier ein Körpergedächtnis am Werke sei, dem wir bei jeder Trennung ausgeliefert sind. Nach einer Rückfrage bei einem Dermatologen kam ich zu dem Schluss, dass wir beide einem elektrophysikalischen Phänomen ausgeliefert waren, das nicht vollständig erklärt werden konnte, das aber eine Funktion in unserer Beziehung gewann. Ich dachte daran, ihr nicht mehr die Hand zu reichen. Dieser Gedanke ließ mich aber zugleich an eine Gefahr denken: Wenn ich ihr zum Abschied nicht die Hand gäbe, käme das einer Retraumatisierung gleich, ich würde mich der direkten Verbindung zu ihr entziehen und ihr signalisieren: »Du bist so gefährlich, ich fasse dich genauso wenig an, wie deine Mutter dich anfasste.« Die Haut als hervorragender Leiter stellte die Verbindung zwischen uns her. Nach jeder Stunde wurden wir – aus welchen Gründen auch immer – wie durch einen Weckreiz wachgerüttelt, tauschten intensive Körperspannungen aus, um aus der Fusion herauszutreten.

Das »Nicht-Fühlen« als Trauma und Abwehr

Das »Nicht-Fühlen« schien das eigentliche Trauma zu sein. Nachdem Frau S. eines Nachts nicht schlafen konnte und beim Anblick ihrer Katze dachte: »Die ist auch irgendwie verrückt«, hatte sie etwas geträumt, das mit uns zu tun hatte, wie sie meinte:

> Ein Kunde kommt zu mir ins Büro, der krabbelt auf dem Boden herum und sucht was. Ich denke, der ist aber verrückt. Dann sitzt da die Katze, der Mann zieht einen Colt raus und erschießt die Katze.
> Dieser Traum sollte uns in der Folgezeit lange beschäftigen. Vorerst einige Assoziationen der Patientin: »Ich stelle mir vor, alles ist verpackt, und es schießt dann aus mir raus, so wie die Sache mit dem Zahn. Ich hätte das doch wissen müssen, dass ich hier gar nicht aufhören kann, aber nein, ich muss das erst probieren. Wenn ich hier rausgehe, bin ich wieder gezwungen mich zu fassen, das

hat auch sein Gutes. Es ist da etwas in einem, was dann herauskommt. Wenn ich mir vorstelle, was ich für ein Potential habe, nicht nur, um Ihr Haus zu zertrümmern, ich spüre das. Das ist doch psychotisch. Dieses kleine Tier in einem, wenn das die Macht über einen ergreift, wenn das siegen würde, wäre ich nicht lebensfähig.« Ich: »Deshalb muss es getötet werden.« *(sie redet weiter)* – Patientin: »Ich gerate in Spannung, wenn ich das Gefühl habe, es kommt so angekrochen. Was mir dann hilft, ist, dass ich mir dann sage, was Sie manchmal sagen: Es hat Zeit.«

Die Beziehung zu ihrem ersten Kind gehöre dazu, wie sie meint: »Einerseits lief alles perfekt, und dann aber *dieses Nicht-Fühlen*. Das macht mir Angst.« – Sie setzt sich mit ihren Ängsten, Spaltungsvorgängen und den Wiederholungen des »Nicht-Fühlens« auseinander und meint: »Aber ich bin offener geworden, streite mich auch mit Ihnen. Ich will das, was ich hab, nicht zerstören. Beim Abschied kommt so viel Wut hoch, so viel Zerstörung, das ist ganz schwer, da einen Mittelweg zu finden. Beim Verabschieden von Ihnen ist immer diese Spannung zwischen Wut und Liebe.« – Ich kommentiere: »Wo Spannung ist, da fließt auch Strom.« Sie: »Einerseits schaue ich Sie gerne an, das ist das Positive, aber ich muss gehen, und das ist das Negative. Das ist zweipolig besetzt. Aber es explodiert ja zwischen uns. In der Stunde kann ich nie so eine Zerstörung gegen Sie fühlen, das kommt mir nicht in den Sinn, ich kann das nicht.«

Das Erlebnis mit der Katze in der Nacht zeigt, wie die Patientin ihre psychotischen Ängste in die Katze projiziert und wie sie ahnt, dass diese Projektionen auch zwischen uns laufen können. Im Traum wird diese affektive Bewegung verifiziert: Wenn sie mit ihren traumatischen Anteilen zu mir kommt, als krabbelndes Kind (= Zeit in der Wochenkrippe), schießt aus ihr etwas Gefährliches heraus, sie ist fähig, den Colt zu ziehen, die Katze repräsentiert das Unheimliche in ihr, das sich zwischen uns bemerkbar macht, ich denke (wie sie im Traum) »die ist aber verrückt«, sie zieht den Revolver und erschießt das Tier. Umgekehrt kann auch ich zu einem mörderischen Objekt werden.

Frau S. befasst sich mit dem Verrücktsein: »Alles ist verpackt und schießt dann aus mir raus«. – Sie spürt, wie ihre Abwehr brüchig ist, aber vielleicht beschreibt sie auch etwas, das mit dem Aufbrechen eingekapselter Traumatisierungen bzw. psychotischer Ängste zu tun hat. Sie führt ihre Somatisierungen als Beispiel an: die Schmerzen nach der Zahnoperation, die nach Deutung ihrer Trennungsangst und Wut auf mich verschwanden. Sie beschreibt erneut ihr Aggressionspotential und erinnert mich: Sie könnte mein Haus (= mich als primäres Objekt) zertrümmern.

Mit dem Satz »Das ist doch psychotisch« gewinnt Frau S. Distanz und beschreibt dann das (psychotische) Tier in sich. Sie ist damit intensiv beschäftigt, überhört nach meinem Eindruck meine Deutung, die sich auf den Traum und den Mord an der Katze bezieht. Mit dem Satz »Es hat Zeit«, zeigt sie mir, dass sie etwas von mir in sich trägt, mit dem sie sich beruhigen kann. In diesem Moment spürte ich beim Zuhören in mir Entspannung.

Frau S. erkennt nun etwas Zentrales: »Das Nicht-Fühlen macht mir Angst.« Nicht-Fühlen heißt verrückt sein, von der Mutter nicht emotional besetzt werden – eine Erfahrung, die ihre Mutter, sie selbst und auch ihre ältere Tochter machten.

Beginnende Objektfindung

Bevor ich einen Ausblick auf den weiteren Verlauf gebe, möchte ich die beiden Träume miteinander vergleichen und ihre Bedeutung für den analytischen Prozess reflektieren. Bei dem Operations-Traum wird das Trennungstrauma als ein sadistischer körperlicher Angriff dargestellt. Es geht um die Speiseröhre, das Verbindungsstück zwischen Nahrungsaufnahme und den Verdauungsorganen des eigenen Körpers. Ich bin diejenige, die ihre Bulimie »wegoperiert« hat. Zugleich geht es aber auch um die frühen traumatischen Erfahrungen der oralen Phase. Ihr wurden Erfahrungen zugemutet, die sie nicht »schlucken« konnte. Wahrscheinlich führten die traumatischen Wechsel zu Intrusionen und Dissoziationen. Damit wurde die Grundlage für die vielen Somatisierungen gelegt, mit denen wir in der Analyse beschäftigt waren. Meine Worte sind »Brei«, der ihr auf sadistische Weise verabreicht wurde, und ich reinige auf diese Weise ihre vergiftete innere Welt.

Wenn Frau S. im Traum auf die Rolle des »seelischen« oder »psychosomatischen« Kontexts hinweist, so beginnt sie über die seelische Realität nachzudenken. Hierin sehe ich einen weiteren Fortschritt, Frau S. konnte im Anschluss an ein Enactment in ihrem unbewussten Denken die seelische Realität anerkennen, eine Vorbedingung, um die Reintegration abgespaltener traumatischer Erfahrungen zuzulassen (Henningsen 1990, 2000).

Das Schicksal von Hass und Aggression spielt bei traumatischen Verläufen eine besondere Rolle. Bei Frau S. ging es darum, dass der Brei, ihre Wut oder das »Nicht-Fühlen« Konturen bekommen. Die Angst, dabei verrückt zu werden, wird manifest und im Katzentraum dargestellt. Frau S. benötigt die Erfahrung, dass sie und ich mit dieser Katze umgehen können. Auf diese Weise entdeckt sie mich als ihr Gegenüber, das sich aus guten und bösen Teilen zusammensetzt, ein Prozess, der uns in der Folgezeit beschäftigen wird. Liebe und Hass, Leben und Tod, Plus und Minus, Macht und Ohnmacht lösen in ihr und in mir eine existentielle Spannung aus, die es gilt anzuerkennen und zu ertragen.

In der Analyse sind wir mit der Übergabe des Kindes in ihr befasst. Wahrscheinlich war die Übergabe von der Mutter zur Krippe und von der Krippe zur Mutter das Traumatisierende. Das Verabschieden ist offensichtlich überdeterminiert und repräsentiert die Übergabe in den verschiedenen Facetten. Frau S. entdeckt die *Einzigartigkeit unserer Beziehung*. Eines Abends schlief sie mit dem folgenden Bild ein:

> Meine Mutter brachte mich zum *ersten* Mal in die Krippe, und sie sagte: Das ist *meine* Tochter, passen Sie gut auf sie auf!

Es hatte sich mit dieser Phantasie ein gutes Bild der frühen Mutter installiert, aber natürlich galt diese Bitte in erster Linie mir. Trennung, Abschied, Fragen der Beendigung der Analyse begannen ein Thema zu werden. Immer drohte der Zusammenbruch – der Rückfall in erhöhten Alkohol- und Zigarettenkonsum, Kopfschmerzen am Wochenende, oder aber eine manische Abwehr: Frau S. überlegte, wieder schwanger zu werden, das sei das Einzige, was sie könne, dann wäre sie auch nicht allein, sie könne es dann sicherlich fünf Jahre ohne mich aushalten und würde dann wieder kommen.

Ich musste in der Tat nun »aufpassen«, dass Frau S. nicht alte Abwehrmuster reaktivierte, sich auf dem Wege der projektiven Identifizierung oder durch die Wiederherstellung alter Fusionskerne um den eigentlichen Individuations- und Trennungsprozess mogelte, und habe meine Deutungsaktivität entsprechend ausgerichtet. Nachdem Frau S. die Abwehrfunktion ihres Schwangerschaftswunsches erkannte, erinnerte sie weitere Umstände für den Auslöser der Ehekrise vor nun elf Jahren: Ihre Mutter hatte in einem Preisausschreiben eine Kreuzfahrt für zwei Personen gewonnen, der Vater war beruflich verhindert, deshalb lud die Mutter sie dazu ein. Frau S. willigte sofort ein, stillte ihre Tochter abrupt ab und teilte mit der Mutter eine Kabine mit Doppelbett auf dem Schiff. Sie war noch nie in ihrem Leben ihrer Mutter so nahe gewesen, parallel dazu entwickelte sie eine passagere lesbische Beziehung zu einer Mitreisenden. Über die Rolle der homoerotischen Beziehung als Ausdruck ihrer unstillbaren Erregung, wenn die Mutter oder ich ihr in der Übertragung Geborgenheit sinnlich vermitteln, hatten wir schon oft gesprochen. Die Stromschläge hatten wir oft mit einer erotischen Spannung in Verbindung gebracht. Neu war, dass Frau S. ihre eigene Tochter plötzlich abgestillt hatte. In dem Moment, in dem ihre Mutter rief, wiederholte sie ihr eigenes Trauma an ihrer Tochter, um ganz real zur Mutter ins Bett zu schlüpfen. Es scheint sich hier eine *Fusion mit der mutterlosen Mutter* transgenerationell zu wiederholen. Wahrscheinlich hatte sich zu Beginn unserer Beziehung, als ich die Patientin versetzt hatte, dieser mutterlose Kontakt des Nicht-Fühlens eingestellt.

Frau S. kann inzwischen beim Thema Trennung in der Stunde unerträgliche Körperphantasien und Empfindungen verbalisieren: »Ich habe das Gefühl, ein Messer im Bauch zu haben«. Die Entwicklung und die sinnliche Erfahrung ihrer Körperphantasien während der analytischen Sitzungen ermöglichen eine Vorstellung über die Traumatisierung ihrer »psychischen Basisorganisation« (Gaddini 1998). Mit Hilfe dieser Körperphantasien macht sie die Erfahrung, dass sie sich von mir getrennt, aber nicht verlassen *fühlt*. Nun ergeben sich neue Wege, ihre Suchttendenzen, die die Trennungserfahrung vermeiden sollen, zu bearbeiten und an das Ende der Analyse zu denken. Kürzlich brachte sie ein Foto mit in die Stunde, das sie als etwa zehn Monate altes Kind in der Krippe zeigt. Wir betrachteten beide im Stehen das Bild: ein kleines Mädchen, auf einem Stuhl sitzend, mit einem erschütternd abwesenden, in eine innere Leere schauenden Blick. Ich war sehr ergriffen. Dieses Bild bedeutete eine Verifikation unserer Arbeit, wie wir meinten. Frau S., legte sich hin und sagte: »Es ist mir sehr schwer gefallen, Ihnen dieses Bild mitzubringen.« Ich: »Ja, man fühlt beim Anblick dieser Augen, wie verloren Sie damals waren. Wenn aber wir beide dieses Mädchen anschauen, dann ist es nicht mehr verlassen.«

Schluss

Eine wesentliche Linie in dieser Analyse besteht darin, dass Analytiker und Analysand zu Beginn mit einer objektlosen Angst konfrontiert wurden, die weder erkannt noch benannt werden konnte. In einer gemeinsamen fusionären Abwehr – ich hatte die Patientin zur ersten Stunde versetzt – wurde die Vermeidung dieser Angst konkretistisch dargestellt, auch ich hatte quasi Fahrerflucht begangen. Die Angst vor dem Nichts wurde später in der Analyse als eine Angst vor dem »Nicht-Fühlen« manifest und konnte in kleinen Schritten entziffert werden. In meiner Gegenübertragung entwickelte ich immer wieder Bilder, die aus anderen, vergleichbaren Erfahrungen stammten, wie z. B. das Wacklerzimmer, die an Koprophagie erkrankten Kinder, Töpfchenszenen von DDR-Krippen aus der Zeitung etc. Ich komplettierte mir auf diese Weise die fehlenden Vorstellungen durch meine entwicklungspsychologischen Kenntnisse und die äußere Realität.

Aufgabe der Analyse war es, die objektlose Angst allmählich in eine objektale Angst zu transformieren. Dieser Transformationsprozess kann – wenn man die Übertragung betrachtet – als ein allmähliches Heraustreten aus der Fusion gesehen werden (Henningsen 2008). Enactments, Facetten des Traumas, Zitate des früheren Entwicklungsstands kommen zur Darstellung. Das Trennende, die Unterbrechung der Fusionen führen zu Neid und Schuldgefühlen. Hass und Destruktion sind dabei wesentliche Affektzustände, die Körperreaktionen hervorrufen und eine beginnende Symbolisierung ermöglichen. Objektvorläufer und für die Entwicklung typische Körperreaktionen stehen Pate für die Struktur der Fusion. Frau S. erlebte z. B. bei der Zahnoperation, aber auch bei einer Fülle weiterer Somatisierungen, wie sie anstelle des Trennungsschmerzes einen Körperschmerz produzierte. Mit den Stromschlägen haben wir uns wahrscheinlich gemeinsam ein Feld geschaffen, auf dem in der Abschiedsszene ein wesentlicher Aspekt des Traumas dargestellt wurde und für unsere Beziehung an Gestalt gewann. Auch ich war dabei der Gefahr ausgesetzt, mich konkretistischen Phantasien über die Bedeutung der Stromschläge hinzugeben.

Die Analyse von Frau F. dauerte insgesamt sechseinhalb Jahre (davon ein Jahr einstündig im Sitzen, dann vierstündig und gegen Ende dreistündig im Liegen). Nach Abschluss der Behandlung bat Frau F. in großen Abständen hin und wieder um ein Gespräch, um sich über eine schwierige Situation mit den Kindern oder ihrem Mann mehr Sicherheit zu verschaffen.

»ALLE KENNEN MEINE MUTTER, NUR ICH NICHT.« KONKRETISTISCHE FUSION UND VERLEUGNUNG DES OBJEKTVERLUSTS

Frau F. war 36 Jahre alt und hatte vor zwei Jahren die Analyse bei einem Kollegen nach 55 Stunden abgebrochen. »Immer wieder hat er mich gefragt: ›Und was hat Ihre Mutter dazu gesagt?‹ Obwohl er doch wusste, dass sie gestorben ist, als ich zwei Jahre alt war. Das wollte der einfach nicht wahrhaben. Der hat nicht richtig zugehört!« Ihr gehe es aber nun so schlecht, dass sie einfach nicht mehr weiter wisse und unbedingt einen Behandlungsplatz suche. Die Symptomatik hatte sich in der letzten Zeit verschlechtert. Frau F. ist eine auffallend zierliche und sportlich gekleidete Frau, sie kam mit dem Motorradhelm unter dem Arm, was ich wie eine Art von Bewaffnung erlebte. Ihr gebräunter Teint verriet eine Naturverbundenheit, ihr Gesichtsausdruck zeigte einerseits eine gewisse Härte und andererseits etwas Resigniertes. Ihr werbender Blick mit den traurigen blauen Augen bildete einen gewissen Gegensatz dazu. Diese Diskrepanz weckte meine Neugier, ihre Not war unübersehbar, weshalb ich sie innerlich sehr schnell annehmen konnte.

Symptomatik

Frau F. leidet unter Depressionen seit dem 5. Lebensjahr, sie heule dann ein paar Tage durch, könne nichts essen und sei maßlos traurig. Magenkrämpfe, Gastritis, Menstruationsbeschwerden und heftige Migräne plagten sie regelmäßig. Ein wesentlicher Anlass für den Beginn der abgebrochenen Analyse war das Einsetzen einer »Vermännlichung«, begleitet von Fressattacken mit »explosionsartiger Gewichtszunahme« und Schwindel. Frau F. musste an ihrem Körper das Wachstum männlicher Behaarung feststellen. Es war ein einziges Mal ein erhöhter Testosteronspiegel festgestellt worden, dieser konnte aber bei späteren Tests nicht bestätigt werden. Eine Hormonbehandlung wurde deshalb nicht eingeleitet. Frau F. gerät immer wieder an kalte und grobe Männer und leidet unter Anorgasmie. »Ich habe Angst vor grässlichen Krankheiten, ich pack' das mit meinem Kopf nicht, da klemmt es einfach. Wenn es einen Anlass gibt, traurig zu sein, dann wein' ich nicht, sondern bekomme eine Blutung. Ich denke dann: ›Jetzt weint mein Bauch.‹«

Traumageschichte

Frau F. hat im Alter von zwei Jahren ihre Mutter verloren, die an den Folgen einer Hirnhautentzündung gestorben war. »Alle kennen meine Mutter, nur ich nicht.« Die Mutter war Sängerin und Pianistin, es gab sogar einige Schallplatten von ihr. Die Mutter sei überall beliebt gewesen und in ihrem heimatlichen Dorf sei sie schon als Kleinkind auf ihre Ähnlichkeit mit der Mutter angesprochen worden: »Du siehst ja aus wie die Traudi.«

Nach dem Tod der Mutter habe sich der Vater (geb. 1912) – trotz seiner autoritären Haltung – um sie und ihre sechs Jahre ältere Schwester gekümmert. Die Schwester habe im Ehebett an Mutters Platz geschlafen und sie in einem Extrabett am Fußende. Frau F. fühlte sich gegenüber der Schwester benachteiligt und beneidete sie, die Schwester sei die Verwöhnte gewesen, die immer alles bekommen habe. Der Vater habe auch kleine Reisen mit den beiden Töchtern gemacht.

Völlig unvorbereitet habe der Vater in ihrem fünften Lebensjahr wieder geheiratet. »Das ist jetzt Eure Mutter«, habe er gesagt. Die Mädchen wurden am gleichen Tag in die Dachkammer des Hauses »verfrachtet«, und die Stiefmutter zog im Schlafzimmer ein. Dieses Ereignis schweißte die Kinder zusammen, sie hielten zueinander, wobei es die Patientin war, die mit ihrer schnelleren Auffassungsgabe in diversen Situationen die Schwester unterstützte. Die Patientin war insgesamt die bessere Schülerin, fiel auch durch ihre musikalische Begabung auf, die sie wiederum in die Nähe der verstorbenen leiblichen Mutter brachte: Auch sie spielte Klavier und sang recht schön.

Die Stiefmutter – eine ebenfalls strenge und autoritäre Lehrerin – habe dann gemeinsam mit dem Vater gegen die Kinder »Front gemacht«. Wenn die Patientin im Bett lag und weinte, schlug der Vater auf sie ein, »dann weißt du wenigstens, warum Du weinst«. Den Kindern wurde fast alles verboten, ihnen wurden permanent böse Absichten unterstellt, und sie wurden viel geschlagen, vor allem bei schlechten Schulleistungen. »Ich habe mich sehr bemüht, aber es war ein absoluter Flop. Meine Stiefmutter hat mich höchstens zweimal im Jahr in den Arm genommen.« Frau F. versank in Depressionen oder versuchte sich mit trotzigem Protest zu wehren. »Schlag mich doch tot, dann kommst du wenigstens in den Knast!« hat sie z. B. ihrem Vater wütend entgegnet, als dieser sie wieder einmal angreifen wollte. Die Eltern hatten die Patientin wegen schlechter Schulleistungen vorübergehend vom Gymnasium abgemeldet, damit sie »mal sehen kann, wie das ist, wenn man nicht zur Schule geht«. Im Alter von 16 Jahren ist die Patientin von zu Hause weggelaufen, hat sich alleine durchgeschlagen, »zwischendurch wollte ich mich umbringen, aber das hat nicht so richtig geklappt«. Die Eltern drohten sie von der Polizei suchen zu lassen, die Stiefmutter willigte schließlich ein, sie finanziell zu unterstützen. Nach der Schule fühlte sich Frau F. dann durch ihren »Weltverbesserungsschub« dazu geleitet, sich als Jugendliche in einer linksalternativen Szene zu engagieren, und unterstützte die Gründung einer alternativen Liste. Sie gründete eine Druckerei, brachte sich sehr viel selbst bei und bestand später anstandslos die Gesellenprüfung. Nachdem die Kunden ausblieben und sie viel Geld verloren hatte, arbeitete sie als Angestellte und ging nach dem Fall der Mauer nach Berlin, um in ihrem erlernten Beruf weiter als Angestellte zu arbeiten.

Seit dem Auszug aus dem Elternhaus lebte die Patientin in vielen wilden sexuellen Beziehungen, die alle nur kurzfristig hielten. Meist war sie die intellektuell Überlegene, das sexuelle Interesse der Partner ließ nach, sie fühlte sich nicht mehr geliebt, die Männer erlebte sie als herzlos, sie wurde immer passiver, bis sie schließlich verlassen wurde. Später hatte sie gelernt, die Männer auch »rauszuschmeißen«. Frau F. hat einmal im Alter von 20 Jahren abgetrieben und später noch einmal, kurz vor Beginn der ersten Analyse vor zwei Jahren. Eine analytisch orientierte Beratung vor acht Jahren habe ihr sehr geholfen, deshalb möchte sie nun unbedingt ihre Probleme erneut mit Hilfe einer Analyse genauer verstehen.

Im Anschluss an das Erstgespräch konfrontierte ich die Patientin mit der Möglichkeit, dass der Abbruch der ersten Analyse ein Tod der Beziehung sei, in dem sich etwas von dem frühen Tod ihrer Mutter wiederhole. Außerdem habe der Analytiker offenbar genauso wenig zugehört wie ihr Vater, der sich keine Vorstellungen davon machte, was es für sie und die Schwester bedeuten würde, so plötzlich in die Dachkammer vertrieben zu werden. Ich schlug ihr vor, den ehemaligen Analytiker wieder aufzusuchen, um diesen Vorgang mit ihm zu klären, da sei offenbar etwas geschehen, das nicht verstanden worden sei. Frau F. beharrte jedoch darauf mit mir einen »Neustart« zu wagen, sie sei von ihrem Analytiker so enttäuscht und könne kein Vertrauen mehr zu ihm entwickeln.

Diagnostische Überlegungen

Im Erstkontakt bin ich wahrscheinlich sehr schnell zu einer der netten Tanten oder Nachbarn geworden, die sich der Patientin gerne annahmen. In einem tieferen Sinn hat Frau F. damit in mir sehr schnell die Repräsentanz der idealen toten Mutter aktiviert. Die Erkrankung der Mutter und der dann folgende Tod muss auf die Patientin eine traumatisierende Wirkung gehabt haben. Meine Hypothese war, dass sich nach dem Tod der Mutter eine Ichspaltung entwickelt haben könnte, die den Boden für die weitere Pathogenese bildete. In der einen Hälfte ihrer Person ist sie mit der Mutter identisch. Ihre körperliche Ähnlichkeit wie auch ihre musikalische Begabung, die sicherlich auch ein Ergebnis der Identifizierungen ist, haben diesen Prozess weiter unterstützt. In diesem Teil wird die Depression über den Verlust der

Mutter durch den konkreten Ersatz abgewehrt nach dem Motto: Ich *bin* meine Mutter, darum fehlt sie nicht. Zugleich ist die Patientin in dieser Position aber immer für andere Menschen ein Ersatzobjekt gewesen; wenn man sie anschaute, dachte man an die Mutter, man war lieb zu ihr und in Gedanken mit der verstorbenen Mutter verbunden. Auch ihr Vater dürfte auf sie eingeschlagen haben, weil in ihm Erinnerungen an seine verstorbene Frau auftauchten, wenn er seine Tochter weinend vor sich sah. Nur so kann man den Satz »Dann weißt du wenigstens, warum du weinst« verstehen.

Psychodynamisch vermute ich bei der Patientin eine Fusion mit der idealen toten Mutter (vgl. Frau O., S. 187ff.). Das inzestuös anmutende Schlafzimmerarrangement des Vaters mag für die Kinder beruhigend und beunruhigend zugleich gewesen sein. Im Rahmen der oben beschriebenen Verleugnung des Todes der Mutter dürften sich in der Patientin massive ödipale Phantasien etabliert haben, die den Keim für die späteren Sexualisierungen bildeten. In einem anderen Teil war Frau F. in ihrer Kleinkindzeit das kleine verlassene Mädchen, das sich außerdem noch von der älteren Schwester verdrängt fühlt und beim Vater, den Tanten und Nachbarn Trost suchte. Sie entwickelte dabei auch Begabungen, den anderen zu gefallen, der Mutter weiter immer ähnlicher zu werden, geschickt und klug zu sein. Dabei hatte sie durchaus manchmal gegenüber der Schwester die Nase vorn.

Der zweite große traumatisierende Einbruch war dann der Einzug der Stiefmutter und die damit verbundene Vertreibung aus dem Schlafzimmer. Narzisstische Wut und Identifizierungen mit dem Aggressor machten die Möglichkeiten zu liebenden Objektbeziehungen zunichte. Trotz, Flucht, lieber ein Junge als ein Mädchen sein, waren die Überlebensstrategien und dienten der Abwehr einer tiefen Depression.

Den Abbruch der ersten Analyse betrachtete ich als ein großes Enactment. Ich vermutete eine Kollusion zwischen Analytiker und der Analysandin, in der die traumatische Beziehungskonstellation der Patientin reinszeniert worden war, ohne im Anschluss verstanden zu werden. Wir verabredeten eine vierstündige Analyse. Die Patientin zahlte die vierte Stunde privat. Im Rahmen der Kassenleistung waren maximal 300 Stunden abzüglich der 55 Stunden beim vorherigen Analytiker möglich. Die Behandlung erstreckte sich über knappe zwei Jahre.

Initialtraum

Die Patientin berichtet nach wenigen Wochen ihren ersten Traum. »Ich bin in einem Dorf. Vor mir ist ein Mann im Rollstuhl, ein alter Soldat, der zieht seine Knarre und will mich erschießen. Eine Frau ist neben ihm. Die schiebt den Rollstuhl wohl. Ich sitze auf einem Treppenabsatz vor der Tür eines Hauses, bewege mich zur Seite, und dann kommt mir da so eine Frau schützend entgegen. Wir fliehen gemeinsam in das Haus hinein, die Treppe hoch. Es folgt dann eine Verfolgungsjagd, die kann ich nicht so genau erinnern. Später sind wir aber irgendwo oben, und die Alten werfen nach uns mit Steinen. Es ist Krieg in dem Dorf. Die Frau ist bald weg, ich bin allein auf der Straße, halte einen Fiat an, um zu fragen, ob ich mit denen wegfahren kann. Dann sehe ich aber, dass die ebenfalls bewaffnet sind. Ich bewaffne mich dann auch. Ich nehme mir so einen Pfosten mit Katzenauge vom Straßenrand und halte den vor mir her.«

Dieser Traum bestätigte die psychodynamischen Überlegungen und gab eine Reihe von Hinweisen auf das Programm dieser Analyse: Der Vater der Patientin war zu Beginn der Analyse ein rüstiger Mann von 81 Jahren, der beide Weltkriege erlebt hatte. Der Wunsch der Patientin macht ihn zu einem schwachen Mann im Rollstuhl, projizierte Schuldgefühle lassen den Mann jedoch »zur Knarre greifen«. Die Frau, die den Mann im Rollstuhl schiebt, wirkt wie eine Komplizin und repräsentiert zweifelsohne die Stiefmutter, die den Vater »immer an der Kandare hatte«. Mit der dörflichen Umgebung führt Frau F. mich zugleich in die Welt ihrer Kindheit ein, in der sich die vielen sadistischen Übergriffe ereigneten. Frau F. träume häufig von Krieg und Schießereien, es sei aber das erste Mal gewesen, dass sie selbst zu einer Waffe gegriffen habe. Ich erinnerte mich an ihren Motorradhelm im Erstgespräch und vermutete, dass dieser Traumteil bereits ein Resultat meiner Interventionen sein könnte, hatte ich sie doch auf die vielen kämpferischen Wiederholungen und Verluste hingewiesen, die sich auch in dem Psychoanalyseabbruch manifestiert haben könnten. Ich hatte ihre Identifizierungen mit dem Aggressor hin und wieder gedeutet und damit vermutlich für diesen Teil des Traumes eine Tür geöffnet.

Mit der schützenden Frau, die sich ihr zuwendet, wird mir ein initiales Übertragungsangebot übermittelt, das seinen Ursprung in der Schwester und den vielen helfenden Tanten im Dorf haben mag. Die Treppe ist ein Hinweis auf meine Praxis, geht man doch zu mir »ins Haus hinein, die Treppe hoch«. Die sich dann anschließende Verfolgungsjagd kann als ein Bild der ersten Phase der Analyse betrachtet werden, in der es um die vielen Angriffe und paranoiden Tendenzen ihrer inneren sadomasochistischen Welt ging. Im Traum münden sie einerseits in eine diffuse (ideale?) Vereinigung – »später sind *wir irgendwo* oben« – und andererseits in die abgespaltene paranoide Welt draußen, in der die bösen Objekte weiter als Verfolger ihren Dienst tun: »und die Alten werfen nach uns mit Steinen«. Offenbar kann es jedoch nicht bei der Spaltung bleiben: »Es ist Krieg in dem Dorf.« Eine erneute Runde der Kampfsituation wird eingesetzt, die Patientin ist allein, die Frau ist verschwunden. Im Traum durchdenkt die Patientin das Alleinsein, als hätte sie eine Ahnung, dass der Rückzug mit der helfenden Person nur ein temporärer Schutz sein kann. Dies mag einerseits mit der Biografie zu erklären sein, hatte die Patientin doch viele helfende Tanten, die ihr zugewandt waren, aber sie wurde immer »weitergereicht«, es kam nirgends zu einer tiefen und sicheren Bindung. Zugleich wird erneut ihre Ahnung deutlich, dass sie in der Analyse ihren Ängsten und Aggressionen ausgeliefert sein wird. Sie wird sich auch mir gegenüber »bewaffnen« müssen.

Ich teilte Frau F. sehr bald mit, dass sie mich in dem Traum an Pippi Langstrumpf erinnern würde, ich könne mir kaum vorstellen, wie sie einen in der Regel fest verankerten Straßenpfosten herausreißen und als Waffe benutzen könne, Pippi Langstrumpf sei aber dazu fähig gewesen. Pippi hatte ja auch Polizisten vor die Tür gesetzt und sich – wie sie – mit überdimensionalen Kräften gegen das Establishment durchgesetzt. Es sollte jedoch eine Weile dauern, bis es Frau F. möglich war, hinter ihren Kraftakten das kleine verlorene Mädchen zu entdecken, das sich nach einer konstanten und liebevollen Beziehung sehnte.

In der ersten Phase der Analyse strapazierte Frau F. unsere Beziehung mit ihrem promiskuösen Verhalten, sie schaffte Männer in einem Tempo an und ab, das jegliches analytische Verstehen unmöglich macht. Ich konnte mir nicht einmal die Namen merken. Sie berichtete mir, wenn auch verzweifelt, aber nicht ohne Stolz, sie habe sicherlich mittlerweile 80 bis 90 verschiedene Männer in ihrem Leben gehabt. Ich kommentierte: »Sie setzen Ihr gefährliches Leben fort und wollen mich in Angst und Schrecken versetzen.« Oder: »Sie können so über andere Frauen triumphieren, über die Stiefmutter, die Schwester und mich – kaum jemand wird so viele Männer erobern.« Oder: »Sie sorgen dafür, dass Sie immer weitergereicht werden, wie in Ihrer Kindheit, aber es kommt nie zu einer wirklich vertrauenswürdigen Bindung.«

Frau F. brachte sich mehrfach in Gefahr, sei es durch eventuelle Ansteckungen (Aids) oder aber durch höchst abenteuerliche Motorradausflüge. Sie brauchte die Männer, um ihre Erregungen abzuführen, und wurde regelmäßig enttäuscht. Allmählich begann sie zu spüren, dass sie bei mir in der Analyse eine Beruhigung erfuhr, die ihr gut tat und die sie zum Nachdenken anregte. Dabei war die hohe Stundendichte von besonderem Wert. Frau F. stellte ihr Verhalten in Frage und meinte, sie könne nur eines machen, entweder Analyse oder eine Beziehung zu einem Mann haben, und entschied sich für die Analyse. Wenngleich eine solche Alternative natürlich grundsätzlich unsinnig ist, machte sie für Frau F. doch sehr viel Sinn: Ich war in der Übertragung immer mehr zu einem verlässlichen Objekt geworden, auf das sie sich innerlich einzustellen lernte und das ihr dazu verhalf, auf die Sexualisierungen zu verzichten. In vielen Erinnerungen wurden Parallelen zwischen der fehlenden Konstanz in ihren gegenwärtigen Beziehungen und der fehlenden Konstanz früherer Beziehungen in der Kindheit gezogen. Das Erregende der Sexualisierungen war ein Pendant zu ihren vergeblichen kindlichen Versuchen, im anderen eine besondere Aufmerksamkeit zu stimulieren, damit *sie* (und nicht die tote Mutter) gesehen würde. Bei ihrem früheren Analytiker war die tote Mutter immer wieder aufgetaucht, sie hatte seine Fragen nach ihr so verstanden, als verleugnete er ihren Tod. Die Mutter war in einem Alter gestorben, in dem Frau F. noch ganz darauf eingestellt war, bei der Affektregulation von der Mutter unterstützt zu werden. Sie konnte laufen, schon viele Worte sprechen, war aber doch noch ganz auf den Schoß der Mutter eingestellt, um Sicherheit und Wärme zu bekommen.

Frau F. erinnerte in dieser Phase der Analyse weitere Episoden mit ihrem früheren Analytiker, die für sie eine Wiederholung dessen bedeuteten, was sie mit ihrem Vater erlebt hatte: Im Wartezimmer sitzend, hörte sie durch die ungepolsterte Tür, wie ein Patient laut weinend mit dem Therapeuten sprach. Sie habe daraufhin ihre Sitzung mit den Worten begonnen: »Dem Mann muss es sehr schlecht gehen.« Der Analytiker habe geantwortet: »Ja, ja, der hat immer was zu heulen.« Diese Reaktion habe ihr einen Stich versetzt, für sie war es ein Beleg dafür, dass auch dieser Mann – genau wie ihr Vater – keine innere Bereitschaft hat, sich in das Unglück des anderen einzufühlen. Als Frau F. zu einer anderen Stunde wegen eines Motorradunfalls zu spät kam und wegen eines geschwollenen Knies kaum laufen konnte, habe er mit keiner Silbe nach ihrem Befinden gefragt.

Für Frau F. war dieser Mann nichts anderes als der strenge Lehrer-Vater, der auf das Einhalten von Regeln bedacht war und keinerlei Gefühle zeigte. Der Wunsch des kleinen Mädchens, vom Vater wahrgenommen und aufgenommen zu werden, war in diesen Szenen in ihr wach geworden. Er wurde vielleicht auch durch den Unfall hervorgerufen und andererseits durch ihr zu frühes Kommen und die damit verbundene Möglichkeit zu hören, was sich hinter der Behandlungstür sonst noch abspielte. Er wurde aber nicht erkannt und konnte entsprechend auch nicht gedeutet werden und in die analytische Arbeit einfließen.

Frau F. begann sich selbst zunehmend kritisch zu betrachten, sie meinte, sie sei früher sehr naiv gewesen und sei die vielen Männerbeziehungen viel zu schnell eingegangen. Es sei kein Wunder, dass die dann nicht hielten. Sie ließ sich tiefer auf die Analyse ein und spürte ihre unendliche Sehnsucht nach Anerkennung und Liebe, die immer wieder auf die Übertragung und den frühen Verlust der Mutter bezogen wurde. Hinter der burschikosen Fassade trat zunehmend ein zierliches kleines und bedürftiges Mädchen zum Vorschein, das allerdings auch einen starken Willen hatte.

Ich konnte ihr zeigen, dass sie stets in ihrem Unbewussten eine innere Gleichsetzung aufrechterhalten hatte, in der sie mit der Mutter identisch war und auf diese Weise den Tod der Mutter versucht hatte zu verleugnen. Diese Fusion konnte aber nicht mehr aufrechterhalten werden, als sie sich ihrem 34. Lebensjahr näherte, dem Alter, in dem die Mutter starb. Denn sie hätte – wäre sie mit der Mutter körperlich identisch – ebenfalls mit 34 Jahren sterben müssen. Vermutlich habe ihr Körper mitgesprochen und eine Unterscheidung zur Mutter produziert, damit der Körper nicht sterben muss. Nach diesem Deutungsprozess verschwanden die männliche Behaarung und die Depressionen. Die Patientin gewann an Sicherheit in ihrem weiblichen Identitätsgefühl, sie begann sich für eine längere Beziehung zu einem Mann zu interessieren, und sie erörterte viele Konflikte am Arbeitsplatz in ihrer Analyse. In der Übertragung wurde ich zunehmend zu einer sich mit ihr solidarisch fühlenden Frau, die aber auch anders war als sie. Frau F. steuerte mit dem Ende der Kassenleistung das Ende der Behandlung an.

Die Analyse konnte nach einer kurzen Phase, in der die Patientin noch einmal die Woche kam und die Stunden selbst bezahlte, abgeschlossen werden. Ich habe diesem Behandlungserfolg immer ein wenig misstraut, fragte mich, ob es heutzutage noch Konversionssymptome gibt, wie Freud und später Alexander (1950) sie beschrieben haben. Auch war ich unsicher, ob man ein so schweres Schicksal wie das der Patientin in einer so kurzen Zeit befriedigend aufarbeiten könne. Es gab aber für die Patientin keinen ersichtlichen Grund die Analyse fortzuführen. Sie war mit diesem Stück Arbeit zufrieden, weder sie noch ich hatten je daran gedacht, dass die Behaarung sang- und klanglos verschwinden würde, das blieb ein gewisses Wunder.

Katamnese

Fünfzehn Jahre nach Abschluss der Behandlung meldete Frau F. sich wieder am Telefon: »Mir geht es schlecht, Sie haben mir doch schon einmal auf die Sprünge geholfen, kann ich einmal zu Ihnen kommen und mit Ihnen sprechen?«

Was war geschehen? Ein gutes halbes Jahr zuvor war die Stiefmutter, die den Vater um einige Jahre überlebt hatte, gestorben und hatte das gesamte Vermögen der Eltern ihr und der Schwester vererbt. Wenn das Elternhaus verkauft würde, was sie und die Schwester beabsichtigten, würde für jeden eine sehr hohe Summe herausspringen. Eigentlich müsste sie sich freuen, aber das könne sie nicht. Sie wisse gar nicht, was sie mit dem Geld anfangen solle. Sie sei nur depressiv, verzweifelt und ihrem Partner gegenüber ungerecht. Sie beginne ihm zu misstrauen, habe grundlose Eifersuchtsgedanken und könne sich nicht beherrschen ihm nachzuspionieren. Sie laufe Gefahr die Beziehung zu zerstören. Außerdem sei sie wütend auf ihre Schwester, für die sie mal wieder die Mutterrolle einnehmen und alles im Zusammenhang mit der Erbschaft erledigen müsse.

Frau F. war nun 54 Jahre alt, zeigte keine psychosomatischen Beschwerden im Zusammenhang mit der Menopause. Die seinerzeit verschwundene »Vermännlichung« war nicht wieder aufgetaucht. Sie litt an einer pathologischen Trauerreaktion, die wir im Rahmen einer Kurzzeittherapie verstehen und bearbeiten konnten. Frau F. hatte sich während der vergangenen Jahre insgesamt gut in der Balance gehalten, nach Ende der Analyse eine längere Beziehung gehabt und nun eine zweite, die bereits acht Jahre anhielt. Den Arbeitsplatz hatte sie aufgegeben, war dabei, an anderer Stelle neu Fuß zu fassen. Während der letzten Jahre hat sie ein Ehrenamt in einem Sportverein übernommen und genießt dort viel Anerkennung.

Es wurde sehr schnell deutlich, dass die Patientin ihr seelisches Gleichgewicht dadurch stabilisiert hatte, dass das Böse eindeutig in der Stiefmutter verkörpert war und sie auf diese Weise ein relativ altruistisches Leben führen konnte – diente doch die Stiefmutter als Projektionsfläche für alles Übel dieser Welt. Sie konnte nicht verstehen, dass diese Frau sie und ihre Schwester zu den alleinigen Erben eingesetzt hatte. Offenbar hatte sie sich getäuscht, was ihr unbewusste Schuldgefühle bereitete, und sie musste lernen, mit ihrer Wut über all das, was ihr im Leben nicht vergönnt war, anders umzugehen, sie konnte es weder der Stiefmutter noch der Schwester in die Schuhe schieben. Sie musste selbst ihr Schicksal anerkennen und ertragen lernen. Nachdem sie den Zusammenbruch ihrer Schuldabwehr und ihre eigenen zweifelhaften Idealisierungen erkannt hatte, kaufte sie sich ein Klavier – sie erfüllte sich damit einen Wunsch, der in enger Beziehung zu ihrer leiblichen Mutter stand, und sie begann wieder Klavier zu spielen. Auf diese Weise gelang es ihr, nicht nur das Erbe von Vater und Stiefmutter anzutreten, sondern sie konnte auch ihr eigenes hoch individuelles Erbe der leiblichen Mutter antreten. Der Rest des Geldes sollte in eine Altersversorgung fließen, denn auch diesen Aspekt hatte die Patientin in ihrer Lebensgestaltung vernachlässigt.

Diskussion

Das Trennungstrauma traf Frau F. in einem Alter, in dem sie die Mutter bereits während zwei Jahren als Primärobjekt internalisiert hatte. Vermutlich hat sie sich in der Wiederannäherungsphase (Mahler 1972) befunden, d. h. sie war einerseits symbiotisch an die Mutter gebunden, »übte« aber andererseits die Trennung vom Objekt, um eine innere Objektkonstanz zu erwerben. Dieser Entwicklungsschritt wurde durch den Tod der Mutter jäh unterbrochen. Ich vermute, dass durch das plötzliche Verschwinden der Mutter eine Spaltung entstanden ist zwischen Teilen des Körperselbsts, das noch ganz auf die Affektregulation durch die Mutter eingestellt war, und mentalen Prozessen, die durch die tröstenden Ersatzpersonen angesprochen und gefördert wurden. In einem abgespaltenen Fusionskern blieb die Patientin in ihrem Unbewussten körperlich mit der Mutter verbunden. Die für das Kind notwendige Spiegelung konnte nach dem Tod der Mutter nicht mehr authentisch sein. Die tröstenden Objekte, die in dem Kind immer wieder die tote Mutter sahen und sich dadurch über das kleine Mädchen mit der Trauer um die verstorbene Mutter befassten, haben sicherlich dem Kind nur begrenzt helfen können. Beim Vater ist dieser Vorgang unübersehbar. So war die Patientin nie wirklich selbst gemeint, ein weiterer Grund, ein falsches Selbst zu entwickeln und die Spaltungen aufrechtzuerhalten. In einem nicht mentalisierbaren Fusionskern blieb die Patientin mit der Mutter verbunden und hatte auf diese Weise den traumatischen Verlust abgewehrt. Weil es sich um eine körperhafte Verschmelzung handelt, sei der Begriff konkretistisch erneut verwendet. Letztlich ging die Patientin in einem Teil ihrer Person, der noch ganz auf die psychsosomatische Einheit mit der Mutter ausgerichtet war, eine Fusion mit einem Selbstanteil ein. Dieser war mit der Mutter verschmolzen geblieben, um den Verlust ungeschehen zu machen, um etwas zu bewahren, das die Umwelt ihr nicht geben konnte. Diese fusionäre Abwehr brach zusammen, als sich die Patientin dem Sterbealter der Mutter näherte. Eine ähnliche Fusion der toten Mutter werde ich später bei Frau O. in einer anderen Variante zeigen (s. Kap. 4, S. 187 ff.).

Die ödipale Konfliktkonstellation wurde zu einer unlösbaren Aufgabe und durch den Einzug der Stiefmutter weiter erschwert. Reife heterosexuelle Bindungen einzugehen war dabei jedoch nicht möglich, denn dazu hätte sie sich von dem Mutter-Körper trennen müssen. Aus diesem Dilemma resultierte ihr promiskuöses Verhalten: Das Erregende machte lebendig, versprach, alle Depression zum Verschwinden zu bringen – eine befriedigende Entspannung war jedoch nicht möglich, denn dazu hätten die Funktionen der körperlichen Affektregulation freigegeben werden müssen, die jedoch in der Fusion mit dem frühen Mutterintrojekt verlötet waren. Dieser

Integrationsprozess konnte erst in der Analyse erarbeitet werden. Je verlässlicher die Übertragungsbeziehung wurde, desto besser konnte Frau F. die Beruhigung internalisieren, die sie in der Analyse erfuhr.

Dass Frau F. nach relativ kurzer Behandlungszeit von ihren Symptomen befreit werden und strukturelle Veränderungen entwickeln konnte, ist sicherlich auch den Vorbehandlungen zu verdanken. Seit der Jahre zurückliegenden tiefenpsychologischen Behandlung hat sie sich mit ihrem Inneren auseinandergesetzt. Der vorherige Analytiker hat wichtige Signale der Patientin im Zusammenhang mit ihrer Traumatisierung nicht aufgenommen. Der Bericht der Patientin mutet an, als hätte der Analytiker seine Gegenübertragung (sowohl in Bezug auf die Mutter als auch den Vater) achtlos ausagiert. Frau F. hatte die Analyse verstört verlassen, mit Ängsten, Schwindel und Fressattacken, einzig die männliche Behaarung war stagniert.

Das ausgedehnte Enactment und der damit verbundene Abbruch der ersten Analyse hatten ihre Probleme in anschaulicher Weise auf die innere Bühne gebracht. Die konkretistische Fusion war bereits aufgebrochen, als Frau F. zu mir kam. Die Patientin begann aus der Fusion herauszutreten, als sie das Todesalter der Mutter erreichte. Die psychosomatische Einheit wurde mittels »Vermännlichung« aufgekündigt. In Kapitel 1 habe ich bereits den Vorgang des Heraustretens aus der Fusion beschrieben und auch auf die Gefahren in der Übertragung hingewiesen (s. Frau R., S. 41 ff. und Herr V., S. 50 f.). In dem Analyseabbruch ist einerseits die Wiederholung des traumatischen Beziehungsgefüges enthalten, andererseits ist in ihm – als Enactment verstanden – aber auch etwas enthalten, das nach Verstehen drängte. Das muss die Patientin gespürt haben, sonst hätte sie wohl nicht erneut versucht, eine Analyse zu machen.

Die mit den Traumata verbundenen Über-Ich-Konflikte konnten in dieser relativ kurzen Analyse nur teilweise bearbeitet werden. Die Verzweiflung über das real erlebte Unrecht war einfach zu groß. An eine Versöhnung zwischen den Eltern und der Patientin war nicht zu denken. Dies wurde erst im Ansatz möglich, als die Patientin fünfzehn Jahre später, nach dem Tod der Eltern, wiederkam.

Als die Patientin das Manuskript gelesen hatte und mich zu einem Nachgespräch aufsuchte, meinte sie, es sei ihr noch nie so gut gegangen wie jetzt. Sie schilderte, wie sehr sie alles beim Lesen noch einmal bewegt habe, vieles habe sie gar nicht mehr so genau erinnern können, zwei Dinge seien ihr jedoch eingefallen, die sie mir unbedingt erzählen möchte: Als sie seinerzeit die erste Analyse abbrechen wollte, habe ihre Schwester versucht, sie daran zu hindern, sie habe ihre Klagen über den Analytiker in Frage gestellt und ihr erklärt, das sei doch wie beim Vater, »ob das nicht alles mit der Übertragung zu tun haben könnte«.

Noch wichtiger erscheine ihr aber, dass die Schwester, die sich ja an die Mutter erinnern kann, weil sie deutlich älter ist, bis heute Bitten und Forderungen an sie herantrage, die vermutlich ihrer Mutter gelten. Die Sterbesituation des Vaters sei ihr in Erinnerung gekommen. Er sei kurz vor seinem Tode noch einmal wach geworden, habe sie mit strahlenden Augen angeschaut und sie mit »Traudi« – dem Vornamen der Mutter – angesprochen, dann sei er eingeschlafen. Die Schwester habe daneben gestanden und nicht verstanden, worum es ging.

»DIE GRÖSSTE GEFAHR GEHT VON MIR SELBER AUS.« DESTRUKTION UND SCHULD

An einem klinischen Beispiel möchte ich zeigen, wie in der analytischen Beziehung in kleinen Schritten Aspekte des Traumas als »Zitate« (Lipin 1955, Henningsen 1990, S. 223 f.) erkannt und durch die Übertragung allmählich in eine Symbolsprache überführt werden konnten. Abgespaltene Aggressionen und die daraus resultierenden Schuldgefühle wurden durch projektive Identifizierungen in der Übertragung und in diversen Nebenübertragungen allmählich einer Deutungsarbeit zugänglich. Herr G. sagte am Ende der Behandlung, für ihn sei die wichtigste Erkenntnis seiner Analyse, dass die größte Gefahr, in die er geraten könne, von ihm selbst ausginge. Er hatte im Laufe der Analyse seine verschiedenen, teilweise transgenerationell entstandenen Identifizierungen (Bohleber 1997) mit unbewussten Schuldgefühlen erkannt, konnte mit seinen Aggressionen besser umgehen, weil er die Struktur seiner Traumata verstanden hatte und ein Stück Integrationsarbeit geleistet werden konnte.

Herr G.

Während des Analysebeginns hatte ich über Herrn G. (Henningsen 2000, 2005 a) fast doppelt so viele Notizen gemacht wie über meine anderen Patienten. Beim Reflektieren dieser Gegenübertragungsreaktion fiel mir eine Äußerung des Patienten ein, die er nach einem Jahr Analyse machte: »Wissen Sie, ich habe keine Struktur, ich bin wie ein kleines Kind, und deshalb brauche ich Sie.« Auch dachte ich an seine Nikotinsucht und den seit der Kindheit bestehenden chronischen Durchfall, den er nur beiläufig schilderte, weil er dabei gar nicht an ein psychosomatisches Geschehen dachte. Oft sagte er, bei mir sei es so schön warm – wenn er die Stunde verlasse, friere er, müsse sich sofort eine Zigarette anstecken und alles sei verschwunden. Ich versuchte offenbar, durch das Aufschreiben etwas festzuhalten, das er nicht festhalten konnte, der Analyse Struktur zu geben. Mein Verhalten verstand ich auch als ein Pendant zu seiner Neigung, abgespaltene Gefühle zu projizieren und dann auf eine sehr *konkretistische Art* (Grubrich-Simitis 1979) *in Handlungssymptomen* (Mc Dougall 1978, S. 10) zu agieren. Mein Aufschreiben war eine Gegenübertragungsreaktion auf dem Niveau einer *konkretistischen Fusion*.

Interviewphase

Herr G. war in Panik, alles war sehr dringend, als er sich bei mir wegen eines Analyseplatzes meldete. Er war auffallend groß, Ende zwanzig, sehr blass, wirkte gehetzt und strapaziert und hatte einen kindlichen Gesichtsaudruck. Sein ganzes Äußeres ließ ihn wie einen Sohn aus großbürgerlichem Hause erscheinen, es wirkte aber auch unpassend, alles war ein bisschen zu groß. Ich dachte: Der könnte im Konfirmationsanzug seines älteren Bruders stecken.

Herr G. hatte im Ausland einen Zusammenbruch erlitten, seine Flug- und Reisephobie machten ihn berufsunfähig, und die Rückkehr nach Deutschland war nur in Begleitung möglich. Im Telegrammstil berichtete er mir – damit ich mir ein »sachliches Bild« machen könne – von seiner fehlgeschlagenen Ehe, die er vor fast sieben Jahren »gestartet« hatte. Ängste, Durchfall und Schlafstörungen habe er, solange er denken könne, und das hänge mit seiner Mutter zusammen, wie ihm ein Psychiater erklärt habe, als er neunzehn Jahre alt war.

Seine Mutter habe unter Depressionen gelitten und sich das Leben genommen. »Ich war damals acht Jahre alt und hatte das große Glück, das auch noch entdecken zu dürfen, habe da aber große Erinnerungslücken, habe kein Bild vor Augen, weiß nur, dass meine Mutter sich im Keller erhängt hat, ich hatte Treppenschritte gehört, lag wach im Bett, und ich fand sie, als ich unserer Putzfrau die Kellertür aufschloss. Die kam nicht rein, weil meine Mutter abgeschlossen hatte. Das war morgens. Mein Bruder war weg, mein Vater schlief noch.« Ich war schockiert von dem, was ich hörte, im Telegrammstil wurde mir ein Selbstmord dargestellt. Ohne Atempause setzte der Patient seinen Bericht fort. Von den vielen Emotionen, den Aggressionen und Schuldgefühlen wäre er wohl überschwemmt worden, wenn er innegehalten hätte, obwohl ich ihn durch meine Interventionen dazu einlud. Nahtlos ging er über zu seiner zweiten Mutter, die ihn schon mit Schlafstörungen »übernommen« habe. Sie habe ihm »ein wirkliches Nest« geschaffen, der Vater heiratete sie ein Jahr nach dem Tod der Mutter. Aus Erzählungen weiß er, dass er am »Rockzipfel der zweiten Mutter hing«. Die Scheu vor anderen Kindern war in den Jahren vor und nach dem Tod der Mutter immer größer geworden.

Obwohl es Fotos von der leiblichen Mutter gibt, konnte Herr G. sich selbst kein Bild von ihr machen, sie sich nicht in Gedanken vorstellen. Herr G. hatte den Auftrag, auf seine Mutter achtzugeben, zu schauen, wie es ihr ging: Die Mutter nahm viele Tabletten, war sehr launisch, hatte eine Krebsphobie und drohte fast täglich, sich das Leben zu nehmen. Jeden Tag hielt sie einen Mittagsschlaf, es war immer unklar, ob sie daraus erwachen würde. Er traute sich selten, das Haus zu verlassen, ein Loch in der Hecke bot ihm die Möglichkeit, den elterlichen Garten manchmal zu verlassen, um auf dem benachbarten Fußballplatz zu spielen.

> P.: »Wissen Sie, ich habe immer Einsamkeitsangst gehabt, meine Schlafstörungen bestanden als Kind darin, dass ich fürchtete, als Letzter einzuschlafen, und meistens tat ich es dann vor lauter Angst, wenn ich überhaupt geschlafen habe.« – A.: »Sie waren dann der Einzige, der noch wach war. Und einmal haben Sie, weil Sie wach waren und die Putzfrau hörten, die schreckliche Entdeckung gemacht, dass Ihre Mutter sich umgebracht hat. Ich kann mir vorstellen, dass Sie das überhaupt nicht haben verarbeiten können und deshalb auch jetzt in Panik geraten, denn Ihnen stehen ja auch jetzt Trennungen bevor: die Scheidung von Ihrer Frau, und wenn Sie Ihr Volontariat abgeschlossen haben, treten Sie ins Berufsleben ein, das ist doch auch noch einmal eine Zäsur, eine Trennung von zu Hause.« – P.: »Ich bin ja eigentlich nie richtig von zu Hause weg gewesen. Studiert habe ich in derselben Stadt wie mein Bruder, da war ich auch nicht allein.«

Herr G. kam dreimal zu mir. In dieser Zeit sprachen wir viel über die Trennungsproblematik, ich ging stützend auf ihn ein, in der Hoffnung, dass er die nächsten Wochen gut überstand. Er war sehr gefährdet, unbewusste Schuldgefühle lasteten auf ihm. Die »Fehlstarts« mit der Ehe und den Flugzeugen schienen mir hilflose Versuche zu sein, eine tiefe Depression phallisch abzuwehren. Auch fragte ich mich, ob seine Pläne, sich für die Rückgewinnung jüdischen Eigentums einzusetzen, der Linderung seiner Schuldgefühle dienen sollte. Er erschien mir für so eine Aufgabe viel zu jung und unerfahren.

Nach längerer Pause kam er zum nächsten Termin kreidebleich. Ich war sehr erschrocken über die Verschlechterung seines Zustands und fragte mich, warum er mich nicht angerufen hatte. Mir wurde aber sehr bald klar, dass er das gar nicht konnte. Jetzt war er gekommen, um mir zu sagen, dass das mit der Analyse wohl nichts werden könne. Ihm war es so schlecht gegangen, dass er einen Psychiater aufgesucht hatte, der ihm Tabletten verschrieb, die er täglich nahm. Er ging zwei- bis dreimal die Woche eine halbe Stunde zu einem Gespräch zu ihm. Er komme gern zu mir, weil er sich mit mir auch besser unterhalten könne, aber das würde ich wohl jetzt nicht mehr machen. Meine Antwort:

> »Ich habe Ihnen einen Analyseplatz angeboten, und der ist für Sie da. Selbstverständlich ist es Ihre Entscheidung, ob Sie eine Analyse machen wollen oder nicht. Trotzdem möchte ich Ihnen sagen, wie die Situation auf mich wirkt. Ich

glaube, Sie zeigen mit diesen Schwierigkeiten etwas ganz Wesentliches, etwas, das für Sie vielleicht unerträglich ist. Sie haben früher im Bett gelegen, waren wach, hörten, wie die Mutter die Treppe hinunterging, der Vater schlief, im Keller geschah die Katastrophe. Jetzt müssen Sie auf mich warten, sind der Situation passiv ausgeliefert, fürchten vielleicht, es könnte wieder eine Katastrophe passieren. Sie gehen zu einem Mann, ob Sie Ihren Vater wachrütteln wollen? Der soll kommen, Ihnen helfen, Ihre Mutter vom Selbstmord abbringen. Sie sind dann nicht mit der Mutter allein.«

Diese Deutung nahm der Patient mit Erleichterung auf. Ich versprach ihm, den Platz freizuhalten, er könne sich alles in Ruhe überlegen und auch mit dem Psychiater darüber sprechen. Wir verabredeten, dass er auf jeden Fall die psychiatrische Betreuung so lange in Anspruch nehmen sollte, bis er umgezogen war. Ich verstand diesen Angriff auf unsere Beziehung als etwas Konstruktives. Der Patient brachte mit seiner Art zu agieren sein abgespaltenes Trauma direkt in unsere Beziehung. Ich war schlagartig mit allen Gefühlen konfrontiert, die in ihm nicht sein durften. Es ging wohl um einen unbewussten Test: Würde ich eine Mordsituation (hier den Mord an unserer Beziehung) überstehen? Zugleich wirkte ich wohl mit meiner langen Deutung strukturierend, gab der Szene einen Namen. Außerdem gelang es ihm auf diese Weise, einen Vater (den Psychiater) *und* eine Mutter (mich) für sich zu mobilisieren.

Biographie

Herr G. wurde 1963 als zweiter Sohn einer wohlhabenden Familie geboren. Auf den Tod ihres Vaters (1966) reagierte seine depressive Mutter mit einer schweren, bis zu ihrem Tod anhaltenden Dekompensation, die mit Krebsangst gepaart war und psychiatrische Behandlungen erforderte. Die Mutter nahm sich – wie schon erwähnt – das Leben, als der Patient acht Jahre alt war. In der Zeit der Depression der Mutter traute sich der Patient praktisch nicht aus dem Haus, weil er glaubte, auf seine Mutter aufpassen zu müssen. Sie war in ihren Launen unberechenbar, drohte ständig, sich zu suizidieren und setzte alle Hebel in Bewegung, um zu beweisen, dass sie krebskrank sei. Der ältere Bruder dürfte unter der Atmosphäre ebenfalls sehr gelitten haben, hat aber deutlicher protestiert, er war aggressiv, spürte offenbar ein wenig seine Wut auf die Mutter, während Herr G. in totaler Unterwerfung mit seiner Mutter in »einem schwarzen Loch« lebte, wie er später sagte. Mit dieser auch in der Psychoanalyse gebräuchlichen Metapher (Cohen 1980, Cournut 1988) weist Herr G. auf die für ihn nicht fassbare Ausweglosigkeit hin, in der er mit seinem primären Liebesobjekt verbunden war.

Der Vater war voll und ganz mit dem Aufbau seiner Firma beschäftigt und verdiente viel Geld. Er engagierte eine Fülle von Ärzten, Psychiatern und Sanatorien für seine Frau. Die Ärzte hatten den Vater mehrfach entmutigt, indem sie ihm prophezeiten, einmal würde seine Frau es schaffen, sich umzubringen.

»Um die Kinder zu schonen«, ließ man sie nicht an der Beerdigung der Mutter teilnehmen. Erst später hatte der Patient einmal das gemeinsame Grab von Mutter und Großvater gesehen, Möglichkeiten, den Tod zu betrauern, gab es nicht. Stattdessen erzählte er in der Schule, auf der Straße, beim Kaufmann, überall, was geschehen war, als stünde er unter einem Geständniszwang. Bis heute ist Herr G. zappelig, unkonzentriert, hat massive Gedächtnisstörungen. Er war auch nie ein guter Schüler. Ein zufällig durchgeführter Intelligenztest an der Schule zeigte aber, dass er einen überdurchschnittlich hohen IQ hatte, was Lehrern und Eltern zu denken gab. In der anschließenden psychologischen Untersuchung wies der Psychologe die Eltern darauf hin, dass der Junge »viel Liebe« benötige. Das habe sich vor allem seine zweite Mutter zu Herzen genommen. Bis zu seinem siebzehnten Lebensjahr habe er auf ihrem Schoß sitzen können, und sie habe ihn viel gestreichelt.

In der Schule war Herr G. unbeliebt, versuchte sich mit Clownerien, die meistens misslangen, wichtig zu machen. Er war noch mit siebzehn der Kleinste in der Klasse und wurde überhaupt nicht gemocht. Genauso war es beim Fußballspielen: Der Platz grenzte an den elterlichen Garten, er musste nur durch ein Loch in der Hecke, konnte also schnell zurück. Er wurde aber oft gehänselt, auf die Strafbank verbannt oder in die B-Mannschaft der Jüngeren versetzt. Er war praktisch nur damit beschäftigt, sich irgendwie Anerkennung zu verschaffen.

Sein Studium absolvierte er unter großen Strapazen, seine Konzentrations- und Gedächtnisstörungen waren eine ständige Belastung. Seine Frau lernte er vor acht Jahren kennen, sie wollte ihn unbedingt heiraten, und deshalb habe er das auch getan. Anfangs war er stolz und begeistert, sie war seine erste sexuelle Beziehung, die allerdings immer unbefriedigend blieb. Die Frau wandte sich bald anderen Männern zu, was er lange nicht wahrhaben wollte. Er fühlte sich als Versager, wie er es aus der Schulzeit kannte.

Den Studienabschluss schaffte er nach den Erstgesprächen mit gutem Erfolg. (Wahrscheinlich hatte ein durch die Aussicht auf den Analyseplatz entstandener vorübergehender manischer Zustand seine Konzentrationsstörungen in Schach gehalten.)

Worte sind Grießbrei – Reinszenierungen im Konkreten

Dieser Patient trat sehr schnell mit seiner abgespaltenen Destruktivität durch Handlungen, Unfälle und Symptome mit mir in Beziehung. Die Trias von Denken, Fühlen und Handeln lief im Patienten nicht synchron ab. Er konnte seine Gefühle zwar im Handeln ausdrücken, aber nicht denken, und ich war zu Beginn der Therapie mit meiner Gegenübertragung – wie z. B. beim Protokollieren – auf der Handlungsebene mit ihm verwickelt (Klüwer 1983, 1995). Diese *konkretistische Fusion* zwischen uns wirkte wie eine Art Kitt, der die aggressiven Handlungssymptome in der Beziehung einband. Erst später konnte dieses Interaktionsmuster in eine Übertragungsbeziehung übergehen, in der seine traumatische Konstellation in unserer Beziehung lebendig wurde. Diese Vorgänge kann ich nur an einigen Episoden exemplarisch verdeutlichen. Der Prozess der Analyse wird darüber hinaus anhand einiger Träume belegt, die in meinen Augen ganz im Sinne Quinodoz' (1999) den Gang der Dinge verifizieren.

Herr G. war inzwischen umgezogen und hatte eine Stelle angetreten. Regelmäßig kam er in die Praxis gestürmt. Sakko, Mantel, alles wurde im Zimmer ausgebreitet bzw. über meinen Schreibtischstuhl gehängt. Meinen Hinweis auf die Garderobe im Flur quittierte er mit den Worten: »Ach, vielen Dank, das brauche ich nicht.« Oder an einem anderen Tag: »Ach, wissen Sie, ich schau nicht auf Ihren Schreibtisch.« Wichtig war, dass alles von ihm, auch sein Sakko, in meinem Zimmer war. Der Übergang vom Auto auf die Couch musste ohne Unterbrechung verlaufen. Er musste mich und meinen Raum offenbar intrusiv beherrschen, und das durfte nicht zur Sprache kommen. Häufig eröffnete er die Stunden mit den Worten: »Heute bin ich wieder total im Keller.« Auf meinen Kommentar: »Im Keller, dort haben Sie Ihre Mutter gefunden« fragte er: »Was hab' ich eben gesagt?« Oder später: »Hab' ich schon wieder ›im Keller‹ gesagt?« Wie sehr er sich in dem Keller bewegte, verriet dieses sprachliche Bild, er konnte das aber gar nicht mit sich verbinden. Bis wir uns wirklich im Keller befanden, sollten noch einige Analysejahre verstreichen.

Einmal die Woche verabredete er sich zum Fußballspielen auf der Sportanlage direkt gegenüber von unserem Haus. »Dann sind Sie ganz in meiner Nähe, können schnell bei mir reinschauen, wenn etwas passiert, so wie Sie früher durch das Loch in der Hecke geschlüpft sind.« – »Wenn ich ehrlich bin, daran habe ich auch schon gedacht«, meinte der Patient. Ich hatte das Gefühl, ein hochintelligentes, aber kleines Kind in Analyse zu haben, das seine Beziehung zu mir wegen seiner Identitätsstörung auf einer konkretistischen Ebene erleben musste, bevor Deutungen zu einer Veränderung führen konnten. Er musste konkret in mir sein, die symbolische Ebene – dass ich für ihn psychische Realität habe – war nicht vorhanden. Er war voller Ängste, einen Fehler im Büro zu machen, war hektisch, sprach ununterbrochen, hielt auch das erste halbe Jahr an seinen Tabletten fest. Es war, als hätte ich einen gejagten Hund oder einen Durchlauferhitzer auf der Couch liegen. Wenn es mir gelang, einen Kommentar oder eine Deutung zu geben, antwortete er kurz: »Das ist ganz korrekt, was Sie da sagen« und fuhr in seinem Duktus fort. Unbewusst sprach er mit seiner toten Mutter. Meine Worte wurden unverdaut verschlungen wie Grießbrei, den er früher gern mochte und sich auch heute noch oft kocht, obwohl er immer mit Durchfall darauf reagiert. Er verschaffte sich mit der Milchspeise eine gute Erinnerung an die Mutter, die dann aber schnell zerstört oder vertrieben werden musste, wie meine Bemühungen, ihn zu verstehen.

Eine andere Übertragungslinie war zur zweiten Mutter zu erkennen. So wie er früher von ihr gestreichelt wurde, suchte er Bestätigung bei mir. Jedes Verabschieden war von einem kindlich fragenden Blick begleitet, den ich bestätigen sollte. Oft kam auch noch eine Frage im Hinausgehen, die ich mit einer Ermunterung hätte beantworten sollen. Ich blieb immer freundlich zugewandt, wies aber auch auf die nächste Stunde hin. Zugleich erlitt er mehrere Unfälle (Verkehr und Sport), die mir zeigten, wie gefährdet er war, auch wenn er die Situationen nicht eindeutig verschuldet hatte. Dass sich in seinem Umfeld offenbar sehr schnell Katastrophen ereignen können, war nur zu deutlich. Mir erschien er ein wenig fahrlässig, so als wollte er, dass ich, wie der Vater und die zweite Mutter, meine schützenden Hände um ihn lege.

»Totale Verschmelzung« mit Claudia – beginnende Übertragungsspaltung

Auf die erste Urlaubsunterbrechung reagierte er mit einer Reinszenierung der Beziehung zur Mutter, die uns die nächsten Jahre beschäftigen sollte. Nachdem er in den Ferien mit einem Freund durch Europa gehetzt war, verliebte er sich in eine junge Frau. Beide gingen eine »totale Verschmelzung« ein, sie litt unter einer schweren Bulimie, unberechenbaren Depressionen und Suizidgedanken. Herr G. tat sich anfangs schwer, anzuerkennen, dass diese Beziehungsaufnahme wohl etwas mit der Analysenunterbrechung zu tun hatte. Er hatte jetzt die Gelegenheit, etwas zu fühlen, das er früher, bei seiner Mutter, nicht fühlen konnte, es ging um die Wiederbelebung von Stimmungen, die sich zwischen ihm und der Mutter eingestellt hatten, für die ihm damals keine Worte zur Verfügung standen. Es ging um Erfahrungen aus präverbaler Zeit. Es gab zwischen ihm und der Mutter wie zwischen ihm und Claudia, der Freundin, eine zerstörerische, aber nicht aufzulösende Bindung.

Sein Leben gestaltete sich nun folgendermaßen: Von Montag bis Freitag hatte er Analyse, dann fuhr er sofort ca. 500 km zur Freundin, um dann Montags früh wieder bei mir zu sein. Mit dem Zug konnte er wegen seiner Phobie nicht fahren. Panikzustände erlitt er oft in der Trennungssituation bei der Abreise. Seine Freundin rief ihn stündlich an, auch im Büro. Immer war sie in einer anderen Stimmung. Hatte sie ihn z. B. freundlich verabschiedet, kamen ihr in der Nacht Suizidgedanken und sie beunruhigte ihn sofort am Telefon. Er wurde von ihr aufgefressen und wieder ausgespuckt, war in chronischer Panik, konnte nichts von ihr behalten, kein Vertrauen, keine Zuversicht, sein Durchfall stellte die Dynamik auf somatischer Ebene dar. Drohte sie mit dem Abbruch der Beziehung, verfiel er in Suizidgedanken und wurde schwer depressiv.

A.: »Es ist, als hätte ich hier zwei Menschen auf der Couch liegen.« – P.: »Ja, wenn ich über Claudia rede, dann rede ich auch über mich.« – A.: »Wahrscheinlich waren Sie früher, als Sie auf Ihre Mutter Acht geben sollten, auf eine ähnliche Weise mit Ihrer Mutter verbunden wie jetzt mit Claudia.« Die nichtsprachliche Ebene zwischen ihm und Claudia war so, wie wir es uns zwischen ihm und seiner chronisch depressiven Mutter vorstellten. A.: »Ein tiefes Unglück verbindet Sie und Claudia, Sie können dabei spüren, wie Sie mit dem Unglück Ihrer Mutter verbunden sind.«

Jedes Detail, auch die psychosomatischen Interaktionen dieser Beziehung deutete ich, wann immer ich eine Möglichkeit sah. So wie er von Claudia nichts behalten konnte, konnte er sich auch an nichts von mir aus der vorherigen Stunde erinnern. In der Stunde war ihm warm, aber sobald er mich verließ, fror er, zündete sich eine Zigarette an, und alles war »verraucht«. Bei mir konnte er seine Panik »deponieren«, wenn er aber ging, stellte sie sich wieder ein.

Zwischen Claudia und mir gab es allerdings Unterschiede, die zeigten, dass die Deutungsarbeit allmählich fruchtete. P.: »Sie sind ja immer ruhig und freundlich. Wenn ich meine Zerstörung in Claudia deponiere, die schlägt mit doppelter Kraft zurück ... Claudia ist noch kränker als ich ... Ich sehe in der Beziehung bewusst meinem eigenen Untergang zu, ich komm da aber nicht raus ... Claudia zerstört sich und mich mit.« – A.: »Ja, und ich glaube, wir können an der Situation etwas sehen und fühlen, das Sie in ähnlicher Form mit Ihrer Mutter erlebt haben, damals aber wohl *nicht fühlen* konnten.«
Es kam zu Turbulenzen, als er während einer kleineren Analyseunterbrechung, nur um mit ihr in Übereinstimmung zu sein, in ihre Heirats- und Umzugspläne

einwilligte. »Sie schaffen Tatsachen, da kann man kaum hinterheranalysieren.« – »Ich habe mich an Claudia verkauft.« In meiner Gegenübertragung spürte ich das Bedürfnis zu handeln, was ich in Deutungen umsetzte: Ich war die tote Mutter, die er wieder zum Leben erwecken wollte, oder der untätige Vater, der ihn zur Vernunft bringen sollte. Ich sollte aktiv werden und das Unaufhaltsame stoppen. Es konnten eine Fülle von Parallelen zwischen der jetzigen Situation und seiner damaligen mit der Mutter nachgewiesen werden. Obwohl er sich an manches erinnerte und Einsichten hatte, konnte er Claudia gegenüber nicht »Nein« sagen. Ein »Nein« hieß Trennung, und Trennung hieß Tod. »Wissen Sie, ich habe keine Struktur, keine Façon, weiß nicht, was ich selber will. Ich bin ein Kind. Und deshalb brauche ich Sie.«

Das Gesicht der Mutter – ein Organisator in der Übertragung (beginnende Reintegration)

Der Tod der Großmutter mütterlicherseits gab dem Patienten die Möglichkeit, viele Gespräche mit seinem Vater zu führen und auch das Grab seiner Mutter wieder zu besuchen. Auf das Grab zu blicken war ihm wichtig, weshalb er vor der Abfahrt noch einmal alleine zurückging. Es kamen ihm Tränen. A.: »Das hat Ihnen gut getan, dass Sie noch einmal alleine zurückkehrten.« – P.: »Ja, wissen Sie, so stehe ich doch vor meiner Mutter besser da.« Ich war über diese Antwort überrascht, meine Hoffnung, er könne nun in der Lage sein, ein wenig Trauerarbeit zu leisten, schien verfrüht. Ganz im Sinne seines Narzissmus und seiner masochistischen Bindung an die Mutter war es für ihn wichtig, sich bei der Mutter »gut anzuschreiben«. Seine magische Vorstellung, die Mutter säße im Himmel und blickte auf ihn herab, implizierte eine mit der Mutter gemeinsame unbewusste Schuld: Jeder hatte den anderen verlassen, Opfer und Nichtopfer waren für immer miteinander verschmolzen (Cournut 1988, Oliner 1996). Mit Claudia wurde das Dilemma reinszeniert und einer Bearbeitung zugänglich: Sie wollte ihn sofort heiraten und drohte: »Wenn Du das nicht tust, verrecke ich!«

Erstmals konnte er in einer Stunde das Gesicht seiner Mutter vor sich sehen. Es strahlte eine gewisse Zufriedenheit aus. Indem er mir die Szene schilderte, ließ er mich teilnehmen. Wir konnten beide auf die eingeschlafene Mutter blicken. Erst jetzt entwickelte er den Gedanken, sich vielleicht doch von seiner Mutter verabschieden zu können. Die Atmosphäre in dieser Stunde war ruhig und andachtsvoll. In mir stiegen blitzartig eine Reihe von Ideen auf: Wenn es so etwas wie einen Organisator in der psychischen Entwicklung gibt, dann ist in diesem Patienten jetzt einer entstanden (Spitz 1965). Und wenn auf dem Wege der freien Assoziation in ihm erstmals das Gesicht der Mutter auftaucht, dann vielleicht auch, weil es einen Organisator in der Übertragung gibt. Die »Wärme«, die er in der Stunde spürte, fand doch einen Niederschlag in ihm. Erstmals konnte er seine Mutter imaginieren! Eine Reintegration des abgespaltenen Mutterintrojekts kündigte sich an. Meine Hoffnung, dass nun seine Mutter auch in Träumen auftauchen könne, wurde zunächst aber nicht erfüllt (Bollas 1996).

Es gelang ihm, sich von Claudia zu trennen, die ihm noch einmal im wahrsten Sinne des Wortes die Hölle heiß machte, er war erschüttert und depressiv, hatte Angst, sie könne sich wirklich umbringen. Ich deutete die Ereignisse, damit er das, was er erlebte, in seinem Inneren wiederfinden konnte. Es ging um den Umgang mit seinem zerstörerischen Mutterintrojekt und auch um Trennung.

»Totale Verlustangst« – Der erste Traum mit der Mutter

Die Großmutter starb in einem Altenheim, sie liebte Pelze, schwärmte immer von der guten alten Zeit, als sie in Osteuropa in hochherrschaftlichem Ambiente mit eigenem Tennisplatz und Bediensteten lebte. Der Großvater war Direktor einer Fabrik gewesen. Er galt als ehrenwerter Mann. Nach dem Krieg ging die Familie nach Südamerika.

> A.: »Warum Ihre Großeltern wohl 1949 nach Südamerika gingen?« – P.: »Die waren ja damals als Sudetendeutsche staatenlos. Niemand wollte die haben.« – A.: »Ja? Die Vertriebenen bekamen doch Wiederaufbaukredite.« Ich spürte, wie mir heiß wurde. Wir schwiegen. Natürlich fragte ich mich, ob die Großeltern Nazis gewesen waren. Ich sagte aber nichts, sah ich mich doch in der Gefahr, einen anklagenden, verfolgenden Tonfall zu bekommen.

Mein Schweigen hatte aber offenbar etwas in ihm ausgelöst. In der nächsten Stunde überlegte er, ob die Depression seiner Mutter mit der Depression seines Großvaters zu tun gehabt haben könnte. Der Patient ergriff die Gelegenheit, seinen Vater über die Vergangenheit seiner Großeltern auszufragen. Er brachte erschreckende Fakten in Erfahrung. Der Großvater war Parteimitglied und Direktor einer für die Rüstungsindustrie produzierenden Fabrik gewesen. Der Bruder der Mutter, einst Napolaschüler, war kurz nach dem Krieg gestorben. Der Großvater dürfte Zeit seines Lebens unter seiner unbewältigten Schuld gelitten haben. Er unterhielt eine besonders enge Bindung zu seiner Tochter (Mutter des Patienten), sei in sie »verliebt« gewesen. Ob seine Mutter eine ähnlich enge Bindung zu ihrem Vater hatte? Waren Vater und Tochter ebenfalls in einer tiefen Schuld miteinander verbunden? Die Ehe der Großeltern sei nie gut gewesen. Für die Großmutter sei oft ein »schneidiger SS-Mann« zum Tanzen eingeflogen worden, bis zu ihrem Tod war sie in ihrem nationalsozialistischen Weltbild befangen, das nur den Glanz und den Reichtum der alten Zeit kannte. Weder der Patient noch seine Mutter konnten in dieser Großmutter einen emotionalen Halt finden.

Zugleich befasste er sich in den Stunden auch mit der unbewältigten Traumatisierung seines Vaters: Dieser hatte in den letzten Kriegstagen als 16-jähriger Flakhelfer einen russischen Angriff nur knapp überlebt, fast alle Kameraden waren erschossen worden, ihre Eingeweide wurden dabei durch die Luft geschleudert. Der Großvater des Patienten (väterlicherseits) wurde sofort nach Kriegsende trotz völliger Unschuld von den Russen in ein KZ gebracht und exekutiert.

Die Angst vor dem enormen Destruktionspotential führte den Patienten dazu, sich mit seiner »Ja-Sager-Seite« zu befassen, im Beruf und in der Analyse. Er erkannte: Nur um mit dem Gegenüber in Übereinstimmung zu sein, schaltete er seine Urteilsfähigkeit aus und geriet in heikle Situationen. An einem der folgenden Wochenenden litt er »unter totaler Verlustangst« und hatte Blut im Stuhl. Er fürchtete, seine neue Freundin Dagmar könne sich von ihm trennen und er die Analyse als eine Art Alibi benutzen, während sich in Wahrheit nichts änderte. »Ich kann mir vorstellen, dass Ihr Körper hier mitsprechen will und muss, wenn wir mit so viel unvorstellbarer Zerstörung beschäftigt sind. In Ihnen ist eine Verletzung, vielleicht wollen Sie sich von etwas trennen. Und wenn Sie Angst haben, die Analyse könne zu einem Alibi werden, dann geht es wohl auch um die Frage, ob wir uns beide der Wahrheit gewachsen fühlen.« Herr G. suchte einen Internisten auf, alle Untersuchungen waren ohne Befund.

Vermutlich wurde hier eine Destruktion auf psychosomatischer Ebene manifest, die den Beginn der Auflösung der pathologischen Fusion ankündigt und Symbolisierungen (Trimborn 1999) ermöglicht: Im Anschluss an diese Episode folgte der erste Traum, in dem seine Mutter vorkam. Der Traum wirft zugleich ein Licht auf die komplizierte Übertragungssituation:

> Der Traum war so in Versatzstücken. Aber ich habe ihr Gesicht gesehen. Ich kann das vage erinnern. Meine Mutter hat mich mit irgendetwas beauftragt. Ich ging los, um das zu tun, schaffte es aber nicht. Viele verschiedene Wege probierte ich aus. Und es funktionierte nicht. Der Druck wurde immer stärker. Ich bekam Angst, dass ich zu meiner Mutter gehen musste, um ihr zu sagen: »Tut mir Leid, ich krieg das nicht zusammen. Ich bring das nicht.«

Herr G. reagierte auf diesen Traum mit heftigem Durchfall, wieder konnte das Erkannte nicht im psychischen Raum gehalten werden. Einerseits ging es um das »Druckgefühl«, das dadurch entstand, dass er immer glaubte, es nicht zu schaffen, seine Mutter bei guter Laune zu halten: »Ich musste immer aufpassen und das erfüllen, was meine Mutter wollte.« Zugleich ging es aber auch um uns – ob ich ihn mit dieser Analyse überforderte, etwas von ihm wollte? Auch wenn er es unbewusst nahe gelegt hatte, so hatte ich ihn doch mit meiner Haltung dazu gebracht, sich der Täter- und Opferseite seiner Großeltern zuzuwenden. Es bestand die Gefahr, dass er mit seiner »Ja-Sager-Seite« das Thema verfolgte, um ein guter Analysand zu sein. Außerdem waren die Großeltern weiter weg als sein eigenes Trauma, er konnte das Gegenwärtige mit dem Vergangenen abwehren. Andererseits bot ihm die Auseinandersetzung mit den Großeltern die Möglichkeit, seine Identifizierungen zu betrachten und mit mir ein Grundmuster für den Umgang mit Zerstörung zu erarbeiten (Oliner 1996).

»Andere Leute haben Krankheiten, die man sehen kann ... Das ist doch eigentlich einfacher. Mein Vater hat mich damals allein gelassen, obwohl er mich ja mag. Was hätte er tun können? Wahrscheinlich hat er Angst gehabt, meine Mutter in eine Klinik zu stecken, dann wäre alles noch früher kaputtgegangen. Er hat da eigentlich auch was an mich delegiert. Solange ich da war, brachte sie sich nicht um.« – »Und diesen Auftrag wollen Sie nicht mehr ausführen, das bringen Sie nicht zusammen.« – »Nein, aber so weit bin ich noch nicht. Ich fange ja gerade an, mit der Schauspielerei aufzuhören. Bei Dagmar und bei Ihnen geht das, und auch da fühl' ich mich ganz unsicher. Und woanders kann ich das noch nicht.«

In dieser Zeit tauchten viele Träume und Erinnerungen auf, die den Tod der Mutter betrafen: Die Mutter hing mit dem Rücken zu ihm, als er sie entdeckte, der Vater hatte sie abgenommen, hinaufgetragen und auf das Sofa gelegt. Es wurde die Polizei gerufen.

Die »Wärme«, die er in den Stunden erfuhr, konnte er nun oft mit in den Tag nehmen. »Ich kann mit Ihnen mehr anfangen« oder: »Sie sind offener geworden«, sagte er zu mir, womit er natürlich über sich selbst sprach. Auch konnte er sich allmählich an eine vergangene Stunde erinnern.

Täter- und Opferkind – erste Annäherung an Schuldgefühle

Im Büro machte er viele Fehler, auf die er jeden ansprach, so wie er früher jedem vom Suizid seiner Mutter erzählte. Als er einmal seine Monatsrechung mit zwei Tausendmarkscheinen begleichen wollte und mir vorschlug, den sehr hohen überschüssigen Betrag mit dem nächsten Monatshonorar zu verrechnen, konnten wir erkennen, unter welch enormen Schulddruck er stand und wie sehr er sich wünschte, dass ich – wie sein Vater, der die Analyse zum größten Teil bezahlte – die Schuld mit ihm teilen sollte: Ich wäre ihm wenigstens für einen Monat etwas »schuldig geblieben«.

Herr G. hatte sich mit seiner Freundin *Schindlers Liste* auf Video angeschaut. Beide hatten geweint. »Hat es den Schindler wirklich gegeben?« fragte er mich. Er berichtete von seinem Traum, in dem er wie Schindler Menschen in einer Fabrik rettete. Seine Wünsche nach Wiedergutmachung wurden deutlich. Doch dann ging die Stunde in eine andere Richtung:

> Ich: »Im Traum drücken Sie ja auch einen Wiedergutmachungswunsch aus, wenn Sie Schindler sind.« – »Ja, aber ich glaube nicht, dass ich in Wirklichkeit dazu in der Lage bin. Ich glaube, ich bin zu feige ... Ich weiß auch nicht, wie ich mich in der NVA verhalten hätte ... Wenn ich so ein Wächter in Auschwitz gewesen wäre, der auf andere schießen musste, ich glaube, ich hätte mich selbst erschossen ... Warum bin ich wohl so süchtig nach den Fernsehsendungen über die Befreiung von Auschwitz? ... Früher habe ich mir ja gewünscht, in dieser Zeit zu leben, warum wohl?« – »Diese Zeit ist ja auch für Sie mit vielen Unklarheiten und vielen nicht zu fassenden Greueltaten behaftet, und Ihre Familie ist mehrfach betroffen, sowohl auf der Täterseite als auch auf der Opferseite. Vielleicht haben Sie den Wunsch, etwas zu klären oder zu verstehen.« – Er: »Es ist beschämend, ich fühle da Schuld ... Da ist so viel Verschiedenes gleichzeitig da.« Es schließen sich Wochen intensiver Arbeit an, wo es um seine Identifizierung mit den Eltern geht.

Die Opferseite des Vaters half ihm, sich in seinem Inneren der Täterseite weiter zuzuwenden. In einem Traum erwürgte er als Soldat einen jungen Soldaten. Er sah sich als potentiellen Mörder, wieder wurden die Stationen durchgegangen, wie er die Mutter fand. An den Treppenschritten konnte er genau erkennen, dass es die Mutter war, die hinunterging, auch war kein Weihnachten, es gab also keinen Grund, die Kellertreppe abzuschließen. Er hatte geahnt, dass etwas Schlimmes passieren könnte, während er im Bett liegen blieb. Er hätte den Suizid der Mutter verhindern können. »Und noch was, das ist vielleicht merkwürdig, wenn ich das so sage. Aber Dagmar mag gerne, wenn ich sie am Hals kraule, da kam mir gestern so ein Gedankenblitz, ich könnte mit meiner Hand den Hals so umgreifen und fest zupacken. Ich würde das ja nie tun, ich mag Dagmar ja gerne und immer lieber, niemals mach' ich das. Aber dieses Gefühl, ich könnte durch irgendeine Handlung mich selbst aus der Bahn schießen, ganz schlagartig eine Katastrophe herbeiführen, das war wieder da, und die Angst habe ich ja immer wieder, auch im

Beruf.« Seine Erkenntnis, durch eine Impulshandlung jederzeit zum Mörder werden zu können, verstand ich als einen Fortschritt in der Behandlung. Seine omnipotente Destruktivität, die ich in seinen Handlungen spürte und die sich stets auf psychosomatischem Niveau ausdrückte, wurde nun in einer Nebenübertragung deutlich.

Der Haftungsfall – Reinszenierung in der Übertragung

Meine Gegenübertragung hatte sich inzwischen geändert, ich musste auch nicht mehr so viel aufschreiben. Wir näherten uns seiner traumatischen Situation, er hatte inzwischen ein – wenn auch kognitives – Konzept seiner Leidensgeschichte entwickelt. Die Episode mit der Freundin hatte ihm gezeigt: Er konnte verrückt, zum Mörder werden. Was passierte, wenn er seine »Schauspielerei«, seine Spaltungen weiter aufgeben würde? Die enormen Schuld- und Aggressionsprobleme dieses Patienten riefen in mir ein besonderes Alarmiertsein hervor, denn es konnte schnell zu einer Katastrophe kommen. Ich reagierte mit besonderer Aufmerksamkeit, damit *ich* mich in dieser Behandlung nicht schuldig machte. Oft fühlte ich mich depressiv, hoffnungslos und am Rande meiner Fähigkeiten. Es ging darum, dass er in der Übertragung zu mir mit den suizidalen und depressiven Anteilen in Kontakt treten konnte, die in ihm den Kontakt zu seiner verstorbenen Mutter aufrechterhielten, die er aber immer wieder abspalten und projizieren musste.

Um mögliche Katastrophen zu verhindern, verließ er seinen Arbeitsplatz nicht vor Mitternacht. Dennoch unterlief ihm bald ein gravierender Fehler: Er hatte direkt nach einer Stunde bei mir ihm bekannte Informationen missachtet und dadurch unverdient einen Erfolg verbucht, sah sich deshalb als Kriminellen und fürchtete die schlimmsten Konsequenzen. Immer wieder äußerte er die »Angst, verrückt zu werden«. Zu Hause spürte er ständig den Impuls, sich mit Anlauf aus dem Wohnzimmer über die Dachterrasse in den Abgrund zu stürzen. Tagsüber lebte er mehr denn je »wie unter einem Schleier«. »Ich lebe auf zwei Schienen«, sagte er, um mir seine Spaltung zu erklären. Er hatte die Fakten nicht miteinander verbunden, wie damals, als er die Schritte der Mutter auf der Treppe gehört hatte. Er hatte ihr ja noch nachgerufen … Dieses Nebeneinander haben auch seine Großeltern praktiziert, der Großvater war ein ehrenwerter Chemiker, hatte jüdische Freunde, zugleich war er der Direktor dieser Fabrik. Die Großmutter genoss den Tennisplatz neben der Fabrik, in der die Zwangsarbeiter litten. »Meine Großmutter hat sich die Hucke voll gelogen. Ich will dieses Erbe nicht antreten!« Das Nicht-Fühlen war die Ursache des Nichtherstellens der Verbindungen. Angst trieb ihn in die Flucht. Er entwickelte ernsthafte Suizidgedanken, extremen Durchfall und Erbrechen. Das hielt in Schwankungen die nächsten fünf Monate an. Die Analyse bekam eine neue Qualität. Er wurde äußerst ernst, von Schauspielerei war nichts mehr zu spüren. Das Nicht-Fühlen, die fehlenden Verbindungen, die sein Agieren begleiteten, wurden nun in der Beziehung zwischen uns manifest. Nun litt er nicht nur unter *der psychologischen oder tradierten* Schuld, er hatte sich durch sein Verhalten selbst eine *objektive* Schuld aufgeladen. Er berichtete folgenden Traum:

> Eine Putzfrau führt mich auf die Toilette, sie öffnet die Tür, und ich sehe auf dem Klo ein etwa zwölfjähriges totes Kind sitzen. Danach macht sie die nächste Tür auf. Das Becken ist ekelhaft, bis zum Rand voll mit Kot, eklig. Die Putzfrau nimmt dann ihren Finger und bohrt damit in der Scheiße herum, als wolle sie mir da etwas zeigen. Schrecklich.

Er hatte ja mit der Putzfrau seine tote Mutter entdeckt … von ihm ist damals etwas gestorben. Er ist der tote Junge. Ich bin die Putzfrau, die ihm die ganze Scheiße zeigt, hier in der Analyse durchwühlen wir die ganze Scheiße. Der Traum zeigt, wie er sich mit mir auf analem Niveau verbunden hatte. Meltzers Konzept des phantasierten Klaustrums (Meltzer 1992) kann hier zur Erklärung herangezogen werden: Ich bin im Besitz des analen Phallus, greife ihn mit meinen Deutungen an, er ist das Opfer, das tote Kind. Aber die Putzfrau im Traum, die machte das »ganz routiniert«, d. h., es gab auch einen Funken Sicherheit zwischen uns, die während der Behandlung gewachsen war:

> »Sie haben Ihren inneren Frieden, das merke ich, um den beneide ich Sie. Der tote Junge sitzt nackt auf dem Klo. Der ist genauso spindeldürr wie ich. Als ich zwölf war, waren meine Probleme in der Schule ganz offensichtlich. Ich war unbeliebt, ein Außenseiter. Kinder, die zwei Jahre jünger waren, bekamen schon Schamhaare, bei mir rührte sich nichts. – Und immer nachts diese Angst, als Letzter einzuschlafen.« Mit der Altersangabe war auch ein Appell an mich verbunden; denn der Psychologe hatte den Eltern damals gesagt: »Der Junge braucht viel Liebe.«

Sein Zustand wurde immer desolater, immer wieder spielte er mit dem Gedanken, aus dem Fenster zu springen. Er war sich seiner nicht sicher, spürte, dass er sich nicht kontrollieren konnte. »Ich kann mein logisches Denken nicht richtig einsetzen … Ich kann das, was in der Stunde ist, nicht speichern.« Alles musste gleich wieder »weggeschissen« werden. Seine Ängste hatten die Qualität von psychotischer Angst, er war völlig arbeitsunfähig, konnte sich aber nicht von seinem Schreibtisch trennen. Ich empfahl ihm vergeblich, sich krank schreiben zu lassen.

Auf meinen Vorschlag, vorübergehend fünfstündig zu kommen, ging er allerdings gern ein. Ich gab ihm eine Stunde um 18 Uhr, so war er gezwungen, wenigstens an einem Tag in der Woche das Büro vor 23 Uhr zu verlassen.

Obwohl die Gefahr negativer Konsequenzen in der äußeren Realität bald gebannt war, konnte Herr G. sich nicht beruhigen. Täglich glaubte er Fehler gemacht zu haben, »den Haftungsfall« inszeniert zu haben. Er brauchte die Schuld, um sich bestrafen zu können, schlug selber auf sich ein.

»Das Büro *ist* Ihre suizidale Mutter, um die Sie sich kümmern müssen. So wie Sie 24 Stunden nur an das Büro denken, so haben Sie früher rund um die Uhr an Ihre Mutter gedacht. Wenn Sie jetzt ein Komma übersehen, ist das dasselbe wie die Treppenschritte der Mutter nicht richtig interpretieren ...« Allmählich begann er seinen Hass auf die Mutter zu formulieren. »Wissen Sie, ich war noch nie so dicht an meiner Mutter dran wie jetzt, und noch dichter kann ich nicht. Ich will Trost.«
Er offenbarte seinem Chef, dass er eine Analyse mache und sich für einen »Risikofaktor« in der Firma halte, worauf ihm die Unterschriftsberechtigung entzogen wurde. Er wünschte sich eine Krankheit, am liebsten Leukämie. »Sie wünschen sich Leukämie, so wie sich Ihre Mutter eine Krebserkrankung gewünscht hat.« Enttäuscht erzählte er mir von einer ärztlichen Untersuchung, die nur gute Werte ergab, sein Durchfall und Erbrechen wurden als psychosomatisch diagnostiziert. Er wog nur noch 70 kg. Seine Suizidgedanken wurden extrem. »Immer wieder fürchten Sie einen Haftungsfall. Früher sollten Sie auf Ihre Mutter aufpassen, als sollten Sie als Kind für Ihre Mutter *haften*. Ich soll jetzt spüren, wie sehr Sie das bedrängt. Bekomme *ich* einen Haftungsfall, wenn Sie sich umbringen?« Er kann die Bedrohung nur fühlen, wenn ich sie fühle und halte. So war es ihm sehr hilfreich, mein Gesicht zu sehen, als seine psychotische Angst so stark war und er ein paar Stunden gesessen hatte.

Er war wütend auf die Analyse. Ich hatte ihm das alles eingebrockt, war als sadistische Angreiferin zum (potentiell) traumatisierenden Objekt geworden, und das war durch einen Suizid schnell umzukehren, Introjektion und Projektion von Hass und Gewaltphantasien wechselten einander ab. Er fühlte seinen »totalen Zusammenbruch«, ihm ging es schlechter denn je. Gleichzeitig kam er auch nicht von mir los, wie er merkte. Wenn er bei mir oder im Beruf kündigte, würde er etwas umbringen, und wenn er bliebe, würde er umgebracht werden. »Sie sind auf mich wütend und fühlen sich zugleich auf mich angewiesen. Ich glaube, Sie waren als Kind mit Ihrer Mutter in einer ganz ähnlichen Situation: Einerseits waren Sie abhängig von ihr und zugleich spürten Sie diesen enormen Hass.« In diesem Zusammenhang sprach ich noch einmal die Würgephantasie vom Sommer an, er gewann die Vorstellung, dass der Impuls, der damals durch ihn geschossen war, so ein »abgetrennter Hass« war, wie er ihn vielleicht gegenüber seiner Mutter hegte, aber nie wahrgenommen hatte, deshalb hatte er auch nicht weitergedacht, als er die Treppenschritte hörte.

Destruktion und Allmacht – Die Perversion

In vielen Variationen bearbeiteten wir seine Neigung, Schuld auf sich zu ziehen, und seinen Hass auf mich. Er hatte Schuld, wenn er sich in der Analyse immer im Kreise drehte. Und ich hatte Schuld, dass er noch nicht weiter war. Er war ein beruflicher Versager und ich mit dieser Analyse auch. »Sie erleben uns beide als Versager. Auf diese Weise bleibt die Verbindung zu Ihrer Mutter aufrechterhalten.« Er hatte jetzt die Rolle seiner Mutter und ich seine. Ich sollte fühlen, wie er sich damals fühlte. Er zerstörte sich, musste den Schrecken in meinem Gesicht sehen. Er wollte auch mich zerstören, so wie damals seine Mutter ihn zerstörte. Herr G. spürte, dass wir beide trotz aller Destruktivität aneinander festhielten, wahrscheinlich konnte er in dieser Zeit die Hoffnung entwickeln, vielleicht doch die suizidale Mutter verlassen zu können, und das ermöglichte ihm, mir seine Perversion zu gestehen.

> Das Destruktive hatte für ihn wegen der omnipotenten Qualität etwas Faszinierendes. Er berichtete mir von seinen »masochistischen Sexualphantasien« als seinem »letzten Geheimnis«. – »Das müssen Sie ja auch mal wissen. Ich stelle mir starke, sadistische Frauen im Lederrock mit Stiefeln vor, die mich am steifen Arm verrecken lassen oder vor denen ich auf allen Vieren krieche. Das verschafft mir mit Sicherheit einen Orgasmus. Ich stell' mir das auch oft beim Onanieren vor. Das entspannt mich, dann kann ich mal ein bisschen aussteigen. Ich denke auch an so etwas, wenn ich mit Dagmar schlafe.« – »Auf diese Weise stellen Sie den Kontakt zu Ihrer Mutter her.« Er berichtete über die Kälte und Strenge der Mutter, wie sie Strafe androhte, die dann der Vater am Abend mit Schlägen ausführte. »Die Erniedrigung war das Schlimmste und das Warten auf die Strafe am Abend.«

Ich gewann allmählich das Gefühl, dass er sich nicht mehr umbringen werde; nicht nur er, auch das Übertragungsgeschehen bekam mehr Konturen: Die sadistischen Anteile waren in der Lederfrau gebunden, wenn er sich seiner traumatischen Beziehungskonstellation näherte, wurde ich zur Lederfrau.

Er erinnerte, wie er sexuell erregt war, wenn seine zweite Mutter eine glänzende

Hose trug: »Mit dreizehn, vierzehn Jahren habe ich mir so glänzende Sachen über den Kopf gestülpt, die Kleider von meiner zweiten Mutter angezogen und mich in ihre Schuhe gezwängt. Ich bin dann in einen Kleidersack gekrochen und habe mich befriedigt. Sicherheitshalber habe ich immer ein Messer mitgenommen, damit ich den Sack in der Not aufschneiden kann, falls ich ersticke. Oft trug ich dabei auch meinen Hockeyhelm. Das ist bestimmt was Transvestitisches. Ich sollte ja auch ein Mädchen werden. Als Kind habe ich mir manchmal die Strümpfe meiner Mutter ins Hemd gesteckt, damit ich einen Busen habe. Mädchen haben es leichter, die müssen nicht so stark sein.« Seine erste Frau konnte nur mit ihm schlafen, wenn sie ihn erniedrigte. Nach dem »Geständnis« berichtete er folgenden Traum:

> Der ist mir peinlich. Das ist das erste Mal, dass ich von Ihnen träume. Ich liege hier auf dem Sofa, die Tür ist aber nicht da hinten, sondern hier vorne rechts. Die Tür geht auf, Sie kommen rein und sind nackt. Hinter Ihnen ist noch eine Frau. Die hat schwarze Lederkleidung an. Sie sind ganz natürlich und haben einen sehr hübschen Körper. Ich denke im Traum, dass das jetzt eine therapeutische Maßnahme ist. Es geht irgendwie darum, dass Sie mir durch eine Gegenüberstellung die Lederfrau austreiben wollen. – Sie hatten einen ganz großen Busen, das ist wichtig für mein Kindsein.

Die Lederfrau – ein montiertes Objekt (Khan 1979) – ist eine Verdichtung aus der leiblichen und der Stiefmutter sowie der Großmutter, und sie ist auch die weibliche Ausgabe des SS-Mannes, von dem die Großmutter immer schwärmte. Der Psychiater seiner Mutter hatte seinem Vater einmal ihre enge Bindung an den Großvater erläutert: »Wissen Sie, wenn Ihre Frau mit Ihnen schläft, schläft sie in Wahrheit mit Ihrem Schwiegervater.« Die Sexualphantasien von Herrn G. unterliegen einem ähnlichen Mechanismus, wie er meinte.

> Ich: »Und vielleicht geht es auch darum, wie es hier ist. Ob hier auch, wenn Sie einen natürlichen Kontakt zu mir haben, die Lederfrau lauert. – Und was ist, wenn Sie sie begehren?«

Seine Flugangst, die in dieser Phase wieder virulent wurde, konnten wir neu verstehen: Er sitzt im Flugzeug wie im Kleidersack, aber ohne Messer. Wenn er in den Plastiksack kroch, kroch er in Mutters Leib, es war ein Spiel zwischen Leben und Tod, das Messer verschaffte ihm Allmacht und sexuelle Erregung, er war Herr über das Schicksal, konnte Mutter bei Gefahr aufschlitzen. Die Panik, die er hat, ist die Angst vor dem Mord. Im Flugzeug ist er der Allmacht beraubt, kann nicht die Mutter töten, bevor er selbst getötet wird. Zu Beginn der Analyse war er auf der Handlungsebene durch sein vieles Agieren in mich gekrochen. Meine besondere Vorsicht in der Deutungsarbeit wurde mir nun klarer: Unbewusst hatte er mir immer die Rolle der Lederfrau zugeschrieben, die ich nicht ausfüllen konnte und wollte.

In dieser Zeit war Herr G. offen depressiv, er weinte viel. Es ging eine Faszination davon aus, sich sein eigenes Grab zu schaufeln. Er begann auch zu ahnen, dass er einer Größenphantasie nachhing, wenn er unbewusst glaubte, das Leben seiner Mutter retten zu können. Gelegentlich kamen Sätze wie: »Ich kann wieder denken, Frau Henningsen«.

Der Kampf mit der Lederfrau – Durcharbeiten

Er begann den Kampf mit der Lederfrau, mit der suizidalen Mutter, mit dem Büro, mit mir aufzunehmen. Sich behaupten können, ohne zu morden, wurde sein Ziel. Er kündigte seine Stellung, und niemand war tot umgefallen. Er war nun arbeitslos, kam nach wie vor fünfmal die Woche zu mir. Erneut fragte er sich, ob er überhaupt in der Lage sei, seine Frau zu lieben, mich zu fühlen. Es ging um seine *innere Autonomie*. Konnte er herausfinden, was *er* wollte, ohne bei jemand anderem in der Pflicht zu stehen? Er war auf sich gestellt ohne äußere Verpflichtung und konnte das als Chance erleben. Die Heiratspläne wurden trotz seines desolaten Zustands realisiert. Seine Frau hatte (wie ich) die ganze Zeit zu ihm gehalten, er konnte ihr (und auch mir) Dankbarkeit zeigen.

Den 14-stündigen Flug der Hochzeitsreise überstand er ohne Probleme. »Frau H., ich kann wieder denken, der Schleier ist weg«, sagte er mir freudestrahlend. Er nahm seine Arbeit wieder teilweise auf und bewältigte sie gut, nicht nur im Büro, auch in der Analyse. Er ging viel selbständiger als früher mit seinen Träumen um. Er beschrieb mir mit Begeisterung die feste Konsistenz seines Stuhlgangs. Es war ihm nun acht Tage hintereinander gut gegangen (keine Angstanfälle, kein Durchfall, guter Schlaf), das hatte er in seinem ganzen ihm erinnerlichen Leben noch nie erlebt. Daraufhin überfiel ihn am Nachmittag im Büro wieder eine Angstattacke, die er sich selbst mit seiner Angst vor dem Analysenende und seiner Neigung zur Selbstbestrafung deuten konnte. Die fünfte Stunde benötigte er jetzt nicht mehr. Er nahm allmählich wieder an Körpergewicht zu und konnte auch bald wieder voll arbeiten.

Seine Neigung, vor dem anderen auf allen Vieren zu kriechen, bezog sich nicht nur auf seine Sexualität. Die Lederfrau, »meine innere Mutter, wirkt ja wie ein schwarzes Gespenst, wie ein Ungeheuer in mir, auch wenn ich es nicht sehen kann. Viel hab ich davon ja im letzten halben Jahr zu sehen bekommen, auch durch die Wut, die ich auf die Analyse hatte, wenn ich nämlich merkte, wie sehr ich Sie brauche. Ich werde immer wieder mal Angst haben, aber ich will nicht gleich aus dem Fenster springen.«

Mit seinen Eltern führte er ein intensives Gespräch, in dem ihm sein Vater gestand, dass er damals nicht überblickt habe, wie sehr die Kinder durch die Situation der Mutter belastet waren. Der Vater hatte sich damals derart in seinen Beruf gestürzt, weil sich ihm damit eine Gelegenheit bot, das große Unrecht zu sühnen, das seinem Vater widerfahren war und zu dessen Tod im KZ geführt hatte. Während er die eine Schuld zu sühnen versuchte, hatte er sich an seinen eigenen Kindern schuldig gemacht. Erneut war Herr G. mit der Gleichzeitigkeit von Täter- und Opferrolle konfrontiert, er spürte seine Identifikation mit dem Vater auf einer neuen Ebene und entwickelte zunehmend den Wunsch, für sich selbst aufzukommen, eigene Verantwortung zu tragen. Er drängte darauf, sein Vater solle die Unkosten für die Analyse von seinem Erbteil abziehen, und nahm sich vor, die Analyse bei der nächsten Gehaltserhöhung vollständig aus eigener Tasche zu zahlen.

In Anspielung an einen Traum meinte er: »Ich war in einem Käfig, im Spinnennetz der Mutter gefangen, und die war wieder im Spinnennetz ihrer Mutter gefangen. Ich wehre mich da jetzt. Ich spüre da Konturen. Vielleicht kriege ich doch noch eine Persönlichkeit.« Mich hat diese Formulierung sehr bewegt: Man kriegt ein Kind, aber kriegt man eine Persönlichkeit? Mit seinen Worten hatte Herr G. aber wohl etwas ausgedrückt, das wir, je nach theoretischer Ausrichtung, als die Entwicklung eines integrierten oder kohärenten Selbst bezeichnen würden. Alles war – abgespalten und projiziert – außerhalb von ihm, lief durch ihn durch, um dann Angst und Verfolgung in ihm auszulösen. Je mehr er erkannte und fühlte, dass diese Kräfte Teil seiner eigenen Person waren, desto mehr konnte er sie in sich halten und sich als Persönlichkeit spüren, so wie er auch festen Stuhl produzieren konnte, und desto weniger musste er agieren. Wenn er die Analyse als eine Suche nach seiner Persönlichkeit betrachtet, so heißt das für die Übertragung auch, dass er seine *wirkliche Mutter* sucht, über die er *sich* finden kann.

Nach anfänglicher Ambivalenz entscheiden er und seine Frau sich, eine Familie zu gründen. Nachdem sich eine Schwangerschaft eingestellt hatte, ging es erneut darum, nun ganz konkret noch einmal die Ängste zu bearbeiten. Die Lederfrau konnte er in seiner Phantasie nicht mehr bei seiner Frau unterbringen. Überall ging es darum, einzutauchen, ohne das Messer zu ziehen, um dann wieder abgegrenzt und ohne Zerstörung hervorzutreten: in seine Frau, in der Stunde bei mir, in seine Geschäfte. Herr G. ist inzwischen stolzer Vater und hat auch die Geburt seines Sohnes gut überstanden.

Beendigung der Analyse

Bald darauf nahm er das Ende der Analyse in Angriff und verließ die Behandlung ein Jahr später. Anfangs projizierte er seine massiven Trennungsängste in seine Frau und sein Kind, das Baby schrie an seiner Stelle, das Stillen war gefährdet. Nachdem ich diesen Vorgang mit den Worten kommentierte: »Das ist doch merkwürdig, Ihrer Frau ist es schon so oft gelungen, *Sie* zu beruhigen, und das ist doch viel schwieriger, als ein Baby zu beruhigen«, konnte er von seinen Projektionen auf die Mutter-Kind-Dyade ablassen und seine Ängste in der Übertragung mit mir bearbeiten. Es ging um Abstillen und Entwöhnen, was er unter anderem auch an seinem Zigarettenkonsum festmachte und sich deshalb entschloss, sich das Rauchen abzugewöhnen. Er verließ die Analyse in tiefer Dankbarkeit als Nichtraucher. Was ich an dieser Stelle nicht mehr ausführen kann, aber doch betonen möchte, ist, wie hilfreich die Bearbeitung seiner Beziehung zu seinem Sohn war, um das Erreichte zu festigen und zu integrieren. Herr G. hatte in der Tat ganz im Sinne Money-Kyrles (1971) die Erinnerung an das erste gute Objekt verloren, als er in die Behandlung kam. Sie war nur noch durch seine Handlungssymptome in Form von Erinnerungsspuren zu erahnen und konnte nun noch einmal lebendig werden. Folgende Episode mag diesen Vorgang verdeutlichen:

> Herr G. fragte mich eines Tages: »Können Sie sich eigentlich ein Bild von meinem Sohn machen?« – »Ich glaube schon.« – »Wissen Sie, ich trage nämlich nie ein Foto von ihm mit mir herum und habe immer ein Bild von ihm in mir.« Herr G. sagte das nicht ohne Stolz, er erinnerte sich, wie er früher seine Mutter nicht imaginieren konnte, und es war ihm eine große Bestätigung, dass er seinen Sohn in der Vorstellung mit sich trug, dass er eine psychische Repräsentanz von ihm entwickelt hatte.

Natürlich fragte ich mich oft, wie stabil wohl das Erreichte sei, und entwickelte immer wieder folgende Phantasie: Herr G. kommt sicher in die Analyse zurück, wenn sein Vater stirbt. Diese Gegenübertragungsreaktion machte mich hellhörig, es ging nicht nur um das »Abstillen« im mütterlichen Sinn, es ging auch um das Verlassen des väterlichen Schutzes. Das selbständige Finanzieren der Analyse war ein Teil dieser Autonomieentwicklung, aber gewiss nicht alles. Seine gesamte berufliche Entwicklung hatte in der Übertragung immer auch den väterlichen Aspekt gehabt. Das Verlassen dieses Schutzraumes war für ihn mit großen inneren Risiken verbunden, die wiederum auch einen genetischen Bezug hatten: Seine identifikatorische Bindung an den Vater – sie wurde auch darin deutlich, dass beide als junge Erwachsene eine Flugphobie entwickelten – hatte verhindert, dass er in einer normalen

Altersstufe in die Pubertät eintrat. Der Vater musste als Flakhelfer in den Krieg, erlitt schwerste Traumatisierungen und verlor direkt nach dem Krieg seinen eigenen Vater. Erst mit siebzehn Jahren, d. h. erst in dem Alter, als der Vater seine Traumata überlebt hatte, konnte der Patient in die Pubertät eintreten. Diese Seite seiner Entwicklung wurde erst deutlich, als die konkrete Trennung in der Analyse vor der Tür stand.

Schlussbemerkungen

Entwicklungspsychologische Perspektiven scheinen mir wesentlich zu sein, um traumatische Verläufe zu verstehen (Greenacre 1967); sie waren mir in dieser Behandlung eine Hilfe, die Schichtung der Übertragung zu erkennen. Diverse Zitate der traumatischen Konstellationen wurden auf konkretistische Weise manifest und konnten durch die Bearbeitung der Übertragung in symbolische Denkmuster transformiert werden. Es müssen vier verschiedene Phasen und Formen der Traumatisierung angenommen werden, wobei in jedem Abschnitt das Ineinanderwirken von Trauma- und Triebentwicklung einerseits (Grubrich-Simitis 1987) sowie von individuellen und transgenerationellen Identifizierungsprozessen andererseits zu beobachten ist. Die Entwicklungsphasen seien kurz beschrieben:

Bis zum dritten Lebensjahr: Die Depression der Mutter dürfte von Anfang an kumulativ traumatisierend gewirkt haben. Emotional abwesend und in erster Linie an ihren Vater gebunden, dessen Schuldgefühle sie unbewusst zu tragen hatte, hat die Mutter im Kind den Grundstein zur Entwicklung eines falschen Selbst gelegt. Der Toilettentraum mag als Beleg dafür gelten, wie wenig diese Mutter in der Lage war, schlechte zerstörerische Zustände des Kindes aufzunehmen und dem Kind Halt zu geben. Das Präkonzept der guten Brust konnte nicht zu einem Konzept werden, wie es Money-Kyrle (1971) und Meltzer (1966) beschrieben haben. Der Anus wurde zum gefälschten Substitut der Brüste. Umgekehrt kann auch die Unfähigkeit des Patienten, die Containerfunktion der Analyse wahrzunehmen und für sich zu nutzen, am Festhalten an den Tabletten zu Behandlungsbeginn erkannt werden.

Herr G. wurde in frühester Kindheit »zum unfreiwilligen Träger und unbewussten Entlehner« elterlicher Schuldgefühle (Cournut 1988, S. 76), wie es Freud in *Das Ich und das Es* beschrieben hat:

> »Eine besondere Chance der Beeinflussung gewinnt man, wenn dies *ubw* Schuldgefühl ein *entlehntes* ist, das heißt das Ergebnis der Identifizierung mit einer anderen Person, die einmal Objekt einer erotischen Besetzung war. Eine

solche Übernahme des Schuldgefühles ist oft der einzige, schwer kenntliche Rest der aufgegebenen Liebesbeziehung« (Freud 1923 b, S. 279, Fn.).

Vom dritten bis zum achten Lebensjahr: Die »geheime Gruft«, die Mutter und Kind durch den Tod des Großvaters unwiederruflich vereinte, wurde im Innern des Patienten zum bestimmenden Prinzip seiner weiteren Entwicklung. Der reale Auftrag, die Mutter vom Suizid abzuhalten, bewirkte eine permanente Zerstörung von Integration, Kohärenz und Autonomie. Der chronische Durchfall, die Einschlafstörungen stellen das triebhafte und psychosomatische Korrelat dar. Die Bindung an die Mutter musste zu Spaltungsprozessen in mehrfacher Hinsicht führen, und zwar – der Entwicklung des Kindes entsprechend – auf analem Niveau. Der Durchfall kann als eine Spaltung zwischen materiell und immateriell verstanden werden und stellt die introjizierten Angriffe des Containers auf den Inhalt dar (Stuhl = Selbst bzw. Selbstobjekt), die schon in den ersten Lebensjahren durch die überwiegend materiell, aber nicht emotional versorgende Mutter-Kind-Beziehung gebahnt wurden (Bion 1962, S. 10 ff.). Wenn die Mutter sich umbringt, wird er mit getötet; wenn er die Mutter umbringt, ebenso. Der Kot kann als das für beide verbindende mörderische Partialobjekt verstanden werden. Wenn er den Kot ausstößt, Blut im Stuhl hat, stößt er das mörderische Introjekt aus. Zugleich drückt sich auch hier eine pathologische Allmacht aus, denn er ist der Herrscher über Leben und Tod. Die Gefühle und Vorstellungen sind abgespalten, alles spielt sich auf der materiell-körperlichen Ebene ab. Eine ähnliche Dynamik ist bei den Einschlafstörungen anzunehmen. Solange er wach ist, wacht er über Leben und Tod, über das abgespaltene und projizierte Introjekt, das ihn dann wieder verfolgt.

Im achten Lebensjahr: Durch den realen Suizid der Mutter trat eine Radikalisierung der Spaltungsvorgänge ein. Der Hass auf die Mutter wurde Wirklichkeit. Alle Aggressionen und Schuldgefühle mussten ausgestoßen, das Bild der Mutter getilgt werden. Die ständige Bedrohung durch die projizierte Schuld hat zu chronischer Dissoziierung geführt, dem Kind ist es auf diese Weise – wie Khan (1979) eindrücklich beschrieben hat – nicht möglich, ein ganzheitliches Objekt zu internalisieren, es kann immer nur Teile des Objekts aufnehmen, die zu einem *montierten Objekt* zusammengesetzt werden, das eine (perverse) Befriedigung ermöglicht. Die Lederfrau stellt eine solche Konstruktion dar: Sie hält den Patienten in der masochistischen Position, die sadistischen Teile sind in sie projiziert, ferner ist sie mit Identitätsmerkmalen ausgestattet, die wiederum an eine transgenerationelle Genese denken lassen: der Großvater, die Großmutter, der SS-Mann, die erste und die zweite Mutter, seine erste Frau.

Die Stagnation der körperlichen Entwicklung, seine Clownerien in der Schule,

Konzentrationsstörungen und die besondere Anhänglichkeit gegenüber der Stiefmutter wie auch die Onaniephantasien im Kleidersack zeigen, wie wenig das Trauma im Latenten gehalten werden konnte, wenn auch das Kind nach außen vielleicht »pseudonormal« wirkte (Lorenzer 1965). Die Stiefmutter hat mit der Schaffung des »Nestes« den Patienten wohl in erster Linie bei Anpassungsleistungen im Sinne des falschen Selbst unterstützt. Das Streicheln und das Sitzen auf dem Schoß hat einer vordergründigen Beruhigung gedient, das Kind wurde aber nicht mit seinen inneren zerstörerischen Objekten wirklich erreicht.

Im siebzehnten Lebensjahr: Nachdem Herr G. mit siebzehn Jahren den Schoß der zweiten Mutter verlassen hatte, begann er zu wachsen, aber es verschlimmerte sich die Angstsymptomatik, so dass er mit neunzehn Jahren erstmals einen Psychiater konsultieren musste. Wahrscheinlich ist hier ein weiterer transgenerationeller Identifikationsprozess anzunehmen: Herr G. konnte erst wachsen, nachdem er das für die Traumatisierung des Vaters kritische Alter überlebt hatte, er war aber zugleich dem vermittelten Trauma des Vaters ausgeliefert und entwickelte die Phobien und Panikzustände.

Mit dem unbewussten Test während der probatorischen Sitzungen und dem Beginn der Beziehung zu seiner ersten Frau setzte der Wiederholungszwang ein, der uns in der Analyse immer wieder beschäftigte. Herr G. näherte sich über das Agieren seiner traumatischen Beziehungskonstellation bis zu einer Phase psychotischer Übertragung. Dabei konnte er mich trotz aller Erschütterungen aber doch als einen »stabilen Begleiter« erleben und Teile seines Traumas mentalisieren und integrieren.

Die Analyse dauerte fünfeinhalb Jahre und fand bis zum Ende vierstündig statt. Herr G. wurde ein sehr erfolgreicher Geschäftsmann. Er suchte mich dreizehn Jahre später wieder auf: »Sie haben doch damals geschrieben, ich würde mich wieder an Sie wenden, wenn mein Vater stirbt. Meine Eltern sind mittlerweile sehr alt und benötigen oft meine Hilfe, damit komme ich ganz gut zurecht. Aber meine Frau will sich von mir trennen, unsere beiden Kinder sind in der Pubertät, und ich werde als Vater gefordert, ich möchte sie nicht so alleine lassen, wie es mein Vater damals tat. Dazu benötige ich Ihre Hilfe.« Herr G. kam in den folgenden zweieinhalb Jahren einmal die Woche, gegen Ende vierzehntägig im Sitzen zu mir, um die Trennung von seiner Frau zu bewältigen und mehr Sicherheit und Authentizität in seiner Rolle als Vater zu erwerben. Während dieser Zeit besuchte er mit seinen Kindern die Wirkstätte seines Großvaters in Tschechien und das Grab seiner Mutter.

AGIEREN UND WIEDERHOLUNGSZWANG

Die Neigung des Menschen, traumatische Situationen zu reinszenieren, kommt dem Erkenntnisprozess während einer Analyse entgegen. Erst durch die Wiederbelebung des Beziehungstraumas in der Übertragung werden Wege zum Verstehen und zu einer emotional korrigierenden Erfahrung möglich.

> »Alle diese unerwünschten Anlässe und schmerzlichen Affektlagen werden nun vom Neurotiker in der Übertragung wiederholt und mit großem Geschick neu belebt. Sie streben den Abbruch der unvollendeten Kur an, sie wissen sich den Eindruck der Verschmähung wieder zu verschaffen, den Arzt zu harten Worten und kühlem Benehmen gegen sie zu nötigen, sie finden die geeigneten Objekte für ihre Eifersucht, sie ersetzen das heiß begehrte Kind der Urzeit durch den Vorsatz oder das Versprechen eines großen Geschenkes, das meist ebenso wenig real wird wie jenes. Nichts von alledem konnte damals lustbringend sein« (Freud 1920g, S. 19f.).

Sinn und Ursache des Wiederholungszwanges werden in der psychoanalytischen Theorieentwicklung verschieden beurteilt. Freud versuchte das Streben des Menschen, eine unlustvolle Situation zu wiederholen, mit der Wirksamkeit des Todestriebes zu begründen – eine Konzeption, die wissenschaftstheoretisch spekulativ blieb und der sich nur wenige Theoretiker angeschlossen haben; ihr heuristischer Wert sei an dieser Stelle aber ausdrücklich konstatiert.

Phyllis Greenacre beschreibt, wie traumatische Ereignisse in einer bestimmten Entwicklungsphase im Kind besondere Erinnerungsspuren, Phantasien und Fixierungen hinterlassen können. Aufgabe der Analyse sei es, die spezifischen Beziehungen zu den Eltern inklusive der Identifizierungen aus der ödipalen und präödipalen Zeit zu rekonstruieren.

> »I have already stressed the fact that severe trauma tends to leave an organized imprint on the young child and, absorbing and modifying the underlying fantasy, it may induce a greater need for repetition, usually in some acted-out form, than is the case with the fantasy alone. This need for repetition of the

trauma formed the basis of Freud's original conclusion that the traumatic experience was itself the cause of neurosis« (Greenacre 1967, S. 287).

Dieser Ansatz sei nun weiter vertieft. Die vorangehend dargestellten Patienten haben alle unter den ihr Leben einschränkenden Folgen eines schweren frühkindlichen Traumas gelitten. Das psychosomatische Simultangeschehen wurde in einem Teilbereich zerstört, so dass sich abgespaltene Fusionskerne bildeten, die in hoch individueller Weise mit Hilfe der Analyse wieder lebendig wurden und teilweise mentalisiert, symbolisiert und reintegriert werden konnten. Neurowissenschaftliche Forschungen bestätigen zunehmend die psychoanalytischen Theorien über frühkindliche Erfahrungen und ihre Auswirkungen auf die körperliche und seelische Entwicklung des Menschen (Carhat-Harris & Friston 2010, Schore 2007). Die von Freud beschriebenen unbewussten Erinnerungsspuren finden ihre Entsprechung im impliziten prozeduralen Gedächtnis (s. Kap. »Spaltung und Fusion«, S. 81 f.). Die traumatische *Beziehung* ruft beim Säugling eine psychobiologische Hypererregung hervor, die dann in eine Dissoziation mündet: Das Gefühl wird betäubt, der Affekt eingeschränkt, um den Schmerz zu vermeiden, und der Cortisolspiegel steigt (Schore 2007, S. 99 f.). Durch diese Abwehrstrategie können sich in der rechten Hemisphäre bleibende Strukturen entwickeln, die weder verbalisierbar noch symbolisierbar sind, sie machen sich allerdings in Handlungen, körperlichen Symptomen und Ich-Einschränkungen bemerkbar und rufen bestimmte Interaktions- und Erlebnisformen hervor, die durch das Unbewusste bestimmt werden. Hier setzt mein Konzept der konkretistischen Fusionen ein. Ich habe in der Übertragung und in den Beziehungen der Patienten zu ihren wichtigen Bezugspersonen unbewusste projektive Identifizierungen beschrieben, die genuin mit der Traumageschichte zusammenhingen. Der nicht integrierbare, dissoziierte Affekt war in der Abwehr mit dem Primärobjekt bzw. in der Analyse mit dem Übertragungsobjekt verschmolzen. Die Fusion musste in der Übertragungsbeziehung erkannt und verstanden werden und war dann auf einer Symbolebene integrierbar.

Fonagy et al. (2004) haben in aller Ausführlichkeit gezeigt, wie ein frühkindliches Trauma die Fähigkeit zur Mentalisierung einschränken oder beschädigen kann, und sehen hier eine Voraussetzung für das Entstehen von Borderline-Zuständen. Sie erklären die Neigung zur Wiederholung mit der mangelnden Repräsentation von Gedanken und Gefühlen:

»Zwischen Trauma und Mentalisierung entsteht im Laufe der weiteren Entwicklung eine wechselseitige Beziehung; das Trauma kann die Neigung des Kindes untergraben, mit Gefühlen und Vorstellungen im Kontext äußerer Er-

> eignisse zu spielen (weil diese als allzu real empfunden werden); gleichzeitig aber erzeugt das Fehlen eines reifen mentalisierenden Modus der inneren Organisation die Tendenz, das Trauma ständig zu wiederholen, ohne dass die Modulierung erfolgte, die mit einer repräsentationalen Sicht der psychischen Realität einherginge« (ebd., S. 386).

Masud R. Khan hat den Begriff des »kumulativen Traumas« geprägt und damit ein häufig anzutreffendes Beziehungstrauma der frühen Kindheit herausgearbeitet. Wiederkehrende gravierende Störungen in der frühen Mutter-Kind-Beziehung wirken chronisch und führen zu »Ich-Verzerrungen«. »Ein kumulatives Trauma liegt dann vor, wenn die Mutter ihre Rolle als Reizschutz im Laufe der Entwicklung des Kindes vom Säuglings- bis zum Jugendalter nur mangelhaft erfüllt« (Khan 1974, S. 55). Bei seinen Überlegungen zur Rekonstruktion des kumulativen Traumas in der Analyse stellt Khan fest, dass solche Patienten in bestimmten Phasen der Analyse den Analytiker nicht als »einheitliches Objekt« wahrnehmen; vielmehr machen sie in »regressiven Zuständen archaischer Affektivität und primärer Abhängigkeit vom Objekt« von der analytischen Situation Gebrauch, so dass auf dem Wege von Deutung und Rekonstruktion die wesentlichen Aspekte der frühkindlichen Ich-Verzerrungen, Art der Mutter-Kind-Beziehung erkannt werden können. »Alle Elemente der Primär-Situation des Kleinkindes treten dabei wieder haargenau so auf wie früher. Es findet praktisch eine Wiederholung dessen statt, was war« (ebd., S. 80).

Für die Bearbeitung des Traumas in der Übertragung gilt:

> »Die Aufgabe des Analytikers besteht nicht darin, Mutter zu *sein* bzw. zu *werden.* Wir könnten diese Aufgabe selbst dann nicht erfüllen, wenn wir in dieser Hinsicht die allergrößten Anstrengungen unternehmen würden (…) Was wir können, ist dem Patienten einige Funktionen der Mutter, und zwar die des Reizschutzes und des Hilfs-Ich, zur Verfügung stellen« (Khan 1974, S. 81).

Müller-Pozzi (1982) hat ausführlich die Neigung des Analysanden geschildert, sich mit der traumatisierenden Mutter zu identifizieren. Der Analytiker wird dann in der Übertragung zum ausgelieferten, traumatisierten Kind. Eine solche Konstellation konnte früher der Auslöser für den Abbruch einer Analyse sein. Die Kenntnisse über die projektive Identifizierung und Gegenidentifizierung ermöglichen dem Analytiker heute diese Behandlungskrisen besser wahrzunehmen und produktiv für die Deutungsarbeit zu nutzen. In jedem der bisher dargestellten Fälle wie auch in den noch folgenden werden diese Behandlungskrisen und Verwicklungen zwischen Analysand und Analytiker geschildert. Die Krisen können unter Umständen zu einem vorzeitigen Ende der Behandlung führen, sie können aber auch eine große Chance für ein vertieftes Verstehen und die Schaffung einer neuen Symbolebene bedeuten.

So ist z. B. der Abbruch der ersten Analyse von Frau F. als eine Wiederholung des frühkindlichen Beziehungstraumas zu verstehen: Der Tod der analytischen Beziehung entspricht dem Ende der Mutter-Kind-Beziehung durch den plötzlichen Tod der Mutter. Das Nachfragen des Analytikers erlebte die Patientin als ein Vergessen oder Verleugnen des Todes der Mutter. Dieser Interaktionsmodus muss sich durch die Wirkung der Patientin auf das Unbewusste des Analytikers eingestellt haben. Es entsprach der emotionalen Erfahrung der Patientin als Kleinkind, die sie so oft machte: Ihre Präsenz erinnerte alle an die Mutter, »Mei, du siehst ja aus wie die Traudi« klang für das Unbewusste des Kindes: »Wenn ich da bin, ist meine Mama auch da.« Der Analytiker hat sich verhalten, als wäre die Mutter seinerzeit am Leben gewesen, ganz im Sinne der unbewussten Abwehr der Patientin. Analytiker und Patientin hatten sich verstrickt und konnten keinen Weg zum Verstehen der Situation mehr finden. »Das stimmt doch nicht, meine Mutter ist doch tot« war dann das Fazit der Patientin und ein Grund für sie, die Analyse abzubrechen. Es musste offenbar ein Tod im übertragenen Sinne geschehen, damit die Ereignisse gefühlt und erkannt werden konnten. Erst durch dieses Enactment wurde der Weg für ein Verstehen und für eine Auflösung der psychosomatischen Symptome frei.

Bei Frau S. war mir bereits bei der Terminvergabe ein Fehler unterlaufen, der als ein Enactment verstanden werden kann. Ich hatte ihr eine Zeit angeboten, zu der ich nicht konnte. Ich war auf diese Weise schon im Erstkontakt zur Mutter geworden, die zwar lebt, die aber nicht präsent ist, die nicht fühlt, nicht spiegelt, nicht imaginiert. Das »Nicht-Fühlen« konnte während der Analyse als der zentrale traumatisierende Schmerz erkannt werden. Frau S. musste ihr Beziehungstrauma in vielen Variationen wiederholen, bevor es wirklich verstanden werden konnte, wenn sie z. B. bei mir ein Marmeladenglas deponiert – eine für sie auf den ersten Blick belanglose Handlung, deren verborgene Dramatik erst später deutlich wurde. Sie hatte die Marmelade bei mir gelassen, wie die Mutter sie in der Krippe gelassen hatte. Erst diese Erkenntnisse ermöglichten die Annäherung an den Schmerz, die Scham, die Wut. In einer späteren Phase der Behandlung musste Frau S. sich zwei Zähne ziehen lassen, nachdem sie daran gedacht hatte, von vier auf zwei Stunden zu reduzieren. Wieder konnte sie die Bedeutung ihres Agierens erst danach erkennen. Sie benötigte den körperlichen Schmerz, um den seelischen Trennungsschmerz zu fühlen und zu mentalisieren.

Das implizite prozedurale Gedächtnis drängt zum Agieren der unbewussten

Affekte, wenn auslösende Situationen dazu einladen. Die analytische Situation ist in besonderem Maße dazu geeignet, diese Übertragungen, die Freud als Wiederholungszwang beschrieben hat, zu erkennen und zu erforschen. Die während einer Behandlung zunehmende Regression des Patienten führt im Idealfall zur Reinszenierung des infantilen Traumas. Im Behandlungsverlauf ist immer wieder zu beobachten, wie sich die Patienten allmählich ihrer individuellen traumatischen Situation nähern. Trotzdem bleibt zu fragen, warum der Mensch dazu neigt, das Trauma – abgewandelt und in einen anderen Kontext eingepasst – zu wiederholen, fügt er sich doch dadurch in der Regel erneute Schmerzen zu.

Dieser Aspekt ist verstehbar, wenn man nicht nur den Wiederholungszwang und die daraus zu erwartenden Regressionen auf die traumatischen Situationen betrachtet, sondern auch jene Regressionsprozesse mit einbezieht, in denen der Analysand auf gelungene Anpassungsvorgänge in der Kindheit zurückgreift. Winnicott weist auf die Unterscheidung zwischen dem »Rückschritt zu einer frühen verfehlten Situation« und dem »Rückschritt zu einer frühen Erfolgssituation« (1954, S. 185) hin und meint, dass Erstere zur Organisation persönlicher Abwehrstrukturen führe und Letztere die Erinnerung an die Abhängigkeit von der Umweltsituation in einem guten Sinne zur Folge habe. Nach meiner Erfahrung wird auch dieser Aspekt in jeder Analyse mobilisiert und ist – und sei es noch so rudimentär – in jeder analytischen Übertragungsbeziehung vorhanden. Der analytische Rahmen, die Verlässlichkeit, die Verpflichtung zur Wahrheit, die Abstinenz, die gleichschwebende Aufmerksamkeit und die grundsätzlich wohlwollende Haltung des Analytikers tragen dazu bei. Die Regression auf Abhängigkeit ermöglicht die von Kinston und Cohen (1986) beschriebene »primäre Verbundenheit« zwischen Analysand und Analytiker. Nun ist bei frühkindlich traumatisierten Patienten gerade diese Bezogenheit erheblich erschüttert. Es gilt mit besonderer Sorgfalt eine vertrauensvolle Beziehung zu Beginn der Behandlung herzustellen und man sollte auch am Anfang mit einer gewissen Aufmerksamkeit nach guten Erfahrungen mit den Primärobjekten fahnden. Die gelungenen Anpassungsleistungen haben ein Verstandenwerden in der Mutter-Kind-Beziehung bzw. den entsprechenden Primärbeziehungen zur Grundlage. Sie stellen die Erfahrungsbasis, aus der sich Resilienzfaktoren entwickeln, die nicht anlagebedingt sind und für Diagnostik und Indikationsstellung eine große Bedeutung haben. Will man die Rolle des Wiederholungszwanges in Bezug auf traumatische Verläufe einschätzen, ist es lohnend, auch die positiven Erfahrungen und Erinnerungen genau zu betrachten. Beide Regressionslinien finden in der Übertragung ihren Niederschlag; gerade das Wechselspiel dieser Übertragungsprozesse erlaubt eine Vertiefung der Beziehung und eine schrittweise Annäherung an das Trauma.

Auch in der Analyse von Herrn G. wurde deutlich, dass in den Wiederholungen, die Analysanden in Analysen inszenieren, in der Regel nicht nur die Destruktion am Werke ist, sondern auch ein hoffnungsvoller Aspekt enthalten ist, der mit Winnicotts Konzept der Regression auf Abhängigkeit verständlich wird (Henningsen 1990). Dies schien mir bei Herrn G. schon bei dem ersten Versuch, die Analyse abzubrechen, deutlich zu sein. In seinem Inneren hatte er doch die Hoffnung, irgendeine Antwort auf sein Tun von mir zu erhalten, sonst hätte er telefonisch abgesagt oder wäre einfach nicht erschienen. Ebenso ist die erste Freundin in der Analyse nicht ausschließlich seine Mutter. Aber er konstellierte mit dieser Freundin, die die mörderischen und verschmelzenden Aspekte seiner Mutter in erschreckender Genauigkeit verkörperte, auch eine Übertragungsspaltung, die es ihm erlaubte, mich als idealisiertes Objekt zu erleben (siehe die »Wärme«) und in der Analyse Erfahrungen zu sammeln, die sich viel später auszahlten. Einen ähnlichen Vorgang kann man beim Auftauchen des Gesichts der Mutter beobachten: Erst *nachdem* er in der Analysestunde noch einmal in meiner Gegenwart die Mutter symbolisch zu Grabe getragen, mich dabei als einen »stabilen Begleiter« erlebt hatte, konnte er das Gesicht der Mutter imaginieren und dann auch von ihr träumen.

Herr G. näherte sich allmählich der traumatischen Situation. Die psychotische Übertragung, in der das Trauma zum Konflikt wurde und der Konflikt zum Trauma, fand im Berufsfeld statt, die Beziehung zu mir war in dieser Zeit hoch angespannt und äußerst gefährdet, es gab aber ein Band, das hielt, und das hatte – so glaube ich – mit dem hoffnungsvollen Strang unserer Beziehung zu tun, der offenbar nicht vollständig zerstört werden konnte.

Cohen (1980) betont die Wirkung der frühkindlichen Entwicklung auf den Wiederholungszwang. Er vertritt die These, der Wiederholungszwang sei eine strukturbildende Funktion der Psyche. Er sei als Teil des Es und des Primärprozesses aufzufassen und korreliere mit einer somatischen Trieborganisation, die durch die Abwesenheit mentaler Erinnerungsspuren gekennzeichnet ist. Im Wiederholungszwang manifestiere sich die Strukturierung der Affekte und Triebe auf einem entwicklungspsychologisch niedrigeren Niveau als bei der Wunscherfüllung. Wesentliches Moment des Wiederholungszwanges bei der Reproduktion von traumatischen Situationen sei die Wiederholung eines Ereignisses, das aufgrund seiner traumatisierenden Wirkung nicht auf eine solche Art psychisch repräsentiert ist wie eine noch erträgliche Frustration oder ein Konflikt, die verdrängt werden können.

> »Such experiences, because they were overwhelming and disorganizing to the child's capacity to perceive, represent, and form memory traces, are not only unrecallable in the ordinary sense that repressed memories are. Rather, they

are unavailable for recall because *they do not employ adequate mental representations,* even in the unconscious« (Cohen 1980, S. 422).

Diese Vorstellungen werden gegenwärtig von neurowissenschaftlicher Seite bestätigt. Schore weist z. B. ausdrücklich auf die nonverbale Repräsentation frühkindlicher traumatischer Erfahrungen hin und betont die Schwierigkeiten, sie in der Gegenübertragung wahrzunehmen und für den therapeutischen Prozess zu nutzen, »weil die Erfahrung traumatischen Schmerzes des im Körperlichen ruhenden implizit-prozeduralen Gedächtnisses in der rechten Hemisphäre gespeichert ist (...) und daher auf einer nonverbalen psychophysiologischen Ebene kommuniziert wird und nicht mittels verbaler Artikulation diskreter subjektiver Zustände« (Schore 2007, S. 121).

Aus diesem Grunde werden diese Ereignisse oft durch Agieren oder körperliche Symptome in der Analyse wiederbelebt. Der Analysand liefert »Repliken« (Lipin 1955) des Traumas, auf die Analytiker und Analysand aufmerksam werden. Diese immer wiederkehrenden quasi in Verkleidung auftauchenden Zitate des Traumas gewinnen unter dem Einfluss der analytischen Situation zunehmend an Bedeutung und dienen der psychischen Strukturbildung:

> »During this process, before interpretation in the classical sense is applicable (to material in any given memory sequence), the analyst helps translate and render comprehensible the content and mental organization of each living-through phase, including his role as transference object« (Lipin 1955, S. 424).

Die oben dargestellten Beispiele zeigen, wie in der analytischen Beziehung in kleinen Schritten Aspekte des Traumas als »Zitate«, die aber in einem anderen Kontext stehen, erkannt und durch die Übertragung allmählich in eine Symbolsprache überführt werden konnten. Abgespaltene Affekte und die daraus resultierenden Gefühle wurden durch projektive Identifizierungen in der Übertragung allmählich einer Deutungsarbeit zugänglich. Die primäre Verbundenheit zwischen Analysand und Analytiker erlaubt die Regression auf Abhängigkeit und hält die Hoffnung, verstanden zu werden, am Leben. Über diese Hoffnung wird in der Analyse meist wenig gesprochen, sie ist aber da, solange der Patient kommt. Frau F. musste den Tod der Beziehung, ihre tiefe Verzweiflung und Hoffnungslosigkeit agieren, aber sie machte sehr bald wieder einen Versuch, um mit Hilfe der Analyse verstanden zu werden.

KAPITEL 3
GEWALTERFAHRUNGEN
IN DER KINDHEIT

EINE HELFERIN SUCHT HILFE. SPALTUNG UND SEELISCHE REALITÄT

In diesem und im nächsten Fallbeispiel werden zwei traumatisierte Kriegskinder vorgestellt, die ihre Analyse nach Überschreiten der Lebensmitte begannen. Bei Frau A. stellte sich erst im Laufe der Analyse heraus, welche Rolle der Krieg für ihr Leben gespielt hat. Ihre traumatischen Erfahrungen konnten erst allmählich eine emotionale Bedeutung und die Qualität einer seelischen Realität erhalten.

Frau A. (Henningsen 1990) war zu Beginn der Analyse 45 Jahre alt und als alleinstehende Akademikerin engagiert und erfolgreich in einem sozialen Beruf tätig. Sie hatte einen »Zusammenbruch« erlitten, als sie am Telefon von ihrer Vorgesetzten, einer Alkoholikerin, belästigt wurde. Ihr war in dem Gespräch blitzartig klar geworden, dass sie dieser Frau gegenüber eine ähnliche Rolle einnahm wie gegenüber ihrer Schwester und ihrer Mutter, die ebenfalls beide tabletten- und alkoholabhängig waren. Als Symptome gab die Patientin depressive Verstimmungen, Schlafstörungen, gelegentlichen Durchfall und Schweißausbrüche an. Von ihrer rheumatischen Erkrankung erfuhr ich erst später. Beim Erstgespräch fiel mir ihre steife Art sich zu geben und zu bewegen, auf: Sie hatte einen athletischen Körperbau und trug Hosen, was sie sehr sportlich wirken ließ, gleichzeitig schob sie sich ins Zimmer wie ein *Schrank*. Ihre klaren blauen Augen vermittelten mir Aufrichtigkeit und Wärme, weshalb ich sie innerlich sofort annahm.

Als ich ihr vorschlug, eine vierstündige Analyse zu machen, bekam sie ein »mulmiges Gefühl in der Magengrube«. Psychodynamisch gesprochen, saß eine Frau mit ausgeprägtem Helfersyndrom vor mir. Bisher konnte sie ihre Wut über ihre Hilflosigkeit dadurch in Schach halten, dass sie den bösen, hilflosen und nach außen projizierten Objekten überlegen war, indem sie ihnen half. (Dieses Abwehrsystem projektiver Identifizierungen war bei dem erwähnten Telefonat zusammengebrochen.) Was würde geschehen, wenn sie sich als Analysandin darauf einließe, Deutungen anzunehmen? Wäre dies überhaupt möglich? Frau A. schien ein Mensch zu sein, der permanent auf der Flucht vor dieser Welt war, ohne jemals seine Einsamkeit zu spüren: Trotz der vielen beruflichen Aktivitäten hatte sie nur wenige (meist weit entfernt wohnende) Freunde und keine intime Beziehung; einen Mangel empfand sie dabei aber nicht.

Anhand von zwei Träumen, die immer wieder bearbeitet wurden, möchte ich die Biographie sowie die ersten drei Analysejahre schildern. Meines Erachtens war es typisch für das Übertragungs- und Gegenübertragungsgeschehen, dass bei Behandlungsbeginn zwei Träume auftraten, die trotz eines ähnlichen Themas auf verschiedenen Ebenen angesiedelt waren und einen Hinweis auf verborgene Spaltungsvorgänge gaben. Der zweite Traum stellte in gewisser Hinsicht die Abwehr des ersten und eigentlichen Initialtraumes dar.

Nach den Erstgesprächen hatte die Patientin folgenden Traum, den sie vier Monate später, nach Beginn der Analyse in der vierten Stunde, berichtete:

> Ich soll auf zwei Kinder aufpassen, ein etwa zweijähriges und ein knapp achtjähriges Mädchen. Die Kinder spielen um mich herum. Die Große habe ich weniger deutlich in Erinnerung. Die Kleine kommt manchmal bei mir an. Ich nehme sie dann hoch und schmuse mit ihr.
> Dann gehen die Mädchen auf Initiative der Großen weg. Die Große will Ballett lernen, und das kann man nur in der DDR. Deshalb gehen die beiden Mädchen in die DDR rüber. Ich bin sehr traurig, dass die Kinder weggehen. Ich erfahre dann, dass die Mädchen gerne zurück wollen, aber nicht dürfen. Ich bin dann bei einem Anwalt, stehe schräg hinter ihm, um ein Schriftstück zu diktieren, damit die Mädchen wieder befreit werden.

Dieser Traum besticht durch seine sekundärprozesshafte Bearbeitung. Das Geschehen ist komplex, Gefühle werden in formal ausgewogener Weise verbalisiert. Zugleich zeigte Frau A., dass sie eigentlich einen viel präziseren Kassenantrag (s. das Schriftstück) schreiben könnte als ich. Der Traum enthält zudem biographische Details, die uns in der folgenden Zeit immer wieder beschäftigten.

Frau A. wurde 1938 in Schlesien (heutiges Polen) als das jüngste von drei Kindern in einem kleinen Ort geboren. Ihr Vater hatte sich dort als Notar niedergelassen, sie lebten in einem Mehrfamilienhaus mit einem großen Garten, das den Eltern gehörte. Schon als Kleinkind war sie mehrmals aus dem Garten herausgelaufen, um in dem Städtchen den Vater zu suchen. Sie galt als eine kleine »Streunerin«. Als sie zwei Jahre alt war, wurde ihr Vater eingezogen. 1945, die Patientin war damals knapp acht Jahre alt, »wurde das Haus durch die Russen konfisziert, die Familie wurde vertrieben«. Sie erlebte mit ihrer Mutter, ihrer Tante und ihren Geschwistern eine dramatische Flucht nach Berlin, wo die Familie im Sommer 1945 ankam; dort lebten sie in einem kleinen Gartenhäuschen, das aus einem Zimmer bestand. Der Vater kehrte 1949, als die Patientin elf Jahre alt war, aus der Kriegsgefangenschaft zurück.

Bei den beiden Mädchen im Traum handelte es sich unübersehbar um Frau A. selbst. Es wurden zwei Lebensphasen angesprochen, in denen sie schmerzliche Trennungen erlebte: vom Vater (zweijährig) und die Flucht (knapp acht Jahre). Betrachtet man den Traum weiter auf der Ebene der inneren Objekte und ihrer Biografie, werden die Verkehrung ins Gegenteil und die Wendung von passiv zu aktiv als Abwehrmechanismen deutlich. Während in der Realität der Vater das Kind im Alter von zwei Jahren verließ, um in den Krieg zu ziehen, und die Patientin später (mit acht Jahren) die Vertreibung erlitt, sind es im Traum die Kinder, die die Grenze überschreiten und nicht mehr zurückkehren können. Ihre Mutter schilderte sie als launisch und wenig verlässlich: Sie schlug die Kinder einerseits, war andererseits immer wieder auf ihre Hilfe angewiesen. Im Traum nimmt die Patientin selbst die mütterliche Position ein, lässt die beiden Mädchen (zwei Aspekte ihres Selbst) um sie herumtollen und sich in der Wiederannäherung üben. Die Patientin hatte als Kind ein idealisiertes Bild vom Vater, sicherlich träumte sie während des Kriegs oft davon, vom Vater schützend in die Arme genommen zu werden. Dieses Bild wurde jedoch von seiner Strenge und Rigidität nach seiner Heimkehr bitter enttäuscht. So habe sie zum Beispiel nur unter den allergrößten Schwierigkeiten mit einem Petticoat nach Ostberlin zum Tanzen gehen dürfen (siehe »Ballett« und »DDR«). Bei Klassenfahrten habe sie grundsätzlich zu Hause bleiben müssen, weil das für ein Mädchen nicht notwendig sei. Überhaupt meinte der Vater, Frauen hätten zwar lange Haare, aber einen kurzen Verstand. Sie sei immer ein bewegungsfreudiges Kind gewesen, habe sich aber durch Verbote des Vaters eingeschränkt gefühlt. Nur der Bruder habe ein Fahrrad bekommen und wilde Spiele auf der Straße spielen dürfen. Auch heute bewege sie sich noch gerne, fühle sich jedoch wegen ihrer rheumatischen Beschwerden erheblich eingeschränkt.

In ihrer Geschichte hatte die Patientin schon viele Grenzen überschritten. Fraglich war, ob hier im Traum nicht auch auf Probleme der Abgrenzung einerseits und auf Probleme des Überwechselns von West nach Ost, von weiblich zu männlich andererseits angespielt wurde. So wie sich die Patientin wohl früher Hilfe und Trost durch den Vater (den Anwalt) erhofft hatte, erhoffte sie sich nun eine Befreiung durch die Analyse. Wichtig war auch, dass sie in beiden Traumteilen als die Überlegene erschien: einmal als diejenige, die auf die beiden Kinder aufpasste, mit ihnen schmuste, und im anderen Fall sorgte sie für die Befreiung der Mädchen und diktierte dem Anwalt das Schriftstück zur Ausreise (sprich Kassenantrag). Ihre Ohnmacht und Bedürftigkeit wird in Omnipotenz und Hilfsbereitschaft transformiert. Auf diese Weise entsteht eine narzisstische Abwehrstruktur, die Frau A. vor weiterer Beschämung schützen sollte.

Gespräche mit dem Stein

Kurz nach Beginn der Analyse berichtete Frau A. einen zweiten Traum, den sie in der Nacht zuvor hatte und der ihre Abwehr weiter beleuchtete:

> Ein großer Fels liegt in der Sonne. Er ist warm und glitzert, auf einmal verwandelt er sich in einen Kachelofen. Ich sitze oben auf dem Ofen.

Dieser zweite Traum war auf der narzisstischen Ebene zu verstehen. Er konnte als Ausdruck jener abgespaltenen traumatischen Erfahrungen verstanden werden, die im Zentrum der ersten Analysejahre standen. Der Traum verdeutlichte zugleich in verdichteter Form die Übertragungs-/Gegenübertragungssituation, die kurz nachgezeichnet sei: Zu Beginn der Behandlung war es fast unmöglich, mit Frau A. in einen Dialog zu treten. Mein Eindruck vom *Schrank*, der sich ins Zimmer schiebt, sowie die auffallende *Wärme*, die ich in den Augen der Patientin wahrnahm, dürften i. S. Greens (1975) als ein »Analogon« (s. 523 f.) zu dem Bild des *Kachelofens* zu verstehen sein. Meine Gegenübertragungsgefühle korrespondierten vermutlich mit dem Vorbewussten der Patientin. Durch die Mitteilung des Bildes vom Felsen und vom Kachelofen wurde ein Übergangsraum (Winnicott 1953) konstituiert.

Frau A. selbst *war* der Fels und der Kachelofen: Zwar hatte sie ein »inneres Feuer«, aber die Mauern des Kachelofens waren so dick, dass niemand an ihn herankam. In der Berliner Wohnung, in die die Familie später gezogen war, war einmal ein Kachelofen explodiert. Sie zeigte mir mit dieser Erzählung, wie gefährlich es wäre, wenn ich mich an sie »ranmachte«. Immer wieder ging es um die Frage, ob einmal eine Ofenklappe geöffnet werden sollte, damit ich das Feuer wenigstens betrachten könne. Umgekehrt ahnte niemand im Bekanntenkreis und in der Dienststelle, wie groß ihre Probleme waren, wie sie sich verschloss und überall *ihre* Person heraushielt. Sie sprach in der Analyse sehr unpersönlich von ihren Beziehungen. Auch neigte sie immer wieder dazu, eine scharfsinnige Diagnose über sich zu stellen, mit der sie mich quasi abspeiste. So, wie sie dem Anwalt im ersten Traum ein Schriftstück diktierte, wollte sie mir ihre Analyse diktieren und damit einen emotionalen Austausch zwischen uns verhindern. Zugleich wurde daran deutlich, dass sie sehr hilfsbereit war, auf mich einging, wie sie es auch mit allen anderen Menschen tat, schließlich nahm sie mir die Arbeit ab.

Die aggressive Komponente dieses Verhaltens wurde vorerst völlig verleugnet. Sie war diejenige, die Wärme ausstrahlte wie der Ofen. Wenn sie einmal nicht der Wärme- und Energiespender für andere war, dann war sie der Fels, der Wärme tankt. Hier gab es aber nur ein Entweder–Oder: Entweder war sie die Überlegene und ich die Unterlegene oder umgekehrt. Der Traum zeigte aber auch Erlebnismodi der Dualunion. Es ging um Kälte und Wärme. Frau A. saß auf dem Ofen, weil sie fror wie auf dem Schoß der Mutter. Die Beziehung wurde hier amorph, steinern und undifferenziert dargestellt, und ich versuchte diese Phänomene in ihre konkreten Erfahrungen mit den Primärobjekten und mit mir zu übersetzen. Wie bereits erwähnt, spielte sich die Initialphase atmosphärisch primär auf dieser Ebene ab. Ich hatte oft die Phantasie, der Kachelofen oder der Fels habe heute Stunde. Diese Gegenübertragungsreaktion bereitete mir Unbehagen. Ich fragte mich, ob ich hier dem Abwehrmechanismus der Isolierung erlegen war oder ob die Patientin in mir einen Spaltungsprozess hervorrief, der mit ihrer Objektspaltung korrespondierte. Beide Möglichkeiten erschienen plausibel. In jedem Fall ging es darum, das abgewehrte Phänomen in die Behandlung mit einzubeziehen, deshalb sprach ich mit dem Stein, dem Kachelofen. Unsere Kommunikation hatte in dieser Zeit oft den Charakter einer Kinderanalyse. Diese Phase der Behandlung zeichnete sich durch Zeitlosigkeit und Starre aus.

Bei Unterbrechungen der Analyse entwickelte Frau A. rasch eine besondere Technik der Verleugnung: Wenn ich ihr mitgeteilt hatte, dass ich zu einer bestimmten Zeit nicht da sei, legte sie sich – davon scheinbar unberührt – auf die Couch, um mir dann sofort zu berichten, wohin *sie* in der betreffenden Zeit fahre. Ihre Pläne klangen immer so, als handle es sich um Vorhaben, die bereits seit Wochen festlagen. Frau A. musste aufgrund ihrer Trennungstraumata die Bedeutung, die ich für sie hatte, verleugnen, sie kehrte das Abhängigkeitsverhältnis um und machte mich zum allein gelassenen Opfer.

Sie kam einerseits zum Auftanken (Mahler 1968) und andererseits, um sich in ihrer Großartigkeit auszubreiten. Deutungen und Konfrontationen machten den Ofen immer dünnwandiger, Tränen weichten den Stein allmählich auf. Auch hier seien nur wenige Stationen benannt. Männer, der Vater oder irgendeine dritte Person waren kaum vorhanden. In der Beziehung des Auftankens entdeckte die Patientin ihre Geschichte neu. Wie die Requisiten im Theater, die für ein gespieltes Stück stehen, fand sie polnische Worte in ihren Träumen, Gegenstände bei mir und in meinem Zimmer, die ihr Erinnerungen ermöglichten.

Eine Batik über der Couch, die einen Baum zeigte, stand für den großen Apfelbaum im elterlichen Garten in Schlesien, unter dem sich eine Bank befand. Die Mutter schlug die Kinder viel; um Ausbrüchen der Mutter zu entgehen, rannten sie in den Garten und ließen sich für den Rest des Tages nicht mehr blicken. Wenn ich mich der Patientin emotional näherte, begab sie sich oft auf die Flucht: Sie schwieg und vertiefte sich in das ihr lieb gewordene Bild. Unter streng analytischem Gesichtspunkt verließ Frau A. den Dialog mit mir und wechselte über auf die Handlungsebene: Die Szene aus der Kindheit wurde wiederholt. Mir wurde sehr bald klar, dass dem Baum einerseits die Rolle eines Übergangsphänomens zukam, zugleich war er aber auch als Vorläufer der dritten Person zu verstehen. Der Baum war für lange Zeit als Ort der Sicherheit und des Vertrauens Spielmaterial für unsere Gespräche. Frau A. hielt sehr konkret an ihm fest, als sie mich vor dem Umzug meiner Praxis warnte: »Dass Sie mir ja den Baum mitnehmen!« Ich bin auf diesen Wunsch eingegangen. Frau A. benötigte diese konkrete Wiederholung trotz sukzessiver Deutungen: Der Baum stand für das verlorene Paradies in Schlesien, zugleich war er Ersatz für den Vater. Wer weiß, ob sie nicht zum Vater geflohen wäre, wenn er nur dagewesen wäre! Diese Gedanken blieben jedoch in dieser Phase im intellektuellen Bereich, wurden nicht wirklich gefühlt – vermutlich aus folgendem Grund: Frau A. vermied aus Angst vor erneuter Traumatisierung den direkten emotionalen Austausch mit mir und nahm eine omnipotente Haltung ein, in der sie mich (wie die böse Mutter) kontrollieren konnte. Eine Dreieckssituation hätte diese Position erheblich erschüttert, so stellte der Baum als Fluchtpunkt – fest verwurzelt in der Erde – eine gute Kompromissbildung dar, denn dieser konnte keine Beziehung zu mir aufbauen.

In einem anderen Traum kam die Patientin mit S- und U-Bahn zu mir und hatte eine Nähmaschine im Gepäck. Sie erinnerte sich an eine Kinderfrau aus der Ukraine, die der Vater während des Krieges zum Arbeitsdienst heimbrachte. Diese Frau habe ihr Puppenkleider auf der Nähmaschine genäht. Mir wurde deutlich, wie ich in der Übertragung in die Nähe dieser Frau rücken würde, wenn die Patientin begänne, sich auf die Analyse einzulassen. Sie fing damit an, mich als gutes Objekt zu internalisieren. Zugleich besuchte sie einen russischen Sprachkurs und plante ihre nächste Urlaubsreise in die Ukraine.

Die Alkohol- und Tablettensucht ihrer Mutter, die während des Krieges manifest geworden war, wie auch die furchtbaren Kriegsereignisse hatten Frau A. mehrfach traumatisiert. Beide Themen blieben in der Familie tabu. Die Mutter fiel als Vermittlerin der entsetzlichen Realität oder als ein Trost und Schutz bietendes Objekt praktisch aus. Damit war die Patientin den Traumata kumulativ und direkt ausgesetzt, ein wesentlicher Grund für die Etablierung einer auffallend starren Abwehrstruktur, bei der die Spaltungsprozesse entscheidend waren.

Immer wieder wurde der Wiederholungszwang (oft als Identifizierung mit dem Aggressor) in kleinen Episoden zwischen uns manifest, wenn Frau A. z. B. in der Analysestunde die Augen verschließen wollte, so wie die Mutter wortlos die Rollläden herunterzog, wenn vor ihrem Haus Menschen in die Arbeitslager getrieben wurden. Häufig ließ Frau A. mich genauso im Unklaren darüber, was sie beschäftigte, wie sie es bei ihrer Mutter erlebt hatte, als diese betrunken im Bett lag und Frau A. sich nicht sicher sein konnte, ob sie noch atmete. Jeder musste mit seiner Panik und seiner Ohnmacht allein fertig werden. Ich hatte hier oft die Rolle einer Übersetzerin. Es gelang mit der Zeit, die historische Realität zu rekonstruieren und die Schrecken des Krieges, das Entsetzliche der Vertreibung, wie auch die grauenhafte Selbstzerstörung der Mutter anzuschauen und zu fühlen. In dieser Zeit stellte ich relativ viele Fragen. Die Patientin spürte meine Bereitschaft, das Grauen dieser Zeit mit ihr gemeinsam zu betrachten, und konnte sich mit dieser Haltung identifizieren (vgl. hierzu Grubrich-Simitis 1979). Die realen Traumata waren für sie bisher tabuisiert und verleugnet gewesen. Sie konnte diese Erfahrungen erstmals einem anderen Menschen mitteilen.

Eine Reise in die Heimat

Nach zwei Jahren Analyse kaufte sich Frau A. ein eigenes Auto, beantragte ein Visum und fuhr allein in ihre Heimat. Diese Reise war sowohl für sie als auch für mich sehr aufregend. Die in der Analyse erworbenen Erinnerungen fanden Bestätigung: Es gab noch das Schwimmbad im Wald, die alte Schule hatte eine neue Eingangstür bekommen, das Haus der Eltern stand noch, aber der Baum im Garten war abgesägt.

> »Gott sei Dank gibt es den Zaun nicht mehr.« »Welchen Zaun?« fragte ich. »Früher kamen oft Soldaten zu uns und bedrohten uns mit Gewehren. Meine Mutter rief uns dann immer schnell herbei. Wir sollten uns vor sie stellen und sie vor den Soldaten beschützen. Sie meinte, auf Kinder würden die Soldaten nicht schießen. Einmal hatte uns meine Mutter wieder gerufen. Ich war am Zaun und konnte nicht zu ihr, weil ein Soldat mich festhielt. Er hatte das Gewehr auf meine Mutter und Geschwister gerichtet. Es war so schrecklich.«

Die Kinder sollten die Mutter vor zwei Bedrohungen schützen: Vergewaltigung und Mord. Gesprochen wurde darüber nie. In dieser Zeit der Analyse wurden weitere historische Einzelheiten geklärt. Erinnerungen wurden wach: Bombardierungen, die Vertreibung, wer nicht weiterging, wurde erschossen, der Marsch an einem Fluss entlang, in dem Leichen mit aufgedunsenen Leibern schwammen. Der schwere Anfang in der Berliner Gartenhütte wurde lebendig. Während der Berliner Blockade (1948) war Frau A. mit ihrer Schwester in Westdeutschland. Niemand hatte während der Zeit einmal geäußert, dass ihm der andere fehle. Bei dem auf die Gegenwart gerichteten Gedanken, sie könne auf einer Fortbildung an mich denken und ich womöglich an sie, wurde ihr »speiübel«. Sie fühlte sich ausgeliefert und zugleich von ihrem Misstrauen mir gegenüber erschüttert. Ihre Übelkeit fühlte sich an wie ein extrem schlimmer Kater, als könne ihr Kopf zerplatzen. »Ihre Mutter hat gewiss versucht, ihren Kummer im Alkohol zu ertränken. Ob Sie jetzt – ohne Alkohol – wohl oft versuchen, Ihre Gefühle auszublenden, um mir nicht zu zeigen, wie wütend Sie sind?« fragte ich die Patientin. Danach fühlte sie sich wieder »nüchtern« und konnte über ihre Beziehung zu mir während einer Unterbrechung sprechen. Sie fühlte sich auf mich angewiesen, mehr, als es ihr lieb war. Auch berichtete sie über den Kollegen X, der ihr schwärmend von seinen beruflichen Kontakten zu mir erzählt hatte: »Was der sich einbildet. Dass ich bei Ihnen in Analyse bin, habe ich ihm aber nicht erzählt.«

Die real erlebte Reise in die Heimat fand bald ihren Niederschlag in der Übertragungsbeziehung, als sie mir eines Tages in die Analyse kommend gestand: »Heute komme ich heim.« Sie bekam daraufhin furchtbare Angst und schreckte sofort wieder zurück und meinte dann still: »Ein *bisschen* Beziehung zu Ihnen würde doch genügen!« – Langes Schweigen.

In einer der folgenden Stunden berichtete sie einen Traum:

Ich will den Hausmeister sprechen. Ich weiß, dass er im Heizungskeller unseres Hauses ist, und gehe hinunter. Ich sehe ihn da, wie er die Heizung repariert. Sie ist kaputt. Er will, dass ich weggehe. Ich möchte gerne bleiben und zusehen. Ich sehe, wie er vom Heizofen die Tür öffnet und in der Glut herumstochert. Er schimpft mich dann aus, sagt: »Sie stören, Sie haben hier nichts verloren!« und wirft ein Stück glühende Kohle nach mir. Ich bin dann Gott sei Dank wach geworden. Die Kohle ist knapp neben mir runtergefallen. Ich weiß noch, dass ich nicht wusste, wie ich da rauskommen konnte.

»Ich denke da an den Kachelofen«, fuhr sie fort, »die Wärme, und an meine Wünsche nach Geborgenheit. Hier geht es ja um die Reparatur meines Gefühlshaushalts, die Schwierigkeiten, die ich habe, meine Gefühle zuzulassen, zu zeigen, und auch jetzt die Schwierigkeiten hier bei Ihnen.« Ich: »Sie haben mir ja kürzlich gesagt, Sie hätten das Gefühl, nach Hause zu kommen, wenn Sie zu mir kommen. Und dann war der Ofen aus.« – »Ja. Ich fürchte, da hinzuschauen.«

Frau A. interpretierte darauf den Traum auf der Subjektebene weiter: Sie vertreibe ihr Interesse hinzuschauen. Sie sei einerseits der Hausmeister, der Mensch, der zuschauen wolle, und auch der Ofen, der reparaturbedürftig sei. Sie meinte dann:

»Komisch, heute hat man doch eine Ölheizung, da gibt es keine Kohlen und keine Glut. Der Hausmeister war undeutlich zu sehen, aber es war wohl der, der für das Haus, in dem ich wohne, zuständig ist. Er ist recht groß und etwa Mitte fünfzig und hat tatsächlich im Heizungskeller einen kleinen Arbeitsraum. – Wie der mich im Traum angebrüllt hat, ich habe richtig Angst bekommen, und weg konnte ich auch nicht! Der Ausgang des Raumes war in der Richtung, in die er zu werfen drohte.« – »Sie haben«, fügte ich hinzu, »vorhin doch sehr einleuchtend gezeigt, wie der Hausmeister, der Ofen, Sie, wie Sie in allen drei Polen selbst vertreten sind. Ich glaube, das gilt auch mir. Vielleicht wollen Sie mir sagen: Kommen Sie mir ja nicht zu nahe. Sie stören, Sie haben bei mir nichts verloren.« Frau A.: »So, wie ich vor kurzem doch mal gesagt habe, dass ich lieber vorgucken will, wenn ich mich mehr heranwage. Und wenn ich dann weiß, worum es geht, dann möchte ich mir noch überlegen können, ob und wie viel ich davon mitteile. Da bin ich der Hausmeister«, ergänzte sie. »Ja«, sagte ich, »und ich denke jetzt noch an etwas anderes: Unsere Schwierigkeiten hier haben doch mit dem Gefühl begonnen, dass Sie zu mir *nach Hause* kommen. Nun ist ja einmal Ihr Vater nach Hause gekommen, in einer Zeit, als man noch mit Kohlen heizte. Bei dem Bild vom Kachelofen, auf dem Sie sitzen, geht es ja, wie wir mittlerweile wissen, auch darum, bei der Mutter zu sein, sich auf ihrem Schoß zu wärmen. Was bedeutet es denn, wenn der Vater dazukommt? Sie haben zwischen den Eltern auf der Besuchsritze geschlafen, was hat der Vater mit der Mutter gemacht? Hat er in ihr herumgestochert, wie der Hausmeister im Ofen? Und was ist mit mir, wenn Sie zu mir kommen? Sagt Herr X. dann zu Ihnen: Sie haben hier nichts verloren?« – »Es stimmt«, meinte sie. »In der Zeit damals nach dem Krieg, als mein Vater schon zurück war, hat meine Mutter ja oft zu ihm gesagt: ›Es wäre besser, du wärst nie zurückgekommen.‹«

Im Anschluss an diese Stunde hatte Frau A. Rückenschmerzen. »Genau die Schmerzen wie damals auf der Besuchsritze, auf der ich lag, als mein Vater heimgekommen war. Ich kann da sonst wenig erinnern, aber ich weiß jetzt mehr, ich weiß auch genau, wie der Raum aussah, in dem wir schliefen.«

Frau A. reagierte auf diese Stunde nicht nur mit Gliederschmerzen, sondern auch mit einer Entzündung im Kiefer. Ihr Zahnarzt entfernte ihr einen, wie er sagte, »alten, eingekapselten Entzündungsherd«, der vor zwanzig Jahren bei einer Weisheitszahnextraktion entstanden sein musste. Die rheumatischen Beschwerden verschwanden daraufhin.

Die geschilderte Stunde kann für diesen Abschnitt der Analyse als paradigmatisch betrachtet werden: Im Übertragungsgeschehen kündigte sich eine Wende von der Dualunion zur Triangulierung an. Die konkrete Erinnerung an die Heimkehr des Vaters und ihre Lage auf der Besuchsritze im Ehebett der Eltern führte zur Konfrontation mit der Urszene und erneutem körperlichen Schmerz. Dieser Prozess hatte eine Erweiterung des psychischen Raumes zur Folge, das psychische Trauma wie auch die psychische Realität wurden spürbarer.

Beginnende Triangulierung

Frau A. gelang es schrittweise, mich als ein gutes Objekt zu internalisieren und ihr Misstrauen abzubauen. Auf der Ebene der Übertragung war anfangs für die dritte Person kein Raum, wenngleich sie gewiss latent vorhanden war. Der Initialtraum sowie die Rolle des Baumes während der Behandlung seien hier als Beleg angeführt. Meines Erachtens ging es vorerst um die Vermeidung der Dreiecksbeziehung, die eine tiefgreifende und erschütternde Konfrontation mit sich selbst implizierte. Wir mussten erst eine gemeinsame Symbolsprache entwickeln, die Übertragung war zugleich »kreative Illusion« (Milner 1952, S. 183). Der Fels, der Kachelofen, der Raum, die Grenze zur DDR und vieles andere waren die Medien, die die unbewusste Konfliktlage der Patientin realisierten.

Ein Vergleich des »Kachelofentraumes« mit dem »Hausmeistertraum« ermöglicht den analytischen Prozess zu verstehen. Mit den Bildern vom Felsen und dem Kachelofen hatte die Träumerin eine »persönliche Metapher« oder »Metonymie« (Sharpe 1937) eingeführt, die uns häufig beschäftigte und erste Symbolisierungsschritte erlaubte. Auf diese Weise konnte das Unaussprechliche kommuniziert werden. Retrospektiv können die Erfahrungen benannt werden, die mit diesen Bildern in verdichteter Form angesprochen wurden:

- auf der Ebene des Körper-Selbst: die Unbeweglichkeit und Starre der Patientin;
- auf der Ebene der Objektbeziehungen: Partialobjektbeziehungen; es ging um Wärmeauftanken oder -abgeben, ein symbiotisches Thema; Spaltung der Objektbeziehung;
- auf der Ebene der Triebe: Aggressionen, der Ofen kann explodieren; es wird mit glühender Kohle geworfen. Vertreibung aus dem Heizungskeller (= Heimat, Urszene)
- auf der Ebene des Konfliktes: das Thema tot (= Stein) und lebendig (= Feuer) wurde elementar angesprochen; ödipaler Konflikt, Konfrontation mit der Urszene.
- auf der Ebene der Erinnerungen: Feuer im Krieg, der Ofen in Berlin, die mangelnde Nähe zur Mutter, Abwesenheit des Vaters, die Öfen der Massenvernichtung, wie sich später herausstellte (s. S. 167).

Die Rahmenbedingungen, die zu dem »Kachelofentraum« gehörten, nämlich der Beginn der Analyse und der Initialtraum, legten bereits die Vermutung nahe, dass sich hinter diesem Traum ein Thema des negativen Ödipuskomplexes verbarg, das das »offizielle Ich« (Loch 1985, S. 158) noch nicht wahrnahm. Der Hausmeister machte ihr die (einzigartige) Position bei der Mutter streitig. Sie legte in ihren Assoziationen ihre Gedanken der Mutter in den Mund: »… es wäre besser, er wäre nie gekommen«. Im »Hausmeistertraum« erschien nun der Ofen (= die Mutter) im Dreieck mit dem Hausmeister (= dem Vater) und Frau A. Während im Traum vom Felsen zwei statische Bilder enthalten waren, drückten sich in diesem Traum Ziel und Bewegung aus (»ich will … sprechen, … gehe hinunter«). Es ging um das Schauen (»ich möchte gerne bleiben und zusehen«). Schlüssel zur Deutungsarbeit war gewiss die wörtliche Rede: »Sie stören. Sie haben hier nichts verloren.« Wir können davon ausgehen, dass das Gesprochene im Traum von real Gehörtem aus dem Wachleben stammt (Freud 1900a, S. 196; vgl. auch ebd., S. 406 ff.).

Ein zweiter wesentlicher Schritt dürfte in der Rückübersetzung der Metapher vom Ofen zur Mutter zu sehen sein. Wichtig war hier, dass dies in einem solchen Moment geschah, in dem die Träumerin selbst die Tragweite dieses Prozesses *fühlen* konnte. Erst dann wurde die psychische Realität konkret.

Schließlich sei an dieser Stelle auf die psychosomatische Ebene hingewiesen: Der behandelnde Arzt sprach von einem »eingekapselten Entzündungs*herd*«. Unter Heranziehung der Modellvorstellungen vom psychosomatischen Simultangeschehen (Mitscherlich 1966/67) stellte sich die Frage, ob dieser »eingekapselte Entzündungsherd« nicht in dem Moment freigelegt war, in dem im analytischen Prozess ein »eingekapselter Konfliktherd« wahrgenommen wurde (Herd = Ofen).

Wie ist dieser »eingekapselte Konfliktherd« zu verstehen? Das Wort »eingekapselt« kann mit »abgespalten« übersetzt werden. Wahrscheinlich haben die frühe Trennung vom Vater und die Kriegsereignisse Frau A. am meisten traumatisiert. Schon als Kleinkind hegte sie eine besondere Liebe zum Vater, was sich etwa darin zeigte, wie sie ihn in dem Städtchen suchte. Vermutlich hat sie anfangs seine Abwesenheit verleugnet, indem sie ihn introjizierte, später dürfte sie ihn idealisiert und sich auch teilweise mit ihm identifiziert haben. Auf diese Weise ist ihre Omnipotenz entstanden, mit der sie versuchte, ihre Mutter und in der Übertragung auch mich zu kontrollieren. Die Unsterblichkeit des Vaters und damit die Unsterblichkeit der eigenen Person waren quasi durch das idealisierte Introjekt gesichert. Die mit diesem Prozess einhergehende Objektspaltung (vgl. Klein 1946, S. 101 ff.) diente einer zur Bewältigung der traumatischen Situationen lebensnotwendigen Abwehr. Es ging um die Aufgabe oder Infragestellung dieser Omnipotenz. Auch wenn Frau A. mir noch in der Stunde zuvor versicherte, sie lasse keine dritte Person, wie zum Beispiel Herrn X., an mich heran, so schritt sie mit ihrem unbewussten Denken im Traum (Meltzer 1984) doch weiter voran und führte uns die Dramatik vor Augen: Das Trauma wurde zum Konflikt und der Konflikt zum Trauma.

Parallel zum Wandel des metaphorischen Denkens wandelte sich die Beziehung von der Dualunion, in der die Analytikerin einerseits Aspekte des abgespaltenen (negativen) Selbst verkörperte, andererseits aber auch Hilfs-Ich, Funktion und Identifikationsobjekt war, zur Triangulierung. Die Beziehung zwischen Analysandin und Analytikerin festigte sich allmählich. Ein Gefühl »primärer Verbundenheit« (Kinston & Cohen 1986), das während der Analyse gewachsen war, dürfte die Voraussetzung dafür gewesen sein, dass hier eine Dreieckskonstellation geträumt und gedeutet werden konnte. Die Triangulierung erschien noch recht rudimentär, die Mutter wurde als Gegenstand (Ofen) gesehen; und es ging um Leben und Tod.

Der Stein kommt ins Rollen

Parallel zu dem oben geschilderten Beginn eines Triangulierungsprozesses lockerte sich die Abwehr der Objektspaltung. Es ist denkbar, dass das Verschwinden der psychosomatischen Symptomatik hiermit in verstehbarem Zusammenhang stand, wenngleich es sicherlich nur teilweise erklärt werden kann. Dass Rheuma gelegentlich im Zusammenhang mit Zahnerkrankungen steht, ist in der Medizin bekannt. Vor Frau A. und mir lag jetzt jedoch eine äußerst belastende Situation: Der Tod trat in unsere Beziehung. Trotz aller Schwierigkeiten hatte ich in dieser Zeit auch ein zuversichtliches Gefühl, als hätten wir einen »Draht zueinander«, der auch bei größter Erschütterung nicht abreißt. Durch den Traum und die sich daran anschließende Deutung wurde ein Teil der bisher abgespaltenen paranoiden Position frei, der sich jetzt in der Übertragung manifestieren konnte.

> Frau A. rüstete sich in ihren Träumen mit einem Penis aus, sprach über ihren Neid auf die Männer und ließ auch mich ihren Hass und ihre Wut spüren. Die Atmosphäre wurde bedrohlich. Frau A. dissoziierte und äußerte ihr Gefühl, während der Stunde auf der Couch rückwärts ins Leere zu rutschen. »Ich bin noch da«, erwiderte ich spontan. Frau A.: »Ich hatte eine grauenhafte Vorstellung von Ihnen. Ich sah Sie wie durch einen Spiegel mit ganz verzerrtem Gesicht.«

Wir verstanden hier und in den folgenden Stunden, dass Frau A. Angst verspürte, sich bei mir aufzulösen. Sie wollte mich töten, in mir »herumstochern« wie der Hausmeister im Traum; sie wollte mich bedrohen wie die Soldaten, die das Gewehr auf ihre Mutter richteten. Sie trug sich mit dem Gedanken, die Analyse abzubrechen, was dem Tod unserer Beziehung gleichgekommen wäre. Dinge, die sie nicht beherrschen konnte, mussten in ihrer Vorstellung zerstört werden.

Als Kind hatte sie sich oft den Tod gewünscht. Sie erinnerte sich an eine Abtreibung vor vielen Jahren; für sie sei es damals gar keine Frage gewesen, sie habe das Kind nicht gewollt, es hätte sie nur in der beruflichen Entwicklung behindert. Sie denke an ihre Mutter, die noch im Alter von 45 Jahren ein totes Kind zur Welt gebracht habe, das trotz diverser Abtreibungsversuche voll ausgetragen gewesen sei.

»Ich habe meine Mutter gehasst und sie oft tot gewünscht ... Bei ihrem Tod war ich erleichtert.« Als die Mutter im Sterben lag, habe sie »böse Gedanken gehabt«: »Wahrscheinlich stirbt sie genau dann, wenn ich Prüfung habe, und vermasselt mir auch noch mein Examen.« Zu Beginn dieser Zeit war Frau A. »wie versteinert«, später weinte sie viel, vor allem während der Wochenendunterbrechung der Analyse vom Freitag bis zum Montag. Sie könne sich nicht erinnern, als Kind viel geweint zu haben, auch habe sie am Grab ihrer Mutter keine Träne vergossen. Sie sei erschüttert über sich, nie ein Schuldgefühl verspürt zu haben, wenn sie sich den Tod der Mutter gewünscht habe. Oft wünschte sie sich jetzt, selbst zu sterben, »dann wäre alles vorbei«. Sie beweinte die »künstliche Zeit« bei mir, während der sie »so zu war« und die Analyse abbrechen wollte. »Ich schäme mich, weil die Fassade nicht stimmt. Die ist nicht so glatt und ohne Kratzer ... und ich glaube, am meisten schäme ich mich, wenn ich hilflos bin.«

Ich erinnere deutlich, wie bedrohlich ich diese Zeit erlebt habe. Frau A. war verzweifelt, ich fühlte mich gebeutelt und am Ende meiner Kräfte. Die Todeswünsche wurden in der Beziehung zu mir real: Frau A. wollte sterben, ich sollte sterben, die Analyse sollte sterben. Später waren Trauer und Scham möglich, und im Anschluss an sie konnten integrative Prozesse eingeleitet werden.

Frau A. beweinte und betrauerte in dieser Zeit die Abtreibung ihres Kindes, das heute erwachsen wäre. Vor zwanzig Jahren, als ihre Weisheitszähne herausoperiert wurden, hatte sie eine Beziehung zu einem Mann beendet und sich entschieden, nie zu heiraten. »Ich bin wohl nicht in der Lage, eine Beziehung zu halten.« In der Analyse ging es um dieselbe Frage: Ist sie in der Lage, die Beziehung zu mir zu halten? Bin ich in der Lage, die Beziehung zu ihr zu halten?

Frau A. nahm bald eine Liebesbeziehung zu einem gleichaltrigen Mann auf. Sie wagte es, sich der extremen Gefühlsambivalenz zu stellen. Ihr gespaltenes Männerbild in »Männer-Männer«, mit denen man schläft, und »andere Männer«, mit denen man platonisch befreundet ist, geriet allmählich ins Wanken. Ihr derzeitiger Freund schien in diese Kategorien nicht zu passen.

Diese erfreuliche Entwicklung stand einerseits ganz im Zeichen der ödipalen Auseinandersetzung und kündigte eine strukturelle Veränderung an. Zugleich stellte sich mir die Frage, warum Frau A. gerade in diesem Moment eine Beziehung zu einem Mann aufnahm. Musste sie die homoerotische Übertragungsbeziehung zu mir abwehren? Wurde es zwischen uns zu mörderisch, zu heiß? Ferner fragte ich mich, warum ich in dieser Zeit die Idee bekam, eine Arbeit über Triangulierungsprozesse zu schreiben. Ich glaube, meine Motivation entstand einerseits durch die Neugier und die Begeisterung, die der Verlauf der Behandlung in mir auslöste. Darüber hinaus habe ich aber auch die Bedrohlichkeit der Situation gespürt, ich wollte meine Angst verstehen, benötigte hier wohl ein Stück Supervision, die ich mir auf diesem Wege verschaffte.

In den folgenden Jahren der Analyse gelang es in zunehmendem Maße, die Ambivalenzen zu bearbeiten. Frau A. konnte trotz vieler Schwierigkeiten eine glaubwürdige Beziehung aufbauen. Der Mann blieb ihr auch treu. Sie fand in dieser Beziehung eine sexuelle Erfüllung, wie sie sie noch nie erlebt hatte. Früher schien ihr Sexualität eine »nette gymnastische Übung« zu sein. Nun konnte sie sie in dialogischer Bezogenheit auf ihren Partner erleben.

Ein leichtes Rezidiv ihrer rheumatischen Beschwerden erlitt Frau A. im vierten Jahr der Analyse, als sie ein für sie äußerst beschämendes Ereignis verarbeiten musste. Es kam jedoch nicht erneut zu der oben dargestellten Dramatik; ihre gewachsene Konfliktfähigkeit wurde hier auf eine harte Probe gestellt. Es gelang, die mörderische Bedrohung im psychischen Raum zu halten, so dass die rheumatischen Beschwerden relativ schnell verschwanden und seitdem nicht wieder auftauchten. Diese Episode bot eine Gelegenheit, die oben geschilderte Situation, in der das Trauma in der Übertragung psychische Realität gewann, zu erinnern und nochmals durchzuarbeiten. Ihre rigide Abwehrstruktur, die immer wieder zu Konflikten mit ihrem Partner führte, sich aber auch in der Übertragung bemerkbar machte, wurde erst in den letzten Jahren der Analyse einer Bearbeitung zugänglich.

Wechselwirkungen zwischen Trauma und Konflikt

Frau A. konnte bereits zu Beginn der Analyse die wesentlichen Stationen ihrer Traumageschichte erinnern:

Zwei Jahre: Der Vater wurde eingezogen. Die Mutter lebte mit den Kindern allein. In der Umgebung tauchten sowohl polnische als auch russische Soldaten auf. Deutsche unterhielten ein Arbeitslager in der Nähe des Hauses. Der Vater kam nur selten heim.

Acht Jahre: Vertreibung, Beginn der Toxikomanie der Mutter (Alkohol und Tabletten).

Elf Jahre: Heimkehr des Vaters aus der Kriegsgefangenschaft.

Frau A. konnte diese Ereignisse jedoch nicht mit sich und ihrer Lebenssituation in Verbindung bringen, geschweige denn etwas von dem Ausmaß der Traumatisierungen fühlen. Im Gegensatz zu einem klassisch neurotischen Verlauf war hier das Trauma zu Beginn der Analyse bekannt. Der *emotionale* Bedeutungsgehalt war aber abgespalten. Die Hauptaufgabe der Analyse bestand darin, die abgespaltenen Affekte zu reintegrieren, das Erlebte in der Übertragungsbeziehung lebendig werden zu lassen, damit es mentalisiert und symbolisiert, damit es seelische Realität werden konnte.

Lorenzer und Thomä (1965) haben eine Fülle von traumatischen Verläufen untersucht und beschrieben, die dem vorliegenden Fall gleichen: Auf ein oder mehrere traumatische Ereignisse folgt eine »stumme Phase« der »Pseudonormalität«; das traumatische Ereignis verschwindet in der Latenz, um dann – durch ein banales Ereignis ausgelöst – einen seelischen Zusammenbruch herbeizuführen (Lorenzer 1965, S. 694). Lorenzer hat bereits in seiner Arbeit gezeigt, dass sich hinter dieser eher zwanghaft anmutenden Abwehr bei traumatisierten Patienten psychotische Phänomene verbergen können, weshalb wir heute bei solchen Abwehrstrukturen von Spaltungsprozessen sprechen.

Während dieser Analyse wurde die Rigidität und Starre der Patientin (der Fels) allmählich verflüssigt, das Aufgeben der Spaltung war in vielen kleinen Schritten immer mit einem Konflikt verbunden, sei es, dass die Omnipotenz mit der drohenden Ohnmacht konkurrierte, sei es, dass die idealisierte ödipale Beziehung zum abwesenden Vater mit der bitteren Realität in Widerspruch geriet. Alles tat weh, wenn der seelische Raum betreten wurde. Die Schmerzpunkte mussten benannt und in der Beziehung zur Analytikerin gehalten werden.

Die Terminalphase dieser sieben Jahre dauernden Analyse erstreckte sich über zwei Jahre und war neben der Trennungsproblematik durch eine allgemeine Konsolidierung des innerseelischen Konfliktgeschehens gekennzeichnet. Vieles wurde erneut auf sozialer und beruflicher Ebene virulent und konnte bearbeitet werden. In dieser Zeit erkannte Frau A., dass der Ofen auch als Zeichen für die vielen Öfen der Massenvernichtung stand, die sich in der Nähe ihrer Heimat und am Wege ihrer Flucht befanden.

Zwei Jahre nach Abschluss der Behandlung bat sie um ein Gespräch, weil sie sich noch einmal bedanken und verabschieden wollte. Frau A. hatte ihre Zelte abgebrochen, um zu ihrem Freund, den sie während der Analyse kennen gelernt hatte, in eine andere Stadt zu ziehen. Eine für sie aussichtsreiche neue Anstellung sicherte ihr berufliches Fortkommen in der neuen Umgebung. Sie hatte keinerlei rheumatische Beschwerden mehr gehabt.

»IN DIESE HÖLLE WILL ICH NICHT.«
EINE ENTWICKLUNG ZUR PERVERSION

Im Folgenden möchte ich die Behandlung eines homosexuellen Mannes vorstellen (vierstündig, 5;6 Jahre), dessen Leben mit zunehmendem Alter immer schwieriger zu bewältigen war (Henningsen 1993, 2011 c). Als er mich aufsuchte, befand er sich quasi auf der »Schwelle« zur manifesten Perversion (Sadismus und Pädophilie). Perverse Strukturen – seien sie latenter oder manifester Natur – schränken die Liebesfähigkeit eines Menschen erheblich ein (vgl. Reiche 1990). Frühkindliche Beziehungstraumata können den Grundstein für eine perverse Entwicklung legen. Morgenthaler spricht von der »Plombenfunktion« der Perversion, die eine tiefe narzisstische Wunde aus der frühen Kindheit verschließt (1974). Masud Khan (1979) weist auf pathologische Introjektionsvorgänge hin, die innerseelisch zu einem »montierten inneren Objekt« verschmelzen, das aus den dissoziierten Primärobjekten entsteht.

Die Szene in der Interviewsituation

Am Telefon meldete sich eine jugendlich wirkende Männerstimme und bat mich um einen Termin für ein Erstgespräch. Herr E. stellte sich mit seinem Vor- und Zunamen vor und wirkte dabei ein wenig distanzlos. Ich schrieb dieses Verhalten der von mir angenommenen Jugendlichkeit des Patienten zu. Nachdem wir einen Termin vereinbart hatten, diktierte Herr E. mir noch drei Telefonnummern: seine private, seine dienstliche und die seiner Sekretärinnen, »damit Sie mich erreichen können, falls bei Ihnen etwas dazwischenkommt«. Ich fühlte mich dabei selbst wie eine Sekretärin, die kontrolliert wurde, und spürte, dass es kein Entrinnen gab. Ich stellte mir nun einen Manager von Siemens oder BMW vor, glaubte nicht mehr daran, dass der wirklich eine Analyse wollte. Zugleich war ich neugierig, denn die forsche Stimme klang klug und nicht unsympathisch.

In die Praxis kam ein knapp fünfzig Jahre alter Mann in äußerster Gespanntheit, er war schlank und gutaussehend, seine Bewegungen und seine Wortwahl waren kontrolliert, fast gespreizt. Herr E. hatte mit letzter Kraft den Weg zu mir gefunden und versuchte, eine gefährliche Wut im Zaume zu halten. Er trug einen dunklen

Anzug, seine »Dienstkleidung«, denn er ist Pfarrer. Wenn er sich noch umgezogen hätte, hätte er nicht mehr pünktlich kommen können, wie er entschuldigend meinte.

Nachdem Herr E. Platz genommen, mich mehrfach mit einem stechenden Blick fixiert hatte und ich diesen Blick mit einer ruhigen und freundlichen Geste erwidern konnte, schilderte er sein Anliegen:

»Weshalb ich eine Analyse machen will, das hat vor allem einen Grund: Ich bin homosexuell und fürchte zunehmend die Schwierigkeiten, die sich daraus für mich ergeben. Innerlich gerate ich unter enormen Druck, äußerlich fürchte ich in meiner beruflichen Position …, wenn das einmal herauskommt, dass ich da in schwierige Situationen geraten kann. Meine Probleme haben eine Genese, die sich bis zu meiner Großmutter zurückverfolgen lässt. Meine Mutter sollte nämlich schon ein Junge sein. Meine Großmutter stellte meine Mutter als Kind oft auf einen Stuhl und sagte ihr, sie sei als Mädchen nichts wert, sie sei wie der Mond, dunkel und darauf angewiesen, von der Sonne angestrahlt zu werden. Meine Mutter hat dann einen ziemlichen Ehrgeiz in mich gesetzt, ich bin getrimmt worden, habe mich nie schmutzig gemacht und zu ihr eine starke Bindung entwickelt. Und daran möchte ich arbeiten. Dazu brauche ich einen verlässlichen Partner … Auch wenn ich jetzt ganz klar mit Ihnen spreche, habe ich sehr chaotische Seiten, wenn ich meine Gefühle rauslasse. Das geht fast ins Bodenlose, … es gibt auch exzessiven Alkoholgenuss, wenn ich es nicht mehr aushalte … In mir ist ein schreiendes Kind, das schlägt um sich, ist kaum zu bändigen.« Ich meinte darauf: »Wenn Sie bei mir eine Analyse machen möchten, dann kommt es wohl darauf an, ob es uns gelingt, dieses Kind auch ein wenig zu lieben, damit es sich entwickeln kann.« Hierauf tritt im Blick und der Körperhaltung des Patienten deutlich eine Entspannung ein. Vielleicht habe ich Herrn E. signalisieren können, dass ich seinen enormen Spannungsbogen in mir aufnehmen und handhaben möchte, vielleicht ist er handhabbar, und weder er noch ich müssen daran zerspringen. Seine Situation sei auch deshalb so akut, weil sein Freund, der etwa halb so alt ist wie er selbst und zu dem er seit fünf Jahren eine homoerotische Beziehung unterhält, seine eigene Homosexualität in Frage stellt. Sein Freund glaubte, doch heterosexuell zu sein und in Herrn E. nur einen Vater gesucht zu haben. Herr E. fühlte sich verachtet und abgelehnt. Er war mit dem jungen Mann nach wie vor freundschaftlich verbunden, dieser lehnte jedoch sexuelle Kontakte ab, und das war ihm eine unerträgliche Kränkung. »Da fühlen Sie sich ins Abseits gestellt wie der Mond, der auf die Sonne angewiesen ist, um mit den Worten Ihrer Großmutter zu

> sprechen.« Herr E. nahm diese Deutung gut auf und konnte ein wenig über seine Ängste vor dieser Abhängigkeit sowie über seine sexuellen Bedürfnisse sprechen.

Was kündigte sich mit diesem Auftakt an? Herr E. kontrollierte beim Telefonieren wie bei der Begrüßung die Situation, als müsse er einen potentiellen Angriff verhüten. Durch seine Stimme war in mir die Vorstellung von einem jungen Mann entstanden, vielleicht hatte sich bereits auf diesem Wege »das Kind in ihm« bei mir gemeldet. Die gespannte und kontrollierende Haltung änderte sich im Verlauf des Gesprächs, als ich das zu liebende Kind in ihm ansprach, er brachte sich dann mit einem narzisstischen Problem ein: Er fühle sich abgelehnt, gekränkt und verachtet, als Kind durch die Mutter, momentan durch seinen Freund. Hat er versucht, seine Ohnmacht und Unterlegenheit stets durch Identifikation mit dem Angreifer und narzisstische Omnipotenz in Schach zu halten? Ist diese Abwehr jetzt auf bedrohliche Art zusammengebrochen bzw. erschüttert, so dass es zu den »chaotischen« Einbrüchen und destruktiv narzisstischen Symptomhandlungen kommt (Rosenfeld 1987)?

Lebensgeschichte

Herr E. wurde 1936 als einziger Sohn seiner Eltern in Schlesien geboren. Sein Vater, ein Handwerker, war während des Krieges kaum zu Hause, kam erst 1948 aus der Gefangenschaft, als die Mutter bereits einige Jahre mit den Kindern im Westen lebte. Die Mutter war während der Schwangerschaft unglücklich, glaubte den falschen Mann gewählt zu haben, weil dieser nicht »fein« genug für sie war, dachte auch daran, das Kind abzutreiben. Als Säugling hat der Patient viel geschrien. Herr E. war ein narzisstischer Teil der Mutter, um sämtliche Defizite auszugleichen, die sie erlebte: So wurde er vom Säuglingsalter an zu Ordnung, Sauberkeit und Pünktlichkeit »getrimmt«. Wenn der Vater nach einem Urlaub wieder an die Front musste, wurde dies vor dem Kind verheimlicht, weil es dann immer schrie. Wurde er als kleiner Junge zum Einkaufen geschickt, musste er der Mutter alle Preise auswendig aufsagen, gelang ihm das nicht, gab es Hiebe mit der Peitsche, die schon am Türstock in der Küche bereit hing. Beim Spazierengehen musste er der Mutter die Hand geben, »parierte« er nicht, weil er z. B. zu langsam ging oder träumte, stach die Mutter den Sohn mit ihrem spitzen Fingernagel in die Handinnenfläche. Die Mutter liebte seine langen Wimpern und seine Kinderlocken, ließ ihm deshalb auch nicht die Haare schneiden. Mit ca. sechs Jahren zog sie dem Patienten ihr Brautkleid an und ließ ihn damit fotografieren, dieses Bild wurde dann als »niedlich« in der Verwandtschaft herumgereicht. Als Herr E. sich einmal mit etwa drei Jahren den Finger in der zugeschnappten Toilettentür eingeklemmt hatte und schrie, befahl die Mutter, er solle aufhören zu schreien, wenn er einige Minuten stille sei, würde sie die Tür öffnen. Und so geschah es.

Die manifest sadistischen und sexualisierenden Akte der Mutter dürften im Kind die Entwicklung eines integrierten Selbst verhindert haben. Kernberg (1991) zeigt in seinem Übersichtsreferat zum Thema Perversion und Sadismus, wie real erlebter Schmerz zu Desintegration und Sadismus führen kann. Die sadistischen und perversen Angriffe seiner Mutter haben im Kind eine kumulativ traumatisierende Wirkung gehabt, die wegen der Abwesenheit des Vaters nicht durch eine helfende dritte Person gelindert wurde. Identifizierung mit dem Aggressor und eine frühreife Ichentwicklung trugen zur Kompensation der tiefen Ängste vor Ohnmacht und Verlassenheit bei und schufen vermutlich ein »montiertes inneres Objekt« (Khan 1979, S. 170 ff.) als ein Gegenbild zur Mutter, die ihm so häufig in dissoziierten Zuständen das Leben zur Qual machte (s. a. Greenacre 1971, Grunberger 1971, Reiche 1990).

Je älter er wurde, desto passiver unterwarf er sich dem mütterlichen Regiment. Er litt als Kind unter Bauchschmerzen, Durchfällen und nässte ein. »Wenn das nicht aufhört, müssen wir das abschneiden!« drohte die Mutter. Der Vater kam enttäuscht und schwach aus dem Krieg zurück, konnte trotz eines Wiederaufbaukredits in der neuen Umgebung nicht Fuß fassen, die Eltern stritten viel und trennten sich. Herr E. übernahm ganz die Ansicht der Mutter und verurteilte seinen Vater wie sie, was ihm später große Schuldgefühle bereitet hat. Neben vielen demütigenden Szenen erinnert er den Vater als Freund und Kenner der Natur und glaubt auf diesem Gebiet viel Gutes von ihm erfahren zu haben.

Die Erziehung war streng und pietistisch, damit er ein »guter Christ« werde. In der Kirche dachte er oft: »Hoffentlich ist der Jesus von Nazareth ein Junge und sieht unter dem Lendentuch so aus wie ich.« Sicherlich hat sich das Kind mit diesen Wünschen in seiner Bedrängnis an Gott gewandt, um doch einen starken und schützenden Vater zu haben. Wahrscheinlich wurde die kindliche Sehnsucht nach dem abwesenden Vater auf Gott verschoben und auf dem Wege der Sublimierung im Glauben ausgelebt. »Schliff« und »gehobeltes Benehmen« forderte die Mutter von ihrem Sohn. In diesem Zusammenhang fand Herr E. als Kind eine Nische: das Reiten. Weil die Mutter ihren Sohn auf dem Pferd »wie einen Prinzen« erlebte, hatte er hier relativ viel Freiraum, konnte mit Kutschern fahren, sich in Ställen herumtreiben und auch später bei wohlhabenden Familien die Pferde bereiten, sein gutes Benehmen war ihm dabei eine Hilfe. Als junger Mann erlitt er einmal beim Reiten eine Hodenquetschung.

Zwischen 16 und 18 Jahren erkrankte er an vielen psychosomatischen Beschwerden, kam in eine Kurklinik und lernte einen älteren, väterlich wirkenden Mann kennen, der ihm zum Theologiestudium riet. Nach Abschluss des Studiums heiratete er eine um drei Jahre ältere Frau, in der Hoffnung, seine Homosexualität zu überwinden. In den ersten sieben Ehejahren schlief er relativ häufig mit seiner Frau, fühlte sich dabei immer entfremdet, ging oft hinterher ins Bad und betete zu Gott mit der Frage: »Herr, wie lange muss ich das noch machen?«

Nach der Geburt des zweiten Kindes bekannte er sich vor seiner Frau zu seiner Homosexualität, nahm viele Beziehungen zu Homosexuellen auf, ging auch in einschlägige Lokale. Seine Ehe und das damit verbundene Familienleben blieben bestehen. Das Coming out blieb jedoch vor der Kirche verborgen. Er entwickelte sich zu einem hervorragenden Prediger, einem besonders einfühlsamen Seelsorger und einem guten Vorgesetzten, der allerdings manchmal unkontrolliert und schroff mit seinen Kollegen und Untergebenen umgehen konnte.

Als homosexuelle Partner bevorzugte er junge Männer, die auf der Schwelle zum Erwachsenwerden waren. Er phantasierte sich in diesen Beziehungen als ein etwa zwölfjähriges Mädchen, »das genommen werden will«. In den letzten Jahren beobachtete er bei sich einen zunehmenden Drang, sich noch jüngeren Buben zu nähern, was ihm deutliche Angst bereitete, denn er fürchtete, er könnte sich einmal an einem Kind vergehen.

Übertragungsspaltung bei Behandlungsbeginn

Nachdem wir eine Analyse verabredet hatten, ging Herr E. zu seinem Vorgesetzten und bat um die Erlaubnis, während der Dienstzeit in die Analyse gehen zu dürfen, ferner ließ er sich vom Konfirmandenunterricht befreien. Im ersten Moment hatte mich sein Verhalten erschreckt und geärgert, weil ich mich ungern mit einem Analysanden auf diese Weise öffentlich präsentieren lasse, auch dachte ich, sein Vorgesetzter ahne gewiss seine Homosexualität, und fürchtete negative Konsequenzen. Mir wurde jedoch sehr bald klar, dass der Patient auf diese Weise einen zwingenden äußeren Rahmen konstellierte, der die Analyse schützte: Ohne den Konfirmandenunterricht war er der Gefahr nicht so leicht ausgeliefert, ein Kind zu verführen. Während der Dienstzeit zu kommen, verschaffte ihm Ruhe und die Fluchtmöglichkeit vor den vielen Spannungen am Arbeitsplatz (vgl. hierzu Khan 1979).

Die oben dargestellten Ereignisse schilderte Herr E. in den ersten Stunden, er hatte noch nie einem Menschen darüber berichtet, spürte Erleichterung, war aber auch von dem Ausmaß seiner Aggressivität betroffen. Er fühlte sich selbst wie ein Schwerverbrecher, ich war erschüttert und fragte mich, wie ein Mensch so viel aushalten kann. Als er mir gestand: »Wissen Sie, wenn ich ein paar Jahre früher geboren wäre, dann wäre ich sicher ein SS-Scherge geworden«, reagierte ich mit einer Gegenfrage: »Wollen Sie mir Angst machen?« Erstmals spürte er hier eine Grenze bei mir und auch, dass ich das, was er sagt, fühle und mir vorstelle. Seine mörderische Aggressivität wurde in der Beziehung zwischen uns spürbar. Diese Szene erinnerte der Patient in den nächsten Jahren häufig, sie spielte bei der Belebung und Bearbeitung seiner aggressiven Phantasien immer wieder eine große Rolle. Als Homosexueller wäre er in der NS-Zeit mit großer Wahrscheinlichkeit in ein KZ gekommen, seine sadistischen Züge hätten ihn wohl kaum davor bewahrt. Auch spürte er später in der Analyse, als er den »Hitler in sich« oder den »Saddam Hussein in sich« kennen lernte und bearbeitete, den qualitativen Unterschied zwischen dem potentiell möglichen und dem tatsächlich realisierten mörderischen Akt. Meine Reaktion war damals sehr spontan, ich erinnerte mich blitzartig an das Interview mit Herrn E., als er mir sagte, er brauche einen »verlässlichen Partner« zur Bearbeitung seiner Aggressivität; ich weiß von mir, dass ich keinen SS-Schergen in Analyse nehmen kann, wollte ihm wohl auch meine Grenzen signalisieren.

Herr E. sprach in einer auffallend differenzierten Sprache mit mir, seine Sätze waren gut durchkonstruiert, ja, druckreif, die Gedanken komplex, auch fehlte es nicht an Gefühlsbeschreibungen. Ich spürte hier seine hohe rhetorische Begabung, er war geübt in der Darstellung psychologischer Vorgänge, vielleicht durch seine seelsorgerische Tätigkeit. Seine Texte waren jedoch meist Monologe, als wollte er mich mit seinen klugen, interessanten und wohlgesetzten Worten zu der Idee verführen, ich hätte ein Genie oder eine berühmte Persönlichkeit auf der Couch liegen. Diese Gegenübertragungsgefühle belasteten mich zunehmend, der Zwang zum Besonderen erschien mir wie eine Einengung und eine Verhinderung der dialogischen Beziehung. Wenn Herr E. etwas von seiner Angespanntheit oder ein wenig von dem monologischen Charakter seiner Rede registrieren konnte, sagte ich hin und wieder etwas wie: »Vielleicht möchten Sie nur eine ganz einfache Analyse bei mir machen.« Eine solche Intervention wirkte wie eine Beruhigung, und wir konnten wieder entspannter und direkter miteinander umgehen.

In der ersten großen Urlaubspause kaufte sich Herr E. ein »wunderschönes« Dressurpferd, eine Arabervollblutstute für 15 000 D-Mark. Er betrachtete diesen Entschluss als positive Folge des Analysebeginns, er habe so viel Mut und Zuversicht gewonnen und wolle an einen guten Abschnitt seiner Kindheit anknüpfen. Für mich stand dieses Ereignis eher im Zeichen des Widerstands: Herr E. musste viel Geld und Zeit in ein aufwendiges Hobby investieren, wer weiß, ob er dann noch neben seiner Berufstätigkeit seine Analyse wahrnehmen konnte? Seine Ohnmachtsgefühle – durch die Unterbrechung hervorgerufen – wurden durch narzisstische

Erhöhung des eigenen Selbst im Rahmen des Agierens bewältigt. Während mir diese Gedanken Sorge bereiteten, spürte ich in meiner Gegenübertragung auch eine Entlastung: Vielleicht würde Herr E. in Zukunft beim Reiten die Peitsche schwingen und mich mit seinen sadistischen Impulsen verschonen. Die Züchterin warnte ihn beim Kauf: »Dass Sie mir ja nicht die Mähne von dem Pferd abschneiden!« Es handelte sich um einen Fuchsschimmel, mit »langer, rötlicher Mähne«, meinen Haaren »zum Verwechseln« ähnlich. Mit den Worten der Züchterin sprach Herr E. wohl über seine Kastrationsängste: Die Mähne des Pferdes stellte im Unbewussten des Patienten wie seine Kinderlocken und auch wie meine »Mähne« einen Penisersatz dar (vgl. Freud 1927 e). Solange ich mit einem Penis ausgerüstet war, war auch seiner nicht in Gefahr. In seinem Unbewussten wurde ich mit der Stute gleichgesetzt. Wenn er auf mir ritt, mich kontrollierte, dressierte, mich an die Kandare legte, solange hatte er die Macht und Gewalt über das (kastrierende) Objekt. Das Reiten stellte für Herrn E. eine sexuelle Ersatzbefriedigung dar und spielte in den ersten drei Jahren dieser Analyse eine besondere Rolle. Es wurde wie ein Traum oder wie unbewusstes Denken gehandhabt (vgl. Kinston & Cohen 1986, Meltzer 1984) und in der Übertragungsbeziehung gedeutet. Auf einen kleinen »Beziehungsunfall« in der Stunde folgte regelmäßig eine gefährliche Situation beim Reiten. Das Pferd bockte, Herr E. schlug auf es ein, es kam zu ernsthaften Verletzungen des Pferdes. Herr E. war voller Wut, Angst und Verzweiflung. An diesen Szenen konnten wir seine Übertragungsspaltung in die engelhafte Analytikerin und die teuflische Stute allmählich erkennen und bearbeiten. Die Spaltung in Engel und Teufel weist auch auf die narzisstische Seite der Übertragung hin. Sowohl die Liebe (bzw. die enorme Bedürftigkeit nach Liebe) als auch der Hass waren sehr archaisch und roh, mussten deshalb außerirdischen Wesen zugeschrieben werden. Seine kindliche Identifizierung mit Jesus (s. o.) wie auch sein Theologiestudium dürften diese Abwehrformation unterstützt haben. Engel und Teufel bzw. Liebe und Hass wurden hier nicht als konkurrierende Kräfte aufgefasst, sondern als wichtige Emotionen, die die Beziehung des Analysanden zur Welt, zu seiner Geschichte und zu mir darstellten. Es ging darum, sie als seelische Realität anzuerkennen (vgl. Bion 1962, 1970; Meltzer 1990). Am Tier konnten die archaischen Erfahrungen von Liebe und Hass auf direkte Weise durchlebt und in Worte gefasst werden. So hatte das Pferd auch stets die Funktion eines Übergangsobjekts (vgl. Winnicott 1953).

Die schrittweise Deutung dieser Vorgänge erlaubte eine Vertiefung der Beziehung zu mir. Herr E. tauschte sein Pferd gegen ein weniger kapriziöses ein. Er wünschte sich, das Reiten als unproblematischen Sport ausüben zu können, was jedoch (vorerst) nicht gelang. Er verkaufte auch das zweite Pferd und kam nach ca. 300 Analysestunden »ohne Pferd« zu mir.

Reinszenierung der traumatischen Beziehungskonstellation

In seiner Freizeit ging Herr E. nun zum Reiten in eine »therapeutische Pferdeklinik«, um der Besitzerin zu helfen. »Die macht das mit Pferden, was Sie mit mir machen.« In diesem Reitstall wurden wertvolle Dressurpferde, die von sadistischen und ehrgeizigen Besitzern verdorben worden waren, beritten und auf eine besondere Weise gefüttert. Herr E. war nun ein »therapeutischer Reiter« geworden. Seine Identifikation mit mir war unübersehbar, das Reiten war nun insgesamt relativ unproblematisch und befriedigend für ihn. In dieser Zeit begann Herr E. meine »Erdhaftigkeit« zu entdecken. Seine Beziehung zu mir wurde direkter, konkreter, was ihn und auch mich sehr freute. Zugleich aber wurde die Übertragungsbeziehung dichter, die abgespaltenen traumatischen und aggressiven Themen wurden in der Übertragung manifest, was zu einer Reinszenierung seines Beziehungstraumas führte (vgl. Henningsen 1990). Herr E. geriet darüber in zunehmende Spannung, er dachte daran, sich das Leben zu nehmen, die Analyse zu beenden. Er wirkte auf mich äußerst gefährdet. Sein psychischer Zustand war mit dem der primären Verdrängung (Cohen 1989) vergleichbar.

Die wichtigsten Stationen dieses Prozesses seien im Folgenden kurz charakterisiert. Nach Ablauf von noch 60 Stunden (insgesamt 360 Stunden) würde die Kasse nicht mehr zahlen, meine Erwartung, er könnte die Analyse selbst weiter bezahlen, brachte ihn in Schwierigkeiten, er dachte an den Abbruch der Behandlung. Sein Klavierlehrer hatte ihn als Kind wegen seiner hohen Begabung umsonst unterrichtet. Und ich wollte Geld für die Stunden! Unbewusst fürchtete er, ich könnte seine Einzigartigkeit und das Besondere der für ihn und mich so wichtigen Begegnungen übersehen, wenn ich mir die Stunden ganz profan mit Geld honorieren ließ. Er spürte bald, dass unsere Beziehung nicht nur durch Geld zu definieren war. Er weinte, weil er fürchtete, meine »Liebesfähigkeit« nicht richtig aufzunehmen, mir nichts zu geben.

Erinnerungen an das Erstinterview wurden wach, als er von sich als einem schreienden Kind gesprochen hatte und sich von mir gehalten fühlte. Er näherte sich mir, indem er überlegte, ob ich vielleicht manchmal auf dieser Couch einen Mittagsschlaf hielt, oder aber, indem er mir ein Kompliment zu meiner Kleidung machte: »In diesem Pullover sehen Sie immer so kuschelig aus.« Er spürte mich als Mensch »aus Fleisch und Blut«. Diese Erkenntnis verschaffte ihm ein kurzes Glücksgefühl, versetzte ihn aber dann in entsetzliche Panik. Schnell floh er in homoerotische Phantasien. An einem Abend traf er auf einen Gymnasiasten in der Stadt, er verführte ihn zu einem Waldspaziergang, es kam dabei auch zu Zärtlichkeiten. Herr E. war »total verliebt«, es gab für ihn kein Halten mehr. Er verursachte an einem der darauf folgenden Tage einen Autounfall. Er beachtete eine Vorfahrtsstraße nicht rechtzeitig genug und fuhr in einen Leichenwagen. Sein Wagen hatte einen Totalschaden. Er wohnte weit weg auf dem Lande und konnte deshalb nicht zur nächsten Stunde kommen. Weil mir sein Zustand äußerst bedrohlich erschien und ich nicht in die Rolle seiner Mutter geraten wollte, die erst die Toilettentür öffnete, nachdem er aufgehört hatte zu schreien, ging ich auf seine Bitte ein, mit ihm in der Zeit der nächsten Stunde zu telefonieren. Herr E. war über den Unfall schockiert und verzweifelt. In dem Leichenwagen befand sich kein Sarg, ihm selbst hätte viel Schlimmeres zustoßen können, er hatte nur ein paar leichte Prellungen davongetragen.

> Nachdem er mir unter Tränen den Hergang geschildert, mir seine Ängste und seine Erschöpfung gezeigt hatte, atmete er durch und begann mir zu schildern, wie es in seinem Zimmer aussah, in dem er saß und was er draußen beobachtete, wenn er aus dem Fenster blickte. »Warum habe ich wohl das Bedürfnis, Ihnen das zu schildern?« fragte er. »Ich glaube, es ist sehr wichtig, dass ich jetzt genau dasselbe sehe wie Sie, damit ich mir vorstellen kann, wo Sie sind, und damit wir beide in die gleiche Richtung schauen können.« Ich hatte dabei das Gefühl, wirklich das schreiende Kind auf dem Schoß zu haben und zu halten.

Meine Bereitschaft, in dieser Situation eine Analysenstunde am Telefon abzuhalten, wie auch die oben wiedergegebene Intervention sind wohl als eine »reconstruction proper« zu verstehen: »Reconstruction proper is the specialized intervention required to repair the disorganization characteristic to primal repression« (Cohen 1989, S. 25). Die Nähe zu mir in der Übertragung hatte Herrn E.s Fähigkeiten zum symbolischen Denken, zum Aushalten der emotionalen Spannungen deutlich herabgesetzt, weshalb er eine traumatische Erfahrung wiederbelebte. Rekonstruktive Deutungen waren in dieser Situation nicht möglich, ja, sie wären wohl auch kontraindiziert gewesen. In den folgenden Wochen und Jahren kamen wir immer wieder auf dieses Ereignis zurück. Wir konnten dabei erkennen, dass Herr E. etwas erlebt hatte, das in verdichteter Form seine Traumatisierungen beinhaltet: Da, wo man »nach Herzenslust schmusen könnte«, wo Liebe möglich ist, lauert notwendig etwas Mörderisches. Diese Verknüpfung wurde in der Übertragung manifest, der Mord an mir im Unfall agiert. Diese Devise durchzieht wie ein Grundmotiv das Leben von Herrn E. mit erschreckender Konsequenz, wie wir in den folgenden Jahren feststellen konnten. Einige Episoden seien kurz aufgezeigt:

- Die Mutter hatte mehrfach versucht, Herrn E. abzutreiben, als sie schwanger war. Als Neugeborenes wäre er beinahe verhungert, weil die Mutter ihm nicht genug zu essen gab. Ferner litt er unter Magenpförtnerkrämpfen (s. hierzu die Terminalphase der Analyse). Wenn er als Baby schrie, richtete die Mutter ihn auf dem Wickeltisch auf und stauchte ihn zusammen.
- Im Alter von ca. zwei Jahren verbrannte die Mutter den »kleinen Hans«, das Übergangsobjekt des Kindes, weil es »so schmutzig« war. Der Patient reagierte damals mit hohem Fieber und war mit keiner Ersatzpuppe zu trösten. In der Beziehung zu mir entstand immer wieder die Frage, ob er denn auch wie der »kleine Hans« verheizt würde, wenn er sich mir anvertraute, die Kontrolle aufgab, sich seinen Phantasien überließ und mit mir spielte.
- Der Vater zog in den Krieg mit einem Schäferhund, den er seinem Sohn zu schenken versprochen hatte. Herr E. liebte dieses Tier über alles, hatte das Gefühl, durch den Hund beim Vater zu sein. Der Hund wurde erschossen. Später hatte Herr E. viele eigene Schäferhunde, die immer wieder in seiner Abwesenheit durch einen Unfall ums Leben kamen. Die Gefahren beim Reiten wie auch der Kauf der verschiedenen Pferde wurden in der Analyse auch auf die Erlebnisse mit den Hunden bezogen. So wie er früher nicht in der Lage war, einen Hund zu halten, erlebte er sich in der Analyse als eine »Zumutung für ein Pferd« und im Zusammenhang mit dem Unfall als »eine Zumutung für den Straßenverkehr«. Bei den Überlegungen, die Analyse abzubrechen, ging es auch um die Frage, ob er mich und ich ihn halten könnte, war er doch eine »Zumutung als Analysand«.
- Während des Krieges und in der Nachkriegszeit teilte der Patient mit der Mutter das Ehebett. Die Mutter herzte und küsste ihn regelmäßig ab und lutschte an seinem Penis. Als dies in der Analyse zur Sprache kam, spürte Herr E., dass ihm substantiell etwas genommen worden war. Er hatte noch nie seinen Körper, geschweige denn sein Glied als zu ihm gehörend gefühlt. Wir konnten erkennen, dass er sich durch das »Nicht-Fühlen« vor dem Missbrauch der Mutter zu schützen versuchte. Die Mutter hatte ihn seines Gliedes und des kleinen Hans beraubt. Er glaubte, dass er sich deshalb immer in homoerotischen Beziehungen als Mädchen phantasierte, »dann kann mir ja nichts Schlimmes mehr passieren«. Herr E. begann sich danach zu sehnen, sich »als Mann« fühlen zu können, ohne seine Homosexualität aufgeben zu müssen. Beim Reiten und in der Analysenstunde gab es Szenen, in denen er sich körperlich präsent und wohl durchblutet fühlte. Weder das Pferd noch ich hinderten ihn daran, deshalb musste er im Sinne des Wiederholungszwangs dafür sorgen, dass er sich wieder kalt und leblos fühlte, indem er eine bedrohliche Situation, wie z. B. einen Unfall, konstellierte (vgl. Ehlert & Lorke 1988).

- In der Nachkriegszeit hatte die Mutter häufig mit Suizid gedroht, sie plante, Tabletten zu nehmen oder sich mit der Nagelschere die Pulsadern aufzuschneiden. Herr E. geriet dabei regelmäßig in panische Angst, versuchte, durch Leeren des Apothekenschranks und durch genaues Observieren der Nagelschere den Selbstmord zu verhindern. In der Analyse gab es Zeiten, in denen er den Raum mit einem raschen prüfenden Rundumblick betrat und dann vor allem eine kleine Dose auf meinem Schreibtisch fixierte. Wir konnten dieses Verhalten später als den prüfenden Blick aus seiner Kindheit identifizieren.

Bei der Bearbeitung dieser Themen fühlte der Patient sich immer wieder an den Rand seiner Kräfte getrieben. Er war verzweifelt und schrie gelegentlich so laut, dass ich mir Sorgen machte, meine Kinder, die in entfernten Zimmern unseres Hauses waren, könnten erschrecken und sich fragen, was wohl in meiner Praxis geschieht. Er glaubte, er sei ein Nichts, seine Existenz sei durch das Verbrennen des »kleinen Hans«, das Abschneiden der Mädchenlocken, das Lutschen am Penis, den Tod des Schäferhundes ausgelöscht worden. Der »kleine Hans«, der Penis, die Haare, die Hunde und die Pferde waren Attribute, die seine Identität auf einer konkreten Ebene absicherten. Dies war deshalb so notwendig, weil er nicht über genügend stabile Internalisierungen verfügte. Masud Khan sieht in einer solchen Konstellation Ursachen für die Genese einer Beziehung zum fetischistischen Objekt:

> »Man kann davon ausgehen, dass bei solchen Patienten die früheste Beziehung zur Mutter nicht internalisiert worden ist. Sie ist nur in Form von Identifikationen und nicht über eine stabile innere Repräsentanz der guten Mutter verfügbar. Konnte der Patient somit nicht in dieser identifikatorischen Weise tätig werden, empfand er sein Selbst als ein trostloses Nichts« (Khan 1979, S. 211).

Herr E. erkannte in dieser Zeit, dass seine hohe seelsorgerliche Begabung zu einem großen Teil auf seiner Fähigkeit zu flüchtigen Identifizierungen beruhte, zu einem anderen Teil bestand sie darin, total in den anderen hineinzuschlüpfen, so wie er in die Mutter hineinschlüpfte, um einen Angriff zu verhindern, oder wie er sich als Mädchen identifizierte, das dann »genommen« werden wollte. In diesem Sinne dürften bei Herrn E. die homophilen Phantasien wie auch die sadomasochistischen Tendenzen als eine Art Schutzschild vor dem Nichts gewirkt haben. Diese Einsichten verhalfen ihm dazu, seine Berufstätigkeit weniger strapaziös zu erleben, er konnte sich mit einem geringeren Kraftaufwand von seinem Gegenüber abgrenzen.

Durcharbeiten von Depression und Kastrationsängsten

Nachdem die mörderische Beziehungskonstellation in der Übertragung bearbeitet werden konnte, stellte sich bei Herrn E. in den folgenden zwei Analysejahren eine depressive Stimmungslage ein, die speziell beim Reiten von massiven Kastrationsängsten begleitet war. Das Reiten gelang ihm immer besser und wurde am Ende der Behandlung zu einem ihn befriedigenden Sport. Er kaufte sich noch mehrere Pferde, es gelang ihm, ein stabileres Pferd zu finden, das seinen Vorstellungen und seinem reiterlichen Können entsprach. In Phasen großer Erschütterung und Verunsicherung erlitt er beim Reiten massive Angstzustände, die sich auch auf das Pferd übertrugen. Es kam sogar so weit, dass er sich nicht mehr traute, sein eigenes Pferd zu besteigen. Immer wieder konnten Parallelen zur Übertragungssituation gezogen werden. Wenn es sich in den ersten Analysejahren um Leben oder Tod in einem archaischen Sinn handelte, so ging es jetzt um seine Männlichkeit. Er benötigte das Reiten als Bestätigung. Mit einem guten Ausritt am Morgen war der Tag schon halb gewonnen.

Gleichzeitig kündigte sich eine Veränderung seiner homosexuellen Phantasien an. Er träumte und sah sich in homoerotischen Phantasien nicht mehr als Mädchen, sondern als Mann und sehnte sich danach, einen Mann als Partner zu haben. Es gelang ihm auch, einen verheirateten Homosexuellen zu finden. Herr E. konnte mit diesem Mann keine auf Gleichberechtigung beruhende Partnerschaft aufbauen, weshalb es beim Austausch von Zärtlichkeiten und einer guten freundschaftlichen Verbundenheit blieb.

Zu mir kam er nun oft »wohldurchblutet« nach dem Reiten, wie der Prinz, den seine Mutter phantasiert hatte. Weder in der Analyse noch im Beruf musste er noch die »Peitsche schwingen«, ihm wurde mehrfach signalisiert, er sei viel ausgeglichener. Seine schon immer gute Stimme erhielt in dieser Zeit mehr Volumen und Festigkeit, was anderen (nicht nur mir) auffiel. Ich dachte dabei auch an den jugendlichen Klang seiner Stimme im Erstkontakt und fragte mich, ob das Kind in ihm gereift war.

Die Terminalphase dieser Analyse gestaltete sich besonders schwierig und belastend. Herr E. war fest entschlossen, das Ende anzupacken, und fürchtete es zugleich. Er nahm sich ein knappes Jahr zum Abschiednehmen Zeit. Es war für ihn das erste Mal in seinem Leben, dass er bewusst eine Trennung vollzog und sich den Schmerzen stellte. Sonst war er immer »Knall auf Fall« gegangen, auch hatte er sich stets im Blitzverfahren von seinen Tieren getrennt. Die Stimmung in ihm und in den Analysestunden war oft von schwerer Depression und Regression gekennzeichnet. Anfangs wurde er krank, er litt unter einer schweren Gastritis und Magenpförtnerkrämpfen, ließ sich krank schreiben. Er schämte sich, weil er wie »ein Baby« reagierte. Er benötigte meine Fürsorge, phantasierte sich in Identifikation mit dem Film als den »letzten Kaiser« im Alter von zwölf Jahren, der bei mir als seiner Amme an der Brust trank, gab es doch viele Parallelen zwischen ihm und dem Kaiser, der ebenfalls isoliert und mit narzisstischen Erwartungen überfrachtet dazu erkoren war, in seinem Leben Großes leisten zu müssen. Er genoss es, diese Vorstellungen angstfrei zu äußern, dachte aber auch sofort daran, dass die Amme im Film den Kaiser verlassen musste und seine Analyse sich auch dem Ende näherte. Vielleicht musste Herr E. hier noch einmal auf psychosomatischer Ebene den katastrophalen Beginn zwischen ihm und seiner Mutter durchleben, schließlich wäre er beinahe verhungert und litt als Säugling an Magenpförtnerkrämpfen. Der zwölfjährige Kaiser ließ uns noch einmal an das zwölfjährige Mädchen denken, als das er sich zu Beginn der Analyse bei sexuellen Kontakten phantasierte. Er war zwölf Jahre alt gewesen, als sein Vater gebrochen und enttäuscht aus dem Krieg nach Hause kam und ihn aus dem Ehebett vertrieb. Rückblickend konnten wir erkennen, dass er als das zwölfjährige Mädchen »ein montiertes inneres Objekt« konstituiert hatte, das die perverse Bindung zur Mutter aufrechterhielt, vielleicht sollte ihm die Identifizierung mit der Mutter die Liebe zum Vater sichern, was allerdings misslang.

In dieser Zeit kaufte ich mir das gerade erschienene Buch »Kleriker« von Eugen Drewermann. Beim Lesen wurde mir sehr bald klar, dass ich hier nicht nur fachliche Anregungen suchte oder meine Neugierde auf theologisch-psychoanalytische Fragestellungen befriedigen wollte; nein, ich wollte meine tiefe Einsamkeit, die ich mit diesem Patienten erlebte, lindern, war doch das Buch voll mit ähnlich gelagerten Fällen.

Die Mutter des Patienten, die seit drei Jahren wegen Morbus Parkinson in seinem Hause lebte und versorgt wurde, wurde nun akut psychotisch und musste in ein Pflegeheim. In der Psychose validierte die Mutter noch einmal die Psychodynamik der Beziehung zu ihrem Sohn, die in der Analyse erarbeiteten Erkenntnisse lebte sie Herrn E. quasi noch einmal vor. Dieser war erschüttert und erstaunt über den Wahrheitsgehalt dieser »Verrücktheit«. So legte sich die Mutter z. B. in das Bett seiner Frau, verlangte nach ihrem Brautkleid, oder sie war der festen Überzeugung, in ihrem Bett würden Kinder verhungern (wie Herr E. als Neugeborenes!). Ihre Schreie durchs Haus: »Herr, erbarm Dich unser!« konnte Herr E. als ihre Ausrufe in der Nachkriegszeit identifizieren. »Wahrscheinlich ist meine Mutter immer mindestens latent psychotisch gewesen, und ich habe wohl auch einen psychotischen Kern, der bleiben wird«, meinte er. Wenn die Mutter ihren Sadismus ausphantasierte, bezog er diese Vorstellungen immer wieder auf ein reales Ereignis, das er mit ihr erlebt hatte. So berichtete die Mutter, sie habe bösen Menschen mit einer Rasierklinge hinter dem Ohr die Haut aufgeritzt. Herr E. zog hier eine Parallele zu den Spaziergängen, bei denen die Mutter ihm ihre spitzen Fingernägel in die Hand bohrte. »Meine Mutter lebt in einer Hölle! Das ist ihre Hölle, die will und kann ich nicht mit ihr teilen. Die kann niemand mit ihr teilen. In diese Hölle will ich nicht.«

Parallel zur Trennung von mir fand eine Trennung von der Mutter statt. Die Mutter ging in die Psychose, die Ärzte diagnostizierten eine Schizophrenie. Herr E. nahm von seiner Mutter innerlich Abschied, als er mit ihr zum letzten Male vor der Einlieferung in ein Pflegeheim spazieren ging. Er setzte sich mit seiner Trauer und Hilflosigkeit auseinander. Es tauchte die Frage auf, wohin ich wohl ginge, wenn er mich verließ. Er konnte seine Einsamkeit zunehmend spüren, die psychosomatischen Symptome verschwanden, und er brachte wieder Träume in die Analyse. So berichtete er einen Traum, in dem er ein hohes Kirchenamt übernehmen sollte. Als ihm die Amtskette mit dem goldenen Kreuz umgelegt wurde, wich die zuschauende Menschenmenge zurück, er war allein, »wie im Brechtschen Kreidekreis, als der einfache Mann Richter wird«. Ihm war dies ein »Warntraum«, er hielt den Glanz des Kreuzes für trügerisch. Er fürchtete die Einsamkeit in der Grandiosität und spürte, dass er nicht mehr so wie früher auf den äußeren Glanz der Kirche angewiesen war. In Anlehnung an den Kaukasischen Kreidekreis ging es wieder um den Abschied von mir: Konnte ich ihn als Homosexuellen ziehen lassen? Musste ich ihn nicht noch zur Heterosexualität bekehren? Die Trennung von der leiblichen Mutter bedeutete für die Mutter die Hölle (= Psychose), würde ich an ihm zerren, ihn zerreißen? Herr E. spürte, dass ich ihm bei dem Aufspüren dieser Fragen gerne Beistand leistete, aber natürlich nicht ihn zu irgendeiner angepassten Identitätsbildung überreden wollte. Er fühlte sich in seiner Männlichkeit als Homosexueller dadurch bestätigt, es ging um ein »Neugeborenwerden«, wie er meinte. Beim Onanieren konnte er erstmals seinen Penis als einen Teil von sich erleben. In den letzten großen Ferien vor dem Analysenende machte er mit seiner Frau eine Reise nach Dänemark. Beide waren noch nie in Skandinavien gewesen. »Es ist merkwürdig, mir war alles da oben so vertraut, als wäre ich da schon mehrfach gewesen. Ich glaube, Sie kommen aus Flensburg oder Husum. Ich habe mich da richtig zu Hause gefühlt, und das ist, weil ich etwas von Ihnen in mir habe.« In diesem Urlaub gelang es ihm auch, mit seiner Frau über seine Homosexualität zu sprechen, beide konnten anerkennen, dass sie wahrscheinlich nie mehr einen sexuellen Zugang zueinander finden würden, konnten die Trauer darüber zulassen. Die Ehe wollten sie trotz dieser Schwierigkeiten aufrechterhalten.

Herr E. reflektierte in den letzten Wochen vor dem Ende der Analyse auch die

Frage, ob er es wegen seiner »Veranlagung« vermieden habe, sich »richtig sexuell« in mich zu verlieben, obwohl es so intim zwischen uns zuging. Mit Hilfe eines Traumes, in dem wir beide nebeneinander im Bett lagen, ohne dass etwas passierte, konnten wir erkennen, wie wichtig es war, dass wir uns zwar nahe waren, ich aber keine Übergriffe unternahm wie die Mutter, die ihn abküsste und an seinem Penis lutschte. Zu mir eine intime Beziehung ohne Missbrauch haben zu können, das war wohl ein wesentliches Moment. Seine Frau konnte er in diesem Punkt ähnlich sehen wie mich, weshalb er trotz aller Probleme mit Zuversicht an seine Ehe denken konnte. Er verließ die Analyse in tiefer Dankbarkeit, fühlte sich davon »befreit, die Peitsche zu schwingen«, und konnte sich wieder für den Konfirmandenunterricht zur Verfügung stellen. Herr E. weiß, dass er die Analyse bei mir wieder aufnehmen kann, wenn er es für notwendig erachtet.

Diskussion

Das Zusammenspiel von Trauma, Homosexualität, Perversion und die Erschaffung des »montierten Objektes« (Khan 1979) spielte in dieser Analyse eine zentrale Rolle: Abgespaltene, desintegrierte Teilobjekte, die in einer perversen Mutter-Kind-Beziehung gebunden waren, wurden in der Übertragung bearbeitet. Herr E. konnte allmählich stabilere Internalisierungen vornehmen und seine Erfahrungen von Entfremdung und körperlicher Enteignung integrieren. Seine sexuellen Impulse gegenüber Kindern und Jugendlichen verschwanden, sein Sadismus verlor deutlich an Schärfe. Nun war Herr E. auch ein engagierter Theologe. Natürlich nahm sein Beruf in der Analyse einen großen Raum ein. Viele Predigttexte hat er in der Stunde reflektiert und auch viele Beerdigungen. Aus der Bearbeitung seines individuellen Bezugs zu den Themen schöpfte er immer wieder neue Kraft für die Durchführung der Gottesdienste. Wie ich bereits erwähnte, signalisierte er mir mehrmals, wie wichtig der Osterglaube für ihn sei. Vermutlich hat seine Identifizierung mit Jesus ihm dabei geholfen, das Martyrium zu ertragen, das ihm durch seine Mutter bei Abwesenheit des realen Vaters zugemutet wurde. Wenn auch sein Vater ihn verlassen hat, so wird Gottvater das nicht tun, sondern er wird seinen Sohn zu sich holen. Ich habe diese Haltung in der Analyse immer respektiert, wir konnten seinen Glauben benennen und anerkennen. Oft fragten wir uns, ob die Homosexualität mit seiner Liebe zu Gott zusammenhängt. Die massiven Traumatisierungen hatten zu Spaltungsvorgängen und zu einer frühzeitigen Entwicklung der Ich-Funktionen geführt, wie dies Masud Khan in anderen Fällen ausführlich geschildert hat. Das Denken und der Glaube – hoch strukturierte seelische Funktionen – dienen hier auch der Abwehr. Ein Teil dieser Abwehr konnte bearbeitet werden, als Herr E. mich als

Mensch »aus Fleisch und Blut« entdeckte, ein anderer Teil wurde gewiss bewältigt, als er sich zunehmend authentischer mit seinem Sohn auseinander setzen konnte. Trotzdem blieben wesentliche Teile des negativen Ödipuskomplexes an Gott gebunden. Der christliche Glaube oder der abwesende und in Gott wiedergefundene Vater können aus psychoanalytischer Sicht als Container verstanden werden, die Herrn E. vor dem Zusammenbruch schützten. Wenn er zu seinem letztgenannten Traum sagt: »Aber der Schein des goldenen Kreuzes trügt«, markiert er auch die Grenze dieser Analyse.

Dieser Fall bietet viele Hinweise darauf, dass die (homoerotische) Liebe zum Vater ein Schutz vor der perversen, enteignenden Mutter ist. Herr E. hat die Hinwendung zum Vater religiös ausgestaltet. Trotzdem sollte keine kausale Spekulation entworfen werden, etwa nach dem Motto: Wegen der Mutter wurde er homosexuell. Das Umgekehrte hat genauso seine Berechtigung. So könnte man die These formulieren: In der Beziehung zu dieser Mutter kam ihm seine homosexuelle Veranlagung zu Hilfe, und er entwickelte sich zu einem hoch strukturierten Menschen. Herr E. selbst hält die Genese seiner Homosexualität für überwiegend psychogen, hält den Anlagefaktor für gering, er meint, er sei zu alt, um diese Frage weiter zu klären, und möchte ganz bewusst hier Halt machen. Er hat diese Frage für sich mit einem »eher mehr« und »eher weniger« beantwortet. So wäre es z. B. denkbar, dass sich bei Herrn E. in den ersten Lebensjahren eine irreversible, kernhafte Geschlechtsidentität (core gender identity) herausgebildet hat, wie Stoller (1985) sie beschrieb und Künzler sie in seinem Übersichtsreferat aufgreift (1992, S. 213 ff.). Hier eine Antwort bereitzuhalten, konnte wohl nicht meine Aufgabe sein, und so muss diese Frage offen bleiben.

Deutlicher zu erkennen ist dagegen die Genese der Perversion: Der Patient war in seiner Kindheit einer perversen Mutter-Kind-Beziehung ausgeliefert, in der sexuelle und körperliche Gewalt zu kumulativen Traumatisierungen führten. Die Abwesenheit des Vaters wie auch die Ereignisse des Zweiten Weltkrieges insgesamt haben dem Kind kaum Möglichkeiten geboten, den intrusiven Angriffen durch die Mutter zu entfliehen. Um zu überleben, musste das kindliche Ich in der Position des narzisstischen Objekts der Mutter verharren. Die perversen und sadistischen Akte der Mutter führten einerseits zu körperlicher Enteignung und einem Nicht-Fühlen, zum anderen Teil musste der Patient aber eine enge Bindung aufrechterhalten, damit er am Leben blieb, nur so konnte er sich auf die möglichen Gefahren einstellen. Liebe und Hass waren nicht zu vereinen, das zwölfjährige Mädchen, in das er sich phantasierte, war eine lebenserhaltende Kompromissbildung, die die traumatische Konstellation entschärfen sollte. Zugleich wurde damit eine Disposition zur späteren Entwicklung der Pädophilie gelegt.

Herr E. lebte in den folgenden Jahren in einer guten Balance und konnte sich in den letzten Jahren seines Berufslebens mit großer Entschlossenheit seinen Aufgaben widmen. An einer Anerkennung, die er erhielt, ließ er mich teilnehmen. Er kommentierte seine Leseerfahrung dieses Berichtes mit dem Hinweis, immer wieder habe er sich bei der Lektüre daran erinnert, wie oft er zur Analyse gegangen sei mit der Absicht: »Heute sag' ich's« oder »Heute will ich mich mehr öffnen,« und es sei ihm dann so oft doch nicht oder nur teilweise gelungen, seine Gefühle mehr zu zeigen. Auch habe er sich nie klargemacht, wie viele Gedanken ich mir über ihn und die gesamte Analyse gemacht habe und wie einsam ich in dieser Behandlung gewesen sei.

»ICH VERTEIDIGE MICH SELBST.« DESTRUKTION UND TROST IN EINEM OBJEKT?

Frau O. ist eine hübsche, sportlich gekleidete Frau Ende vierzig. Als Akademikerin und erfolgreiche Geschäftsfrau ist sie etwas persönlicher gekleidet, als es in ihrem Berufsfeld üblich ist. Ihr Make-up verbirgt aber einen möglichen Ausdruck ihrer Gefühle im Gesicht. Als ich sie zum ersten Mal sah, dachte ich: Diese Frau ist schwer traumatisiert und depressiv, aber zugleich eine starke Kämpferin. Sie hatte auch nicht locker gelassen, bei mir einen Termin zu bekommen, obwohl ich gar keinen Platz hatte und ihr das auch bereits am Telefon vermittelt hatte. »Meine Therapeutin – sie ist auch eine Analytikerin – hat mir gesagt, ich soll mich an Sie wenden, weil Sie eine Traumaspezialistin sind. Sie kann mir nicht mehr weiterhelfen.« Der Appell an mich als »Traumaspezialistin« machte mich skeptisch, zu oft hatte ich mittlerweile erlebt, welch schwere Pathologien sich hinter dem Label »traumatisiert« verbergen können und auf diese Weise sozial akzeptabel werden sollen. Frau O. war seit drei Jahren in einer einstündigen Psychotherapie im Sitzen bei einer erfahrenen Kollegin, es hatten sich keine wesentlichen Besserungen eingestellt. »Wir mögen uns zu sehr, fast wie Freundinnen, trinken zusammen Kaffee während der Stunden.« Ich fragte mich, welch ein Ausmaß an Destruktivität wohl mit diesem Agieren abgewehrt werde. Auch fürchtete ich, ob sich hinter der Idealisierung meiner Person eine versteckte Rivalität verbarg. Der Auftakt war mir eine Warnung: Es musste eine enorme Wut und Aggressivität im Verborgenen ruhen, die nicht in die Übertragung durfte, das gemeinsame Kaffeetrinken fasste ich als ein Resultat der abgespaltenen Aggression auf.

Symptomatik

»Solange ich denken kann, leide ich unter Depressionen, ich bin voller Ängste und Albträume. Im letzten Frühling hatte ich einen Totalzusammenbruch, als ich erneut von meiner Stiefmutter enttäuscht wurde. Ich kann auch nicht ohne Psychopharmaka leben (200 mg Serotonin, Schlaftabletten), manchmal trinke ich auch zu viel Alkohol. Ich kann mit dem Unsinn nicht aufhören. Ich fürchte außerdem, dass meine Ehe zerbricht.« Später gestand Frau O. mir noch, dass sie gelegentlich in

Swinger-Clubs geht, wenn sie ihre Spannung nicht mehr ertragen kann. Sie und ihr tyrannischer Mann stritten sich fast täglich, es kam dabei auch zu Handgreiflichkeiten. Frau O. hatte massive Konflikte mit ihrer sadistischen Stiefmutter, die nun auch ihre Tochter Carol instrumentalisierte und in die Konflikte mit verwickelte. »Mit mir kann sie alles machen, aber nicht mit meiner Tochter.« Dieser eindringlich gesprochene Satz der Patientin blieb mir wie eine Art Vermächtnis während der gesamten Behandlung im Gedächtnis.

Traumageschichte

Frau O. ist das erste und einzige Kind ihrer Eltern. Ihre Mutter war an ihrem ersten Geburtstag beerdigt worden. Ein Routineeingriff hatte zu einer Sepsis mit Todesfolge geführt. Die Großmutter mütterlicherseits war drei Monate zuvor gestorben, die Mutter der Patientin hatte auf den Verlust ihrer Mutter mit einer Depression reagiert. »Alle sagten ihr: ›Hör auf zu weinen und kümmere Dich um das Baby!‹ – Aber sie konnte es nicht.« Frau O. wurde dann bis zum vierten Lebensjahr von einer Großtante aufgezogen, die sie in sehr guter Erinnerung hat.

Aber dann kam die Patientin zu ihrem Vater zurück, der inzwischen wieder geheiratet hatte. Es wurden zwei Halbbrüder geboren (4 und 6 Jahre jünger). Das Leben wurde für Frau O. »ein Horror«, die Stiefmutter hat sie fast täglich – ohne einen für die Patientin nachvollziehbaren Grund – geschlagen, dabei zerbrachen Kochlöffel und Kleiderbügel. Vom Vater bekam sie hin und wieder Ohrfeigen. Beim Schuleintritt erteilte die Stiefmutter den Lehrern schriftlich die Genehmigung, das Kind zu schlagen, wenn es nicht folgen würde. Die Eltern schlugen sich auch gegenseitig. Einmal hatte die Mutter dem betrunkenen Vater eine Flasche Bier an den Kopf geworfen, das Haus war voller Blut, die Patientin wischte alles wieder auf.

Frau O. war trotz allem eine gute Schülerin, die problemlos das Abitur schaffte und ihr Studium gut bewältigte. Von ihrem ersten Mann (+12 Jahre), dem Vater ihrer Tochter, hatte sie sich vor zehn Jahren scheiden lassen. Die zweite Ehe bestand zu Beginn der Behandlung seit acht Jahren, der Partner wurde als »Macho« und gewalttätig beschrieben.

Im Anschluss an die Erstgespräche hatte ich mit Frau O. folgende Vereinbarung getroffen: Bis zu den Sommerferien würde sie weiter einmal die Woche zu ihrer jetzigen Therapeutin gehen und weiter regelmäßig ihren Psychiater aufsuchen. Nach den Ferien könne sie eine Wochenstunde im Sitzen zu mir kommen, ab Januar des folgenden Jahres wäre eine hochfrequente, d. h. vierstündige Analyse möglich. Ich konnte Frau O. keinen früheren Platz anbieten, hielt es aber auch für sinnvoll, dass sie die Möglichkeit bekam, mich vor der Behandlung im Liegen als ein konkretes

Objekt zu erfahren, um eine positive Übertragungsbeziehung zu unterstützen und kein Zuviel an Angst und Destruktivität aufkommen zu lassen. Zugleich war ich abgegrenzter als die Vortherapeutin, was der Patientin Sicherheit verschaffte. Um die möglichen Kassenstunden für die Analyse »zu sparen«, zahlte sie diese Vorbehandlung privat, zum Kassensatz.

Zwei Initialträume

Frau O. berichtet nach dem Erstgespräch zwei Träume, die bereits das Programm unserer gemeinsamen Arbeit darstellen und mich in meiner Absicht stärkten, mit dieser Patientin zu arbeiten. Sie signalisierte mir auf diese Weise, dass auch sie mit mir arbeiten konnte und wollte. Das erste Verstehen dieser Träume, war – ähnlich wie bei Herrn V. (vgl. S. 49f. u. 52f.) – eine große Hilfe, wurde doch ein erster Symbolisierungsversuch möglich, der sowohl der Patientin als auch mir einen gewissen Halt verschaffte:

> Ich gehe mit meinem Mann in die katholische Kirche meiner Heimatgemeinde. Aber das sieht da nicht so aus wie in Wirklichkeit. Im Altarraum ist ein langer Gang, in dem zwei Schwerter von der Decke herunterhängen. Ich sag meinem Mann irgendetwas, was er nicht versteht, etwas wie: Ich bin diejenige, die mit den Schwertern klarkommen muss. Auf der linken Seite wird eine Taufe gefeiert, deshalb spreche ich nicht lauter zu meinem Mann. Ich will nicht stören. Mein Mann geht weiter, und ich folge ihm zum Altar. Da arrangiert eine Frau irgendetwas und begrüßt mich: »Wie schön, dass Du wieder zu uns gekommen bist.« Plötzlich stehen meine Eltern (Vater und Stiefmutter) vor mir. Meine Nase lief. Ich hatte kein Taschentuch und wischte mir die Nase mit der Hand ab. Mein Vater war angeekelt. Meine Mutter holte Schwung mit ihrem Bein, sie trug Stiefel aus Schlangenleder, und wollte mir in den Bauch stoßen. Ich bekam den Stiefel zu fassen und schlug meine Mutter damit. Ich verteidige mich selbst.

Der zweite Traum aus derselben Nacht:

> Da war ein Raum mit teuflischen Wesen und Lianen. Auf dem Friedhof war ein Herz ausgegraben worden. Das Herz war in einem Plastiksack und hing unter dem Sakko meines Mannes. Es stank furchtbar. Ich sagte: »Das muss verschwinden.«

Diese Träume haben mich sehr beeindruckt. Ich sah, wie die Patientin gefährdet war, von ihrer Wut und Angst überwältigt zu werden, sie konnte ihre Aggressivität nicht länger in ihren Mann projizieren. Ich dachte, die direkte Rede: »Wie schön, dass Du wieder zu uns gekommen bist!« könnte eine positive Übertragungsbeziehung ankündigen, denn wir mussten auf eine andere Weise auf den Opferaltar ihres Lebens schauen als die frühere Analytikerin. Mit dem an ihren Mann gerichteten Satz: »Ich bin diejenige, die mit den Schwertern klarkommen muss« kommt eine Vorahnung der Patientin zum Ausdruck, die auch etwas über ihre Haltung zur Analyse sagt. Sie ist diejenige, die mit ihrem schweren Los »klarkommen« muss, und dazu benötigt sie die Analyse. Die zwei Frauen im Traum mussten offensichtlich getrennt werden: eine gute am Altar und eine böse (mit perversen Schlangenlederstiefeln?), vor der sie sich schützen muss. »Ich hatte kein Taschentuch« bedeutet, es gibt keinen Trost, keinen Container für meine Ängste und meinen Kummer. Ich konnte ihr sagen, dass sie vermutlich die Liebe ihrer leiblichen Mutter sucht, wenn sie ihr Herz auf dem Friedhof wieder ausgräbt. »Augenblicklich ist alles zerstörerisch und widerlich, und Sie sind voller Wut – vielleicht ist da aber auch ein Hoffnungsschimmer auf eine bessere Zeit, z. B. Erinnerungen an die Zeit vor dem Tod Ihrer Mutter, an die Zeit, bevor Ihre Mutter depressiv wurde und Ihre Großmutter starb … ›Ich verteidige mich selbst‹, das klingt, als ob das Ihr Lebensmotto ist.«

Die beiden Schwerter erinnerten sie und mich an das Damoklesschwert. Warum zwei Schwerter, gegen die sie ankämpfen musste? Ging es um Vater und Mutter? Die leibliche Mutter und die Stiefmutter? Die gute und die böse Brust? Vergangenheit und Gegenwart? Primärobjekt und Übertragungsobjekt? Es gab so viele Doppelungen in ihrem Leben, die hierin vermutlich einen Ausdruck fanden und ein weiterer Beleg für die vielen sadomasochistischen Wiederholungen in ihrem Leben sind. Die Tatsache, dass Frau O. so schnell fähig ist, ihre traumatischen Erfahrungen in dieser differenzierten Weise zu symbolisieren, stimmen prognostisch günstig und skeptisch zugleich. Einerseits fragte ich mich, ob dieser rasche Einstieg ein Anzeichen für eine mangelnde psychische Distanzierung anzeigt. Andererseits lässt der Initialtraum daran denken, dass die Zeit bei der Großtante vermutlich eine Reihe integrativer Erfahrungen ermöglichte und dem Kind Erholung und eine Förderung der Entwicklung bot. Dadurch wurde sie fähig, die anschließenden Erfahrungen bei Vater und Stiefmutter als »böse« wahrzunehmen und zu ihrem Schutz alte Spaltungsprozesse zu reaktivieren.

Das frühe Mutterobjekt ist in diesem Fall wegen der Depression und des plötzlichen Todes zugleich auch das traumatisierende Objekt. Kinder, die solche Erfahrungen machen, müssen ihre Affekte abspalten und ziehen sich häufig in sich selbst zurück. Ich habe das bei Frau S., die ein schweres Trennungstrauma erlitten hatte (vgl. S. 91–105), als eine konkretistische Fusion mit einem Teil des Selbst beschrieben. Wahrscheinlich hat die Großtante bei dieser Patientin geholfen, das Schlimmste zu verhüten. Der abrupte Wechsel zur Stiefmutter, die damals jung und selbst schwanger war, hat aber in der Patientin eine alte Wunde wieder aufgerissen.

Während der Vorbehandlung im Sitzen zentrierten sich die Gespräche immer wieder um die Wiederholungen. Die Patientin erkannte, wie sie ihre Beziehung zur Stiefmutter mit ihrem Mann reinszenierte und wie ihre Tochter ein Teil ihres idealen Selbst verkörperte. Frau O. bekam so ein kognitives Konzept über ihr Leben, aber sie konnte das Erkannte nicht *fühlen*. Das Paar trennte sich. Nachdem der Mann ausgezogen war, reagierte sie mit manischer Abwehr. Es wurde alles Mögliche neu arrangiert und diverse Dinge gekauft, u. a. zwei teure Siamkatzen für sich und die Tochter. Jeder benötigte ein Tier zum Trost, wie sie meinte. Mir wurde dabei erneut deutlich, dass sie eine große Managerin ist, sich keine Pause oder einen Raum für Trauer und Ruhe gönnen konnte.

Das erste Analysejahr: Keine Brücke zwischen der Mutter im Himmel und dem Desaster auf Erden

Im Alter von sechs Jahren hatte Frau O. erkannt, dass an ihrer Situation nichts zu ändern war. Sie erbrach viel, litt unter schweren Ängsten und sehnte sich nach ihrer leiblichen Mutter.

> Eines Tages ging sie alleine auf den Friedhof und legte sich auf das Grab der Mutter: »Es war kalt. Dann war es gut.« Diese Schilderung vermittelte mir eine erste Idee über die Spaltungsprozesse von Frau O. in einen Zustand von Nicht-Fühlen (»es war kalt«) einerseits und in eine idealisierte Welt mit der toten Mutter im Jenseits, die vermutlich unbewusst bleiben musste, ihr aber dabei half, die vielen sadistischen Erfahrungen zu überleben. »Das muss für Sie ein einschneidendes Erlebnis gewesen sein, das Ihr weiteres Leben geprägt hat. Sie waren völlig allein auf dem Friedhof, und es gab keine Verbindung zwischen der Mutter im Himmel und Ihrem Unglück auf Erden. Wir brauchen Zeit, um zu verstehen, was da mit Ihnen geschehen ist.«

Frau O. hat vermutlich ihren gespaltenen Zustand mit dieser Handlung konkretistisch ausagiert, als ob sie versuchte, sich mit der toten Mutter zu vereinen, um ihr nahe zu sein, mit ihr zu verschmelzen.

Die darauf folgenden Sitzungen waren ausgefüllt mit Berichten über gefährliche Enactments, sie surfte unkontrolliert im Internet, sie nahm verschiedene sexuelle

Beziehungen zu extrem gestörten und schwersttraumatisierten Männern auf. Sie versuchte mir zu zeigen, dass sie ihr Leben unter Kontrolle und diese schlechte Welt nichts mit ihr zu tun hatte, die anderen waren die Bösen. Ich versuchte eine Verbindung zur Welt ihrer inneren Objekte herzustellen und deutete:

> »Das Leben dieses Mannes könnte einem Ihrer Albträume entsprungen sein. (...) Der ganze Horror passt zu Ihrer Geschichte. (...) Vielleicht ist es für Sie so faszinierend, weil dieser Mann vorgibt, alles unter Kontrolle zu haben. (...) Sie haben den Eindruck, das Schicksal dieses Mannes ist um einiges schlimmer als Ihres. (...) Der Horror ist draußen, vielleicht ist es einfacher, auf das Leben dieses Mannes zu schauen, als nach innen auf das eigene Leben zu blicken.«

Ein anderes Projektionsfeld war während der langen Periode des Agierens ihre Tochter: Carol war mir anfangs als die ideale Tochter vorgestellt worden – intelligent, kreativ, verantwortungsbewusst und bei allen Klassenkameraden beliebt. Zu Beginn der Analyse führte sie in der Schule einen selbst geschriebenen Sketch auf, in dem Geister aus Gräbern stiegen, um Menschen zu töten. Frau O. war schockiert, ihre eigenen schrecklichen Erfahrungen hatten offenbar doch die Tochter beeinflusst. Carol war wahrscheinlich doch den vielen Ehestreitereien und ihren Zusammenbrüchen und Alkoholexzessen zu sehr ausgesetzt gewesen. Je deutlicher Frau O. ihren eigenen Horror in der Analyse beschreiben konnte, desto mehr brach das Bild von der idealen Tochter zusammen, Frau O. konnte die Überforderung ihrer Tochter erkennen und mit ihr sprechen. Carol begann eine analytische Psychotherapie, Mutter und Tochter gingen nun beide zu ihren »Psychostunden«. Carol war mittlerweile 15 Jahre alt und versuchte sich von den Projektionen und dem kontrollierenden Verhalten der Mutter zu befreien. Frau O. konnte die Macht, die sie auf ihre Tochter ausübte, vorerst nicht anerkennen. Sie musste alles im Griff behalten. Die omnipotente Abwehr begann zu wanken, Frau O. versäumte in dieser Zeit wichtige berufliche Termine, weil sie z. B. verschlafen hatte. Unbewusst sollte ich sie im Sinne der idealisierten toten Mutter unterstützen und ihr ein paar Tipps geben, wie sie mit der Tochter besser zurechtkommen könnte. Die Hauptkonfliktfelder waren dabei das Schuleschwänzen und ein verschwenderischer Umgang mit Geld. Ich deutete: »Die Tochter verhält sich wie die Mutter.« Auch wenn die Parallelen zwischen Mutter und Tochter offensichtlich waren, benötigte ich in der Gegenübertragung Mut, Frau O. damit zu konfrontieren und das Agieren zu entlarven, ging es doch um die projizierten Selbstanteile. Die Beobachtungen an ihrer Tochter ließen Frau O. in einen Spiegel schauen. Frau O. führte mir in der Analyse zugleich vor, mit welcher Kraft und potentiellen Gewalt sie bereit war, Objektkontrolle auszuüben. Die Ohnmacht des verlassenen und geschlagenen Kindes durfte nicht bewusst werden, die intrusiv erfahrenen Akte der Gewalt haben zu Identifizierungen geführt, die uns noch lange in der Analyse beschäftigen sollten.

Nach einem halben Jahr konnte Frau O. nach Rücksprache mit ihrem Psychiater die Dosierung des Serotonin auf 100 mg reduzieren, nach einem weiteren halben Jahr konnte sie gänzlich darauf verzichten. Diese Entwicklung verstand ich als ein Zeichen für eine beginnende Übertragungsbeziehung, in der auch Abhängigkeit sein durfte, und ich fragte mich, ob es gelingen würde, dass sie mich als ein Objekt wahrnehmen könnte, das auch ihre abgespaltenen Affekte aufnimmt.

Zweites Analysejahr: Wut auf das idealisierte Objekt – Versuche omnipotenter Kontrolle

Nachdem sich die Patientin offiziell hatte scheiden lassen, brachen erneute Turbulenzen aus. Frau O. musste zunehmend ihre eigene Destruktivität anerkennen, begann Schuldgefühle zu entwickeln und wurde zunehmend depressiv.

Immer gab es aber auch die Gegenbewegung: Sie kaufte sich einen teuren Hund. Die Tochter hatte den Namen des Hundes vorgeschlagen, eine Abwandlung meines Namens, unübersehbar war damit ein Übertragungsobjekt geschaffen worden, über das Frau O. – im Gegensatz zu mir – die Kontrolle haben wollte und das ihr nicht von der Seite wich. Berichte über das sadistische Training in der Hundeschule, Beschreibungen über den Hund, der an ihrer Stelle andere Menschen anbellte, ermöglichten die Übertragung zu deuten. In ihrem Büro meldeten Kollegen Protest an, und sie musste ihren Hund künftig zu Hause lassen. Nun war sie wieder ungeschützt und wurde depressiv. Sie wurde gemobbt, kein Hund, keine Analytikerin konnten an ihrer Stelle bellen und beißen. Zeitgleich spitzte sich ein seit vier Jahren währender Streit mit querulatorischen Nachbarn in der Wohnanlage zu. Diese Nachbarn agierten zweifelsohne skurril und verfolgend, aber meine Patientin musste allmählich erkennen, dass sie eine besondere Begabung hatte, diese Leute zu provozieren.

Ich war besorgt über ihr Verharren in dieser paranoiden Welt, über ihre gleichzeitige Depressivität und Unfähigkeit, die Dinge mit etwas mehr Abstand zu sehen. Ich versuchte, ihre Identifizierungen mit ihren inneren destruktiven Objekten zu deuten. Dabei fürchtete ich, zur sadistischen Stiefmutter zu werden, denn ihre Affekte waren noch immer überwiegend abgespalten. Eine andere Gefahr bestand darin, dass sie sich mit meiner Deutungsfunktion narzisstisch identifizierte, um mich dann wiederum omnipotent zu kontrollieren, dann wurden die Affekte erneut abgespalten und ihr depressiver Zustand verschlechterte sich. Dieser Balanceakt sei an einem Stundenprotokoll gezeigt (Pat. kommt Montag, Dienstag, Mittwoch und Freitag):

Dienstagsstunde

P.: Heute komme ich zu spät wegen meines inneren Chaos. Als ich heute Morgen aufwachte, fühlte ich mich frisch und fit. Aber meine Kollegin, die hat nur Mist gebaut. Ich habe sie angebrüllt, die hat von nichts 'ne Ahnung, so geschrien habe ich noch nie. Das ist übrigens die, die auch gegen meinen Hund intrigiert hat. Heute ist sie mir wieder in den Rücken gefallen. *(Frau O. beschreibt den Vorfall und macht dann eine Pause.)*

Ich will Ruhe. *(Pause)*

Gestern war ich mit dem Hund spazieren, da kamen mir zwei joggende Frauen entgegen. Mein Hund stupste sie an, er hat praktisch nichts getan. Aber die Frau brüllte mich an, in einer Aggressivität! »Nehmen Sie den Hund weg!« Da kam ein älterer Herr und sagte mir: »Warten Sie, ich helfe Ihnen.« Er konnte die Frauen dann beruhigen. *(Sie beschreibt es.)*

A.: Da hat Ihnen jemand beigestanden.

P.: Ja, danach habe ich den Hund trainiert, sie hat sofort gehorcht, das ging ganz prima. Das Negative war weg. Und ich hatte danach auch einen guten Mittagsschlaf. Alles war okay. Am Abend drehte ich dann wieder mit dem Hund die Runde in dem kleinen Park, da rief ein Nachbar mir zu: »Nehmen Sie den Hund an die Leine! Sie alte Schlampe!« Ich sagte dann: »Na, Sie sind aber zivilisiert!« Ich dachte: Noch eine weitere Bemerkung, und ich zerkratz' ihm sein Auto. Ich weiß, wo das steht … Ich dachte dann, nein, ich will weg hier.

Ein paar Schritte weiter wurde ein anderer Nachbar – das ist ein Super-Alkoholiker – mit dem Notarztwagen ins Krankenhaus gefahren. Ich wohne in einem Irrenhaus! Diese Scheißarchitektin … *(Sie setzt ihre wütenden Klagen fort. Eine verrückte Geschichte folgt der anderen. Ich denke daran, dass sie selbst in einem mentalen Irrenhaus lebt, mögen die Mitbewohner ihres Hauses noch so gestört sein.)*

A. *(energisch):* Darf ich Sie mal unterbrechen! Diese Attacken dringen in Sie ein, als gäbe es keine andere Möglichkeit als zurückzuschreien oder auch destruktiv zu werden. So reagiert jedes Kind, das sich bedroht fühlt. Das haben Sie als Kind mit Ihrer Stiefmutter zur Genüge erlebt. Es gab keinen Schutzschild, nichts, was Sie abhalten konnte, auch zerstörerisch zu werden.

Ich fühlte mich von ihrer Erregtheit überwältigt, musste dem ein Ende setzen, um nicht von dem Strudel ihrer Emotionen mitgerissen zu werden. Ihre intensiven projektiven Identifizierungen, die in einem abgespaltenen erregten Affektzustand manifest wurden, luden zur Fusion ein, dem musste ich widerstehen, um nicht Teil ihrer sadomasochistischen und paranoiden Welt zu werden. Ich wollte ihr zu Distanz verhelfen, damit sie fähig wurde, die Dinge zu betrachten.

P.: Oh, ich entwickle da unheimliche Gewaltphantasien (…) *(Frau O. setzt fort, ich habe sie offenbar nicht erreicht? Langsam kommt sie aber doch zur Ruhe.)* Nach vier Jahren juristischer Auseinandersetzungen sollte der Richter sagen: »Leute, jetzt ist aber Schluss!«
A.: Sie wünschen sich, dass der Richter dem Streit ein Ende bereitet wie der Mann heute Morgen bei diesen Frauen, so, wie es ihr Vater nie machte, wenn Sie Ihre Kämpfe mit der Stiefmutter austrugen. *(Ich denke, dass ich auch eben gestoppt habe, finde aber keinen Weg, dies in einer Deutung zu formulieren.)*
P.: Ja, und heute Morgen war es dasselbe, ich fühlte mich total gelähmt. Ich war bestens vorbereitet, sollte für die anderen den Karren aus dem Dreck ziehen – und dann diese Person!

Die Analyse wurde für Frau O. zur Folter, meine Interpretationen waren für sie oft sadistische Angriffe, wenngleich sie gelegentlich zu einer Einsicht führten. Der Hass auf mich und auf die ideale Mutter, die sie verlassen hatte, wurde manifest. Wenn ich etwas interpretierte, brach ihr Kontrollgebäude zusammen. Zu Beginn dieser Periode äußerte Frau O. hin und wieder, dass sie daran denke, sich ein Pferd zu kaufen. Meiner Aufforderung, erst einmal darüber nachzudenken, was das für sie und die Analyse bedeuten würde, wurden beiseite geschoben, wie auch mein Einwand, ein Pferd würde sehr viel Geld und Zeit erfordern, und das könne der Analyse abträglich sein. Sie konfrontierte mich damit, dass ihr Pferd nun bald ankommen werde, sie hatte sich einen spanischen Hengst gekauft. Ich war schockiert, fürchtete wohl auch noch einmal eine so gefährliche Analyse führen zu müssen wie seinerzeit mit Herrn E. (vgl. S. 169–185). Deutlich war die Übertragungsbotschaft von Frau O. Sie sagte mir: Du kannst mich nicht kontrollieren. Ich erwartete die Fortsetzung der vielen sadistischen Enactments.

Frau O. hatte sich mit dem Pferdekauf von mir losgesagt, sie fühlte sich erschöpft, depressiv und aggressiv, weigerte sich, mit mir über ihre Entscheidung zu sprechen. Ich hatte das Gefühl, dass sie sehr gefährdet war, sie glaubte eine »Auszeit« von der Analyse zu benötigen und entschied sich für eine Unterbrechung. Sie hatte für eine Woche ein Trainingscamp für ihren Hund gebucht.

A.: Frau O., Sie benötigen Hilfe und sollten hier bleiben, damit wir weiter verstehen können, was los ist. … Es ist wohl nicht so einfach, diese Möglichkeit zu nutzen … Was wird Ihre Tochter denn machen, wenn Sie weg sind?
P.: Die bleibt allein! Das ist kein Problem! *(wütend)* Ich muss mal runterkommen, die einzige Möglichkeit, an der frischen Luft zu sein, ist mit meinem Hund. *(noch wütender)* Ich zahl' Ihnen ja auch die Stunden!!
Während dieses Urlaubs erlitt der Hund einen schweren Unfall. Ihre Tochter entschied sich im kommenden Schuljahr zum Vater nach Westdeutschland zu ziehen. Eine Freundin meiner Patientin hatte die Idee gehabt und die Tochter entsprechend ermuntert. Alles war während ihrer Abwesenheit ohne sie entschieden worden. Ihre Depression verstärkte sich. Als sie die Psychotherapeutin der Tochter aufsuchte, stellte sich heraus, dass diese den Eindruck hatte, sie sei eine Alkoholikerin. Die Depression der Patientin erreichte einen neuen Tiefpunkt.
A.: Diese Unterbrechung ist Ihnen und Ihrem Hund nicht gut bekommen.
P.: *(sehr wütend)* Das hat nichts mit Ihnen zu tun und nichts mit der Analyse! Und ich muss auch noch die Stunden zahlen, eine Frechheit!

Frau O. bezahlte die Stunden, und im Beruf unterliefen ihr Fehler. Enttäuschung über ihre Tochter – die ja beim Vater lebte – und Schuldgefühle quälten sie. Die Therapeutin schien das »Auslandsjahr« beim Vater zu tolerieren oder gar zu unterstützen, was auch ein Abbruch oder eine Unterbrechung der Therapie bedeutete. Sie hatte das Gefühl, ihre Tochter sei ihr weggenommen worden, ein tiefer Schmerz wurde spürbar und ließ uns daran denken, wie unermesslich schmerzhaft der Verlust ihrer eigenen Mutter für sie war. Für sich konnte Frau O. keine Hoffnung mehr empfinden. Auch hatte sie keine Kraft mehr, sich im Beruf durchzusetzen. Sie entwickelte Suizidgedanken in der Stunde.

Ich sagte ihr: »Ich lasse Sie nicht alleine auf den Friedhof gehen!« Frau O. fühlte sich verstanden, beruhigte sich ein wenig und erinnerte dissoziative Zustände aus der Kindheit: Oft hatte sie im Bett gelegen und das Gefühl gehabt, ihr Körper sei aufgeblasen wie ein Ballon. Ich: »Sie fühlten sich völlig verlassen, niemand hat Sie getröstet. Sie konnten Ihre Gefühle weder in Ihrem Körper noch mit Ihren Sinnen fassen. Und jetzt ist es schwer sich vorzustellen, ob ich Sie beruhigen kann, selbst wenn Sie so verzweifelt und wütend sind.«

Frau O. berichtete daraufhin, wie ihre Halbbrüder am Sonntagmorgen ins Bett der Eltern schlüpften und sie gemeinsamen Spaß hatten. Frau O. war es verboten dabei zu sein. Sie musste allein bleiben wie auch in den Sommerferien, wenn sie zur Tante geschickt wurde und nicht an der Familienreise teilnehmen durfte. Es folgten in den nächsten Stunden weitere traumatisierende Erinnerungen. Als sie begann, ihre sadistischen Identifizierungen deutlicher zu erkennen, sagte sie die nächste Stunde ab, um erst einmal wieder die Kontrolle über mich und die Situation zu bekommen. Wieder versuchte sie, über das Agieren ihre Depression zu bekämpfen.

Drittes Analysejahr: Analyse des Zoos – Kummer und Schmerz

Als Frau O. das Pferd erworben hatte, hatte sich die Tochter zwei Mäuse gekauft. Beides geschah im zweiten Analysejahr, die Mäuse zogen mit zum Vater und kehrten mit der Tochter Mitte des Jahres zurück. Später kamen aufseiten der Tochter noch zwei Geckos hinzu, die sie geschenkt bekommen hatte. Die Katzen waren weiter munter, in der Wohnung war ein regelrechter kleiner Zoo entstanden. Die Übertragung spielte sich weiter auf sadomasochistischem Niveau ab, alles, was während der Sitzungen geschah, wurde noch einmal parallel mit den Tieren ausagiert. An den Tieren konnte die Patientin *fühlen,* was sie erlebte. Sie betonte nicht ohne Vorwurf, dass sie ihr *eigenes* – von mir unabhängiges – Therapieprogramm benötige, und das würden ihr die Tiere bieten. »Ich brauche Bewegung, frische Luft, Training, Natur.«

Diese Übertragungsspaltung sollte nicht nur sie, sondern auch mich schützen, sie konnte ihre Aggressionen auf diese Weise ausleben und mich in Sicherheit halten, sie konnte außerhalb des Behandlungszimmers die Dompteuse spielen, ohne mich zu verletzen. Auf diese Weise konnte ein Aspekt der idealen – aber toten – Mutter am Leben gehalten werden. Während die meisten Aspekte der positiven Übertragung mit der Mutter im Himmel verbunden waren, geschah das reale sadistische und perverse Leben auf Erden: im Beruf und mit den Tieren.

Die sadistischen Identifizierungen der Patientin wurden nun einer Bearbeitung zugänglich. Ich fühlte mich oft erschüttert, erschrocken und strapaziert. Auch fragte ich mich, ob es nicht zu gefährlich sei, eine solche Patientin in Analyse zu nehmen. Ich deutete, wie die Patientin ihre abgespaltenen aggressiven Impulse in ihr Pferd, ihre Tochter und Arbeitskollegen projizierte, um sie dann zu bekämpfen. Sie erkannte ihre Identifizierungen mit ihrer depressiven Mutter, der sadistischen Stiefmutter und dem strengen Vater. Sie war Täter und Opfer zugleich! Eine Fülle gefährlicher Situationen mit dem Hengst führte dazu, dass der Hengst kastriert werden musste. Ich war erleichtert und registrierte erneut, wie sehr die Patientin mich mit ihrem Hobby in Angst und Schrecken versetzt hatte. In der Übertragung spielten sich die Parallelen ab. Sie war nicht mehr die Kämpferin, die sie vor Beginn der Analyse war.

Ein Stundenprotokoll

P.: Im Auto hör' ich mir jetzt immer Mantras an – das ist ein Teil meines Beruhigungsprogramms. Gestern sprachen wir über diese Extreme. Das macht keinen Sinn, ich will mich dafür nicht zur Verfügung stellen. Gestern war ich mit meiner Freundin ausgeritten, ich hatte keine Zeit mehr, mein Pferd vorher zu longieren, um es müde zu machen. *(In mir ging eine kleine Alarmglocke an, obwohl sie in ausgeglichener Verfassung angekommen war und ihre Freundin eine erfahrene Reiterin ist.)*

Sie beschreibt, wie sie eine Allee entlangreiten und ihnen zwei Frauen entgegenkommen, die ihre Arme kreisen, um Gymnastik zu machen. Sie hatte die Frauen höflich gebeten, die Bewegungen zu unterbrechen, aber die Frauen wurden aggressiv und hörten nicht auf. Frau O. wiederholte ihre Bitte mehrfach und erklärte, die Pferde würden erschrecken, die Frauen zeigten sich uneinsichtig und schimpften über die Reiter, die alle Wege zertrampelten. Dann hielten die Reiterinnen an und die Freundin sagte: »Uns ist es erlaubt hier zu reiten, und Sie dürfen hier Fitnessübungen machen, beruhigen Sie sich.«

Sie hörten dann auf, und alles war harmlos. Als sie später sahen, wie groß unsere Pferde waren, haben die erst richtig verstanden, warum wir uns so verhalten hatten.

Und nun eine andere Geschichte: Eine alkoholkranke und verwahrloste Frau aus der Nachbarschaft hatte ihre zwei kleinen Hunde losgelassen, die ihren (größeren) Hund angegriffen hatten, der sich wehrte. Die Frau nahm den Hund von Frau O., zog ihn an den Ohren hoch, stieß ihn in die Flanke und rief: »Ich bring dich um!« Der Vorfall endete mit einer Anzeige der Hundehalterin gegen Frau O. bei der Polizei. Vielleicht müssen alle drei Tiere von einem Amtstierarzt überprüft werden, hatte der Polizist später erklärt.

P.: Das ist wieder so ein extremer Fall, den ich regeln muss, und ich muss diese Situationen mit diesen Hunden vermeiden. Die Frau ist vielleicht eine arme Frau, aber ich kann ihr nicht helfen.

A.: Ich habe da eine Frage: Wie ist das mit der Pflicht, die Hunde im Park an der Leine zu führen? *(Ich habe das Gefühl, ich muss die Patientin an die Leine nehmen, denke zugleich, ich gebe dabei meine Position als Analytikerin auf.)*

P.: Sie waren nicht an der Leine, dafür müssen wir beide zahlen *(sie erklärt mir das Gesetz)*. Alle Hunde laufen da frei herum. Mein Hund ist ein Jagdhund, der kann sein großes Geschäft nicht an der Leine machen.

Frau O. beschreibt, wie gut ihr Hund im Gegensatz zu den Hunden der Kontrahentin erzogen ist, aber selbst beim besterzogenen Hund könne es zu gefährlichen Situationen kommen, wenn man derart provoziert werde. Ihre Hundetrainerin habe ihr einmal erzählt, dass ein Hund ein Kind totgebissen habe.

A.: Pferde können durchgehen und Hunde können in solchen Situationen unberechenbar werden.
P.: Ein Hund kann sich auf so eine Situation total fixieren, normalerweise greife ich da beherzt ein, ich kann das.
A.: Sie beschreiben im Moment alles auf einem animalischen Niveau, was wir beide auch erleben. Sie versuchen sich zu beruhigen. Vielleicht benötigen Sie mich als eine erfahrene Analytikerin, wie Sie gestern ihre Freundin als erfahrene Reiterin benötigten. Bei der Geschichte mit den Hunden können auch Sie sich weiter fixieren.
P.: Ja, da muss ich aufpassen.
A.: Wenn die Hunde an der Leine gewesen wären, wäre nichts passiert?
P.: Nein, nichts, aber mein Hund kann sein Geschäft nicht an der Leine machen, weil er ein Jagdhund ist.
A.: Das trifft auch auf Sie zu *(in Anspielung an Konflikte in ihrem Beruf und die Analyse).* Sie glauben, dass Sie auch kein großes Geschäft an der Leine machen können. Es gibt so viele Parallelen zwischen Ihnen und den Tieren und Ihnen und mir. Sie haben die Anhörung in der Firma, ihr Hund beim Amtsarzt.
P.: Mm, *(Pause)* der Polizist sagte mir: »Vielleicht, vielleicht auch nicht.« Auf jeden Fall sehe ich dem gelassen entgegen, mein Hund ist ein freundliches Tier, gut erzogen und beißt nie! Aber diese kleinen weißen Viecher, das sind kleine Sprengsätze! Ich hoffe, der Frau wird wenigstens einer weggenommen. Die Situation wäre dann besser zu kontrollieren. So lange die Frau nicht vor meinem Haus steht, werde ich der künftig aus dem Weg gehen. Ich kann meinen Hund weiter trainieren. *(Pause)* Merken Sie, dass ich ganz ruhig spreche? Ich bin nicht in dieser aufgeregten Stimmung!
A.: Genauso ruhig waren Sie gestern beim Reiten. Vielleicht hatte die Szene im Traum, in der Sie Ihrem Mann einen Krümel aus dem Gesicht wischen, auch so eine beruhigende Wirkung.

In den folgenden Stunden konnte Frau O. erkennen, dass die Frau mit den zwei hässlichen Hunden in ihrem Unbewussten die Stiefmutter mit den Halbbrüdern repräsentierte, die sonntags zum Vater ins Bett durften und mit den Eltern verreisen. Die Hunde waren explosive Sprengsätze, weil sie sie sich aus dem Wege wünschte. Sie konnte immer mehr erkennen, wie sie ihre Aggressionen in die Tiere projizierte, und lernte zunehmend ihr Pferd einfühlsam zu reiten. Eines Tages sagte sie mir:

P.: So ein Pferd muss man genau beobachten, und man muss mit einem hohen Grad an Sensibilität auf das Pferd eingehen, dann sieht man, wie es vorangeht. Man muss ihm extrem vorsichtig begegnen!
A.: Genauso muss auch ein Analytiker mit einer traumatisierten Patientin umgehen!
Sie lachte ein wenig, fühlte sich erleichtert und hatte in der darauf folgenden Nacht einen Albtraum, »einen Horrortrip mit Monstern«. In der Stunde hatte sie sich entspannen können, sie hatte ihre innere Welt betrachtet und ihre Identifizierung mit mir als einem beruhigenden Objekt gefühlt. Dies ließ zugleich ihre inneren Monster wieder näher rücken. Diese Dynamik ist bei vielen Patienten zu beobachten: Die Sicherheit der Übertragungsbeziehung erlaubt eine vertiefende Auseinandersetzung mit dem seelischen Trauma. Die Projektionen werden dabei reintrojiziert und im Inneren geortet und damit einer Bearbeitung zugänglich.
A.: Sie erleben dasselbe, wenn Sie reiten und Ihr Pferd mit Ihnen durchgeht.

Frau O. begann sich ein wenig sicherer zu fühlen, sie zog sich weniger zurück und ihre Stimmung hellte sich ein wenig auf. Diese hoffnungsvolle Entwicklung wurde jäh unterbrochen, als man ihr in der Firma mit einer Kündigung drohte. Sie stand kurz vor ihrem 50. Lebensjahr, danach wäre sie unkündbar geworden, für die Firma ein finanzielles Risiko. Außerdem hörte bald die Kassenleistung für die Psychoanalyse auf. In dieser Krise konnte sie aber die Analyse besser nutzen und mich auch als beruhigendes Objekt gebrauchen, um dann die Dinge realistischer zu sehen.

Die Szene, in der sie als sechsjähriges Mädchen vor dem Grab der Mutter stand, tauchte wieder in der Analyse auf. Sie war alleine in einer kalten Welt. Das Herz, die Wärme waren in das Grab heruntergezogen. Aber ich war bei ihr. In ihrem Initialtraum war das Herz ausgegraben worden, es war in einem kalten Plastiksack. Was war mit ihrem eigenen Herz? Die Mutter ist tot. Ihr Herz ist kalt. Etwas war mit dem kleinen Mädchen geschehen, als es sich auf das Grab der Mutter legte, was wir noch verstehen mussten: Es hatte sein eigenes Herz aufgegeben, als es auf Mutters Grab lag, und eine Kämpfernatur entwickelt, um sich in einer kalten und feindseligen Welt zu verteidigen.

Es gelang Frau O., mit einem ihrer Chefs ein konstruktives Gespräch zu führen. Ihr wurde nicht gekündigt, wenngleich sie finanzielle Einbußen hinnehmen musste. Die Analyse konnte sie zu einem angemessenen Honorar privat weiter finanzieren. Der Vorgesetzte drückte ihr seine Schuldgefühle aus, dass er nicht früher mit ihr gesprochen hatte. Sie gestand ihm ihre psychischen Probleme und sagte, dass sie eine

Analyse mache. Sie erklärte ihm, dass sie in den letzten Jahren nicht gut beieinander war, sich aber nun erhole. »›Ich habe eine tolle Analytikerin, das ist die einzige Chance, die ich habe‹, habe ich ihm gesagt. Er war unheimlich nett, hätte mich fast umarmt (…).«

Die Reitprobleme hielten noch länger an. Es stellte sich heraus, dass das Pferd immer falsch geritten worden war. Frau O. musste ihr Pferd nun an der Hand führen ohne einen Sattel. Sie fühlte sich in allem aus dem Sattel gehoben, aus ihrem früheren Leben, ihrer Beziehung zu ihrer Tochter und zu mir. Diese Phase dauerte drei Monate und war in der Übertragungsbeziehung spürbar. Ihre Tochter lebte seit geraumer Zeit wieder bei ihr und zog nun (mit ihren Mäusen und Geckos) aus, um das letzte Schuljahr eigenverantwortlich zu gestalten. Frau O. spürte dabei, dass ihre Tochter wichtiger war als ihre Tiere. Sie musste nun ihre Tochter »an der langen Leine« lassen, wie ich sie seinerzeit, als sie zum Hundetraining reiste. Nach einer kurzen Phase der Idealisierung konnte sie die guten Erfahrungen mit mir in sich aufnehmen. Die Besetzung der Tiere wurde mehr und mehr auf den direkten Kontakt zu Menschen verschoben. Bald saßen wir beide wieder fester im Sattel, was die Analyse betraf.

Frau O. begann zu trauern, und ich konnte sie darin begleiten. Das Agieren war nicht mehr in dieser Vehemenz notwendig. Der eingangs erwähnte Satz, die Stiefmutter könne mit ihr alles machen, »aber nicht mit meiner Tochter«, konnte in dieser Zeit neu verstanden werden. Frau O. benötigte ihre Tochter nicht mehr als Projektionsfläche für ihr abgespaltenes ideales Selbst. Sie konnte die Höhen und Tiefen bei sich wie auch bei ihrer Tochter anerkennen.

Nach 400 Analysestunden musste die Frequenz aus beruflichen und finanziellen Gründen herabgesetzt werden. Frau O. konnte den Kontakt gut halten und die Stunden für sich nutzen. Das Ende der Analyse wurde anvisiert. »Meine Depression ist weg«, meinte Frau O., sie habe das meiste geschafft, benötige mich aber noch, um das Erkannte zu festigen. Sie kam noch zwei weitere Jahre in niedriger Frequenz, am Ende nur noch einmal die Woche, manchmal nur vierzehntägig. In dieser Zeit wurde der analytische Prozess reflektiert, ihre Haltung gegenüber ihrer Tochter weiter bearbeitet. Frau O. konnte nach einer mehrwöchigen Pause zeigen, wie sie den inneren Dialog mit mir fortsetzte: »Sehen Sie, ich bleibe mit Ihnen in Kontakt, auch, wenn ich nicht hier bin. Das brauche ich so.« Hier zeigen sich Ansätze zur Selbstanalyse, die den Trennungsprozess erleichterten.

Diskussion

Auch Frau O. hatte in einer Vorbehandlung versucht, ihre seelischen Schwierigkeiten zu bewältigen. Eine Heilung war nicht in Sicht, trotzdem war die Therapie aber eine Vorbereitung auf die Analyse. Vielleicht musste auch erst einmal – vergleichbar mit Frau F. (s. S. 107–118) – eine idealisierende Abwehr agiert werden, bevor die traumatischen Beziehungskonstellationen in einer Übertragung manifest und symbolisierbar werden konnten. Mir war es wichtig, dass die Patientin sich in Ruhe von ihrer früheren Analytikerin verabschieden konnte, die vermutlich die Großtante repräsentierte, die die Patientin nach dem Tod der Mutter versorgte. Mit einem abrupten Wechsel zu mir hätte sich das Trauma des plötzlichen Verlustes der Großtante wiederholt, wieder wäre ein hilfreiches Objekt massiv entwertet worden. Die Therapeutin hat ja der Patientin zeigen können, dass sie mit ihr in eine Kollusion geraten ist. Mit dem Ratschlag, die Patientin solle bei einer anderen Analytikerin eine Analyse machen, hat sie den Weg dazu freigegeben, dass die Patientin sich auf die Suche nach ihrer frühen Mutter und einem Verstehen der kumulativ und sequentiell erfolgten Traumata begeben kann, um ihre schwere Depression zu überwinden.

An diesem Fall kann man erneut die Prozesse der intergenerationalen Transmission in statu nascendi studieren. Michael Parsons (2011) beschreibt sie am Beispiel der Gräber, die zu Beginn dieser Analyse auftauchen. Die Mutter wurde depressiv durch den Tod der eigenen Mutter, drei Monate später wird die Mutter selbst zu Grabe getragen. Die Patientin legt sich sechsjährig auf das Grab der Mutter, im Initialtraum wird das Herz der Mutter ausgegraben. Die Tochter lässt in einem Sketch in der Schule die mörderischen Geister aus den Gräbern steigen.

Der Satz der Patientin »Mit mir kann sie alles machen, aber nicht mit meiner Tochter!« war für mich ein Hinweis darauf, dass die Patientin eine Vorahnung davon hatte, wie sehr ihre Probleme die Tochter belasteten. Dass sie eigene idealisierte Selbstanteile in die Tochter projizierte und die Tochter auf diese Weise einen Teil der eigenen Traumaabwehr übernommen hatte, wurde der Patientin erst während der Analyse schmerzlich bewusst.

Mit der Schulaufführung brachte die Tochter ihre innere Welt auf die Bühne, die zugleich auch die der Mutter war. Es ist durchaus möglich, dass die Tatsache, dass die Mutter seit einigen Wochen in Analyse, davor bei mir in einstündiger Therapie war und »angedockt« hatte, diese Kreativität der Tochter freisetzte. Dass daraufhin beide zu ihren »Psychostunden« gehen konnten, dürfte – trotz vieler Turbulenzen, die hier im Einzelnen nicht geschildert werden können – das Durchbrechen der Kette der Wiederholungen gefördert haben. Als die Tochter der Mutter den Hundenamen vorschlug, der eine Anspielung auf meinen Namen enthält, hat die Tochter in ihrem Unbewussten einen weiteren Versuch unternommen, sich aus der Sphäre der Selbst-Objekt-Beziehungen abzumelden und mich an ihre Stelle zu setzen.

In dieser Analyse fühlte ich mich in der Übertragung immer einerseits als das traumatisierende Objekt, d. h. die tote Mutter, die im Kind weiterlebte, oder die sadistische Stiefmutter, die diverse eigene und projektiv identifikatorisch entstandene Destruktivität verkörperte. Eine Mutter, die ein Kind verlässt, verkörpert eine kaum auflösbare Widersprüchlichkeit zwischen Liebe und Hass. In der Übertragung musste ich diese Widersprüchlichkeit annehmen, aushalten und schauen, ob und wie die tröstenden, liebenden Anteile die Oberhand bekommen konnten. Es bestand hin und wieder die Gefahr, dass ich im Strudel der negativen Affekte meine analytische Position verlor. Halt gebende Anrufungen (»Darf ich Sie mal unterbrechen!«) oder ein Verweis auf Gesetz und Ordnung (»Ich habe da eine Frage: Wie ist das mit der Pflicht, die Hunde im Park an der Leine zu führen?«) zeigen meine Hilflosigkeit. Denn auch sie werden natürlich nur in der Übertragung verstanden. Zugleich wird aber die Notwendigkeit deutlich, Grenzen zu setzen in einem Moment, in dem die Patientin in der Gefahr ist, ihre eigenen Grenzen zu verlieren und zu desintegrieren. Sicherlich habe ich in diesen Situationen einen relativ plötzlichen Perspektivenwechsel zu erzwingen versucht, die Rolle des Vaters, des Gesetzgebers, der dritten Person eingenommen. Die Patientin konnte diese Signale aber aufnehmen und weiter analytisch arbeiten. Es ging darum, dass die Patientin einen Übergangsraum mit mir schaffen konnte, in dem es mehr Möglichkeiten gab, in dem sie ihre Wahrnehmung erkennen und von meiner unterscheiden lernte. Frau O. hat mit den Nebenübertragungen (auf die Tiere, die Tochter, die Nachbarn) und dem Agieren auf ihre Weise versucht, die Analyse und mich zu schonen, darin werden auch die Wurzeln ihrer Liebesfähigkeit deutlich. Abstand war notwendig, der über das Reich der Tiere geschaffen wurde. Erst danach konnten strukturelle Veränderungen eintreten.

LIEBE UND HASS

Die Patienten, deren Analysen in diesem Kapitel dargestellt wurden, haben bereits in der sehr frühen Kindheit traumatische Erfahrungen erlitten, die bleibende Spaltungsprozesse zur Folge hatten. Später erfolgten weitere Gewalterfahrungen, die ihre Persönlichkeitsentwicklung besonders prägten und u.a. zu Identifizierungen mit dem Angreifer führten. Die Fallgeschichte von Herrn G. (S. 119–142), die in Kapitel 2 über Trennungstraumata dargestellt wurde, weist viele Überschneidungen mit den hier vorgestellten Fällen auf, denn der Suizid der Mutter hat für das Kind auch die Qualität *gewalttätiger* Destruktivität gehabt. Die Entwicklungen dieser Patienten sind jedoch komplex und verschieden, damit wird erneut die Notwendigkeit einer auf den Einzelnen individuell abgestimmten Herangehensweise deutlich.

Über Frau A. wissen wir aus der frühesten Kindheit am wenigsten. Sie muss aber eine gestörte oder zu schwach entwickelte Bindung an die Mutter davongetragen haben, denn nur so ist ihr Leben als »Streunerin« im Kleinkindalter vor dem Krieg zu begreifen. Die Hauptlinie während der analytischen Arbeit bestand darin, Frau A. einen Zugang zur seelischen Realität zu vermitteln. Diese Abwehrkonfiguration hat durchaus ihre Wurzeln in der frühen Kindheit: Die mangelhafte seelische Präsenz der Mutter hat wahrscheinlich zu einer Mangelerfahrung in der Selbstentwicklung geführt; d.h. es wurden die Möglichkeiten der Affektverarbeitung nicht vollständig und differenziert entwickelt und entsprechend wurde ein Modus etabliert, der zu Realitätsverleugnung und psychosomatischen Reaktionsmustern führte. Frau A. hatte nach meinem Eindruck keine autistischen Züge, dazu hätte die mangelnde Spiegelung in der frühesten Kindheit vermutlich gravierender sein müssen. Es gab aber in ihrem Leben eine Grundmelodie von Stillsein und Nicht-Fühlen, die den seelischen Raum verengte. Mit dem Beginn des Krieges fiel der Vater als hilfreiches Objekt aus. Ängste um den Vater, die vielen Gewalterfahrungen während des Krieges, das Grauen während der Flucht und der endgültige seelische Zusammenbruch der Mutter müssen als die eigentlichen Traumata aufgefasst werden, die zu psychosomatischer Erkrankung mit erheblicher Ich-Einschränkung führten. Der Anblick der alkoholkranken Kollegin dürfte die Erfahrung mit der Mutter reaktualisiert haben.

Auch Herr E. – er ist 1936 geboren und drei Jahre jünger als Frau A. – litt bereits vor dem Krieg unter einer pathologischen Mutter-Kind-Beziehung, die allerdings völlig anders aussah, ja, gegenteilige Züge aufwies. Als das narzisstische Objekt wurde Herr E. von Anfang an hochgradig besetzt, er sollte das ideale Selbst der Mutter verkörpern und hatte kaum Möglichkeiten, eine eigene Identität zu entwickeln, sie war von Anfang an labil und an das narzisstische Gleichgewicht der Mutter gebunden. Die Mutter hatte in vielen Aktionen (Abtreibungsversuche, Hungernlassen, Zusammenstauchen auf dem Wickeltisch) intrusiv ihr negatives Selbstbild in das Kind projiziert und dann das Baby körperlich misshandelt. Ich vermute auch hier sehr frühe Spaltungsprozesse: Die durch Hunger und Gewalt im Säugling hervorgerufene organismische Panik führt zu einer Erstarrung einerseits und einem Verharren in der Fusion mit der Mutter andererseits. Das von Mentzos beschriebene Alternieren zwischen Verschmelzung und Objektlosigkeit kann hier in statu nascendi beobachtet werden (s. S. 79 in diesem Buch; Mentzos 2010, S. 170). Auch bei Herrn E. wurde vermutlich in dieser Zeit die Basis für seine psychosomatischen Probleme und seine sexuelle Kernidentität gelegt. Die perversen Verhaltensmuster wurden durch den sexuellen Missbrauch fortgesetzt: Während der Vater im Krieg war, teilte der Patient mit der Mutter das Ehebett, und die Mutter lutschte regelmäßig an seinem Penis. Sadistische Übergriffe komplettierten das Szenario. Diese Mutter war nicht fähig, dem Kind einen irgendwie gearteten Schutz vor den Bedrohungen durch den Krieg und die Flucht zu bieten. Es war eher umgekehrt: Herr E. achtete darauf, dass seine Mutter sich nicht umbrachte, er wurde parentifiziert. Die Mutter war vermutlich schon damals wahnhaft mit ihrem Elend, ihren unerreichbaren Idealen und ihrer Wut verstrickt, so dass Herr E. sich sehr früh durch Spaltungsprozesse in eine anal narzisstische Welt zu retten versuchte. Der Vater, der spät und gebrochen aus dem Krieg heimkehrte, konnte keine hilfreiche Wendung mehr bewirken. Es kam stattdessen zur Fixierung einer perversen Struktur, in der der unauflösbare ödipale Konflikt mit dem Trauma des sexuellen Missbrauchs eine kompromisshafte Legierung einging.

Das frühkindliche Unglück von Frau O. beginnt mit dem Tod der Großmutter und der damit einhergehenden Depression der Mutter. Frau O. hatte damals als acht Monate altes Baby vermutlich ein Konzept von Mutter und Nicht-Mutter, so wie es René Spitz und andere beschrieben haben, entwickelt. Die Depression der Mutter mag in dem Baby vergebliche Suchbewegungen initiiert haben, um die Mutter wieder zu aktivieren. André Green (1983) hat eindrücklich geschildert, wie die »weiße Trauer« bei Kindern depressiver Mütter einen Keim zur späteren Depression legen kann. Diese Konstellation dürfte sich nach dem Tod der Mutter weiter verschärft und zur Zementierung der Spaltungsvorgänge beigetragen haben. Die innere Repräsentanz der idealen Mutter – die bei manchen Kindern durch die

Achtmonatsangst deutlich artikuliert wird – erfuhr durch den Tod einen jähen Bruch. Die Destruktivität musste abgespalten und projiziert werden, die Idealität wurde in rudimentärer Weise ohne den realen Kontakt zur leiblichen Mutter aufrechterhalten. Die Großtante fungierte als idealisiertes Ersatzobjekt, linderte gewiss den Verlust zu einem Teil, konnte aber die wahre Mutter nicht ersetzen. Ich vermute, dass sich bei Frau O. ein Fusionskern im Inneren gebildet hatte, der an die ideale, wahre Mutter gebunden blieb. Die Außenwelt wurde als zerstörerisch und bedrohlich erlebt und führte zum Aufbau einer paranoiden Objektwelt, die die Existenz der Idealität bedrohte. Die Kämpfe mit der sadistischen Stiefmutter konkretisierten und bestätigten diesen Zustand täglich. Als sich die Patientin auf das Grab der Mutter legte, kam es – nach meinem Verständnis – zu einer konkretistischen Fusion: Die Patientin versuchte ihre Abwehr konkretistisch zu stabilisieren, sie legte sich auf das Grab der Mutter, um sich mit ihr zu vereinen. Eine Spaltung zwischen materieller und immaterieller Realität sollte ihr helfen, die bittere Gegenwart besser auszuhalten. »Es war kalt. Dann war es gut« (S. 191 und 196). Sie stellte sich damit auf den Kampf des Lebens ein und blieb lebenslänglich depressiv. Als sie das Elternhaus verlassen hatte, ging sie bald eine Beziehung zu einem deutlich älteren Mann ein, heiratete ihn und bekam ein Kind. Der Mann konnte ihre unbewussten Erwartungen an einen beschützenden Vater nicht erfüllen. Sie hatte ihn unbewusst zur Wiederholung und in der Hoffnung auf eine bessere Lösung gewählt. Die Tochter hatte im Unbewussten der Patientin bis zum Beginn der Analyse die Rolle des idealen Selbst inne. Die Stiefmutter bot einen Anlass, diese Projektionen zu zerstören. Die beginnende Pubertät der Tochter war ein weiterer Grund, dass die Tochter versuchte, sich von der Mutter zu lösen. Durch die Analyse der Mutter und die Psychotherapie des Kindes entstand die Chance, die Kette der transgenerationalen Identifizierungen zu durchbrechen.

Bei diesen Krankengeschichten spielt die Fixierung von Spaltungsprozessen in der frühen Kindheit eine besondere Rolle. Die Spaltungsstrukturen, unter denen die Patienten leiden, sind jedoch sehr verschieden. Alle haben aber eine wie auch immer geartete Bindung an das frühe Objekt entwickelt und sich erhalten können. Herr E. und Herr G. (s. S. 119–142 und 169–185), deren Beziehung zur Mutter eine perverse Struktur aufwies, die sich auch in ihrer Symptomatik und Persönlichkeitsentwicklung niederschlug, waren auf der Ebene Liebe – Hass mit ihren inneren Objekten in einem sadomasochistischen Modus verstrickt, mussten erst in der Analyse lernen, zwischen Liebe und Hass zu unterscheiden. So war es in meinen Augen ein bedeutender Fortschritt in der Behandlung, als sie sich zur ihrer Aggressivität bekennen konnten. Herr E. wählte u. a. dazu das Reiten, er schuf ein Nebenübertragungsfeld und schonte mich damit zugleich. Dadurch wurde ein Übergangsraum geschaffen, der Symbolisierungen erlaubte, und ich blieb als ein potentiell liebendes und geliebtes Objekt erhalten.

Bei Frau O., die sich durch ihre Erfahrungen mit der Stiefmutter während ihrer Kindheit ebenfalls mit einem perversen Aggressor identifizieren musste, sind die Prozesse ähnlich zu verstehen. Beide wurden letztlich therapeutische Reiter, machten das mit Pferden, was ich mit ihnen machte, um dann in ihrem Inneren eine bessere Balance zwischen Liebe und Hass zu entwickeln. Diese beiden Analysen liegen zwanzig Jahre auseinander, vielleicht hat Frau O. von meiner Erfahrung mit Herrn E. profitiert. Ein wesentlicher Unterschied zwischen ihnen besteht jedoch darin, dass Frau O. in ihrer frühesten Kindheit einen traumatischen Objektverlust – den Tod der Mutter im Alter von zwölf Monaten – erlitten hatte, die übergriffige und sadomasochistische Beziehung zur Stiefmutter begann erst im Alter von vier Jahren, als die Patientin schon sprechen konnte, Symbolisierungen und Erinnerungen möglich waren. Strukturell können hier ähnliche Unterscheidungen vorgenommen werden wie zwischen Frau R. und Herrn V. (S. 35–54), wobei Herr V. – später traumatisiert als Frau R. – schneller von der Analyse profitieren konnte. Frau O. hat in den ersten Lebensjahren aufgrund des frühen Trennungstraumas Spaltungsprozesse auf der Ebene der ausschließlich guten und ausschließlich bösen Objekte nicht befriedigend integrieren können, Idealität und Omnipotenzvorstellungen hatten dem vierjährigen Mädchen geholfen, den Tod der Mutter zu verleugnen. Diese Welt kam jäh zum Einsturz, als es die ersten Konflikte mit der Stiefmutter gab. Diese kritische Entwicklungsphase ist ähnlich wie bei Frau F. (S. 107–118), die ebenfalls – allerdings im Alter von sechs Jahren – mit dem Auftauchen einer Stiefmutter aus einer narzisstischen Welt gerissen wurde, die sie sich nach dem Tod ihrer Mutter geschaffen hatte.

Der Hass, den diese Patienten entwickelt hatten, den sie teilweise in sadomasochistischen Beziehungen ausagierten und ständig wiederholten, war immer ein bezogener und konnte durch die Analyse auf unbewusste Prozesse und die ursprünglichen frühkindlichen Traumata und transgenerationalen Identifizierungen zurückgeführt werden. In den Erstgesprächen konnte ich ein Maß an potenziell möglicher Bezogenheit erkennen, dass mir die Indikation zur hochfrequenten Analyse sinnvoll erschien.

In allen drei Analysen gab es viele kritische Situationen, in denen die Traumakonstellation durchbrach und der analytische Rahmen gefährdet war. Frau A. entwickelte z. B. auf dem Höhepunkt ihres Hasses auf mich eine Dissoziation, die als psychotische Erfahrung verstanden werden kann, sie hatte das Gefühl, von der Couch zu rutschen (vgl. S. 164 f.). Meine spontane Bemerkung »Ich bin noch da!«

konnte sie vor einer weiteren Dekompensation bewahren und wir konnten ihre paranoiden Ängste und Aggressionen bearbeiten. Ich hatte durch meine Anrufung wieder eine Beziehung hergestellt, die trug. Herr E. erlebte etwas Ähnliches, als er einen Verkehrsunfall verursachte und in den Leichenwagen fuhr. In der anschließenden Telefonstunde war es wichtig, dass ich fühlte, was er erlebt hatte, und dass ich mit ihm in »eine Richtung« schauen konnte (s. S. 177). Frau O. musste die Analyse unterbrechen, mich und auch ihre Tochter verlassen, weil sie sich von mir überwältigt fühlte und ihren Hass auf mich nicht in der Übertragung mit mir klären konnte. Erst später war sie in der Lage, ihre Identifizierungen mit dem Aggressor zu erkennen.

Allen Beispielen ist gemeinsam, dass das Ausagieren destruktiver Affektdurchbrüche die analytische Beziehung gefährdete. Die Präsenz des Analytikers (»Ich bin noch da.« – »Darf ich Sie mal unterbrechen!«) verhinderte eine (weitere) Entgleisung und trug zur Integration des Hasses bei. An dieser Vorgehensweise wird meine analytische Haltung und die damit verbundene implizite Theorie deutlich: Über die Reaktualisierung eines Sicherheitsgefühls in der Beziehung konnte der Hass gebunden und später weiter bearbeitet werden. Diese Bewegung entspricht den Entwicklungsprozessen, die die Patienten in umgekehrter Abfolge durchlebt hatten: Übererregung und Panik waren *nicht* durch ein schützendes Gegenüber aufgenommen und gebunden worden, und es konnte in der frühen Kindheit eben *kein* befriedigendes Gleichgewicht zwischen der Entwicklung eines gesunden Narzissmus und einer vertrauensvollen Bezogenheit etabliert werden.

Die Analysen zeigen die Vielfalt möglicher Widerstandsphänomene wie z. B. Agieren, Übertragungsspaltung, Abbruch der Analyse – immer geht es um die Anerkennung des eigenen Hasses und der damit verbundenen Schamgefühle. Die Wucht der Destruktivität hat dabei eine die Beziehung zerstörende Qualität, die vermieden werden soll. Sowohl der Analysand als auch der Analytiker streben ein Sicherheitsgefühl an, das diesen Tendenzen entgegenstrebt, ja, sie können sich auch auf einem gemeinsamen Widerstandsniveau arrangieren (Focke 2010). Wenn es gelingt, die Hassgefühle in der Beziehung zu erfassen und zu deuten, kann es zur Integration der liebenden und hassenden Affekte im Übertragungsobjekt kommen (Henningsen 2011). Auch hierfür gibt es viele Belege in den vorgestellten Behandlungen, wenn Herr E. mich z. B. als »Mensch aus Fleisch und Blut« entdeckt oder meinen »kuscheligen« Pullover erwähnt. Das Gleiche gilt für Frau O., die in einer von Hass erfüllten schweren depressiven Krise konstatiert, sie würde sich umbringen, wenn ihre Tochter und ich nicht wären. Immer ist es eine – wenn auch dezente – liebende Zuneigung, die das Schlimmste verhütet. Die Bindung an das Übertragungsobjekt hat dabei eine integrierende und lebenserhaltende Funktion (Fonagy &

Target 2002). In meinen Überlegungen zum Wiederholungszwang habe ich gezeigt, dass in der Wiederholung und im Agieren nicht nur die Destruktion am Werke, sondern auch eine unausgesprochene Hoffnung auf ein Verstandenwerden enthalten ist (vgl. hierzu auch Mentzos 2010, S. 255 ff.; siehe in diesem Buch S. 147 f.).

Nun gibt es aber Bedingungen, unter denen es nicht oder nur teilweise gelingt, einen solchen Rest an Bezogenheit zu aktivieren. Bei schweren Persönlichkeitsstörungen und extrem narzisstischen und/oder psychotischen Zuständen kann eine ausschließliche Selbstbezogenheit jegliche Beziehung verhindern. Ilany Kogan (2009) hat in ihrem Buch »Flucht vor dem Selbstsein« das »Niederreißen von Grenzen und das Verlangen nach Einssein« eindrücklich geschildert. Sie fokussiert in ihrer Darstellung den nicht zu bewältigenden Existenzmodus schwer traumatisierter Menschen, die weder in einer Beziehung leben noch alleine sein können. Grenzen werden eingerissen, der Analytiker wird in einen Affektstrudel gerissen und ist gefährdet, die Gegenübertragungsgefühle auszuagieren.

Ilany Kogan beschreibt in ihrem eindringlichen Behandlungsbericht die Abgründe des Patienten David und auch ihre eigenen Phantasien und Ängste, die zeigen, wie sie – ebenfalls ein Kind Überlebender des Holocausts – gefährdet war, den projektiven Identifizierungen des Patienten zu erliegen, wenn sie z. B. beinahe eine Reise abgesagt hätte aus Angst, sie könne in einem Hotel auf ihren Patienten treffen.

Weder seine überlebenden Eltern noch David selbst hatten die extrem traumatisierenden Erfahrungen halten, geschweige denn mentalisieren und symbolisieren können. Die Mutter des Patienten war in der Nazizeit massiv misshandelt und bedroht worden, nach der Geburt des Sohnes erkrankte sie schwer, es folgten weitere Bedrohungen, eine Krebserkrankung, die wohl ein weiteres und wesentliches Motiv für ihren Suizid im Alter von 54 Jahren war. David kommt 54-jährig mit Suizidgedanken in die Analyse. Er möchte sich mit der Mutter im Grab vereinen. Die Katastrophe führte zu einem erneuten Kulminationspunkt, als sich sein Sohn Avi während der Analyse umbrachte. Auch er war offenbar von Bedrohung und Destruktion getrieben, konnte nirgends einen Halt finden und agierte aus, was der Vater fühlte.

Als der Patient im späteren Verlauf der Analyse den Tatort aufsucht, die Umstände und seine mögliche Schuld am Suizid seines Sohnes untersucht, kann er in Gegenwart der Analytikerin etwas festhalten: »Ja, das war der Schauplatz des Verbrechens.« Dieser Satz ist direkt auf die Analyse übertragbar und bedeutet zugleich eine Wende in der Behandlung: Das Trauma wird anerkannt, es wird zur seelischen Realität (vgl. S. 144 ff., 153 – 168); die Analyse wird zum Schauplatz des Verbrechens, oder besser der vielen Verbrechen, die ineinander verdichtet in jeder Handlung enthalten sind, von Generation zu Generation weitergereicht wurden und in der Übertragung ihren Niederschlag finden. Nach meinem Verständnis gelingt es dem Patienten nun einen Perspektivenwechsel einzunehmen, er kann sein Schicksal betrachten. Die manische Abwehr des Patienten schlägt in eine schwere Depression um, es entwickeln sich daraus Möglichkeiten der Trauerarbeit. Er kann nun auch seine Identifizierungen als potentieller Mörder erkennen und bearbeiten.

Das Schicksal der Affektspaltung von Liebe und Hass lässt sich auch an diesem Fall transgenerational betrachten. Das »Einssein« sollte beide – Mutter und Sohn wie auch in der Übertragung Analytikerin und Patient – unter den Bedingungen der manischen Abwehr vor dem Zusammenbruch, den unerträglichen Affekten retten. Die kranke und schwer traumatisierte Mutter hatte vermutlich ihre eigene nicht zu haltende destruktive Erfahrung abgespalten und in das Kind projiziert, weder die Mutter noch das Kind konnten die Affekte aufnehmen. Mutter und Kind mussten lebenslänglich fusionieren, es entstand eine »Selbst-Objekt-Fusion als Kern traumatischer Erfahrung« (Bohleber 2007, S. 311). Diese Fusion kennt keinen Übergangsraum (Winnicott 1954) und lässt deshalb in der Übertragung die Impulse so zwingend erscheinen. Der abgespaltene Affekt kann nicht mentalisiert werden und führt zum Agieren, zu Symptomen und dauerhaften Abwehrstrategien, die die Partner lebenslänglich aneinander binden. Als David das Sterbealter der Mutter erreicht, bricht seine Abwehr zusammen, er möchte sich via Suizid mit der Mutter vereinen, er möchte sich konkretistisch in das Grab der Mutter legen. Diese Art des Einsseins im destruktiven Affekt habe ich als konkretistische Fusion beschrieben und sie als eine Sonderform der projektiven Identifizierung aufgefasst (Henningsen 2008; vgl. die Gedanken zur konkretistischen Fusion in diesem Buch, Frau R., Frau S., Frau F., Frau O. und Herr V.).

Das Heraustreten aus der Fusion ist stets mit einer besonderen Gefährdung verbunden, denn erst dann wird der »Weg zum Schmerz« frei, wie Ilany Kogan es schildert (Kogan 2009, S. 101 f.). Ich könnte mir vorstellen, dass die konkretistische Fusion, in der David mit seiner Mutter lebte, im 54. Lebensjahr erschüttert wurde. Die scheinbare Unausweichlichkeit des Suizids brachte ihn in die Analyse. Man könnte weiter vermuten, dass der Sohn Avi in die Abfolge dieser tradierten Fusionen mit eingebunden war. Er suchte in Identifizierung mit seinem Vater lebensbedrohliche Kriegsschauplätze auf, versuchte vielleicht auf diese Weise – wie sein Vater – die inneren destruktiven Partialobjekte zu externalisieren, um sie dann kontrollieren zu können. Diese Abwehr brach zusammen. Die Psychoanalytikerin wurde zur teilnehmenden Beobachterin der katastrophalen Verkettung. Ihr gelang es die destruktiven Fusionen mit dem Patienten aufzulösen und die Etablierung von Grenzen zu ermöglichen. Die Reifung des Vaters kam jedoch für den Sohn zu spät.

Weil die analytische Beziehung stets das Medium ist, in dem Analyse geschieht, ist es besonders schwer, Zustände extremer Selbstbezogenheit zu denken und zu handhaben. Bion hat versucht, diese Phänomene zu fassen, indem er in seinem Modell auch die Spaltung zwischen materieller und immaterieller Welt erwägt (Bion 1962, S. 56f.; s. Kap. »Spaltung und Fusion«, S. 80): »Angst, Hass und Neid werden so gefürchtet, dass Schritte unternommen werden, um die Wahrnehmung aller Gefühle zu zerstören, obwohl das nicht unterscheidbar davon ist, das Leben ganz auszulöschen.« Bion beschreibt die Entstehung dieser Spaltung als eine Abwehr, »die durch Hunger und Angst vor dem Hungertod einerseits und durch Liebe und Angst vor dem sie begleitenden mörderischen Neid und Hass auf der anderen Seite erzwungen ist«. Offensichtlich beschreibt er hier die seelischen Bedingungen frühkindlicher Traumatisierung, ohne ausdrücklich von »Trauma« zu sprechen. Diese Spaltungsprozesse münden in Strukturen, in denen der Mensch einseitig nach materieller Befriedigung strebt und davon getrieben wird, »die Beziehung zu lebenden Objekten loszuwerden« (Bion 1962, S. 57). Schwere Suchterkrankungen, suizidale Zustände, antisoziale Tendenzen, Psychosen und schwere narzisstische Persönlichkeitsstörungen sind Krankheitsbilder, bei denen diese Spaltungsstrukturen eine Rolle spielen. Dabei kann der Schwerpunkt sowohl auf der einseitigen Identifizierung mit der materiellen Seite liegen (wie z. B. bei Süchten, einer Adipositas), oder aber das Materielle wird abgestoßen und es kommt zu einer einseitigen Identifizierung mit der leblosen Welt der Objekte (z. B. Anorexia nervosa, extremer Narzissmus, Psychose). In beiden Fällen ist die Verbindung zwischen Liebe und Hass, Selbstliebe und Objektliebe unterbrochen.

Extremste Formen des Hasses – heute praktiziert von Amokläufern, Terroristen, die sich als Märtyrer sehen, ihr Leben für eine wie auch gestaltete Erlösungslehre aufs Spiel setzen – sind ein Beispiel für mögliche Folgen eines Zustands von totaler Spaltung zwischen materieller und seelischer Realität (vgl. Kap. »Das Trauma in Gesellschaft und Politik«, S. 267f.). In einer extremen Form narzisstischer Größenvorstellungen werden existentielle Spannungen zwischen Psyche und Soma, Leben und Tod in absolute Gewissheiten transformiert, die Welt wird entmaterialisiert und dehumanisiert, der Hass wird in einer Idee oder Phantasie ausgelebt, was mit den Opfern und der Welt geschieht, wird nicht *gefühlt.*

Diese Form extremer Zerstörung ist bei den hier vorgestellten Patienten lediglich in Spuren zu beobachten gewesen. Bei Herrn E. fand durch die missbräuchliche und perverse Mutter-Kind-Beziehung eine körperliche Enteignung statt, die sein Überleben sicherte. Seine narzisstische Entwicklung, das Nicht-Fühlen seines Gliedes als einen Teil seines Körpers lassen auf Spaltungen zwischen materieller und immaterieller Realität schließen. Sein Theologiestudium und die persönliche Ausgestaltung des christlichen Glaubens waren sicherlich *auch* hilfreiche Möglichkeiten der Sublimierung, um Verbindungen zwischen Liebe und Hass herzustellen.

Frau A. führte mich mit Hilfe ihres zweiten Traumes, den sie in der Analyse erzählte, in ihre abgespaltene narzisstisch destruktive Welt ein. Der Stein war zum Symbol der unlebendigen Materie geworden, die es galt, in der Analyse zu verflüssigen, damit die traumatischen Erfahrungen im seelischen Raum erkannt, benannt und gehalten werden konnten.

Bei Frau O. ist eine Spaltungsstruktur – wie oben beschrieben – kaum zu beobachten, was nur auf den ersten Blick überrascht, denn sie hat überwiegend ihre Affekte auf dem Wege der Fusion mit ihr nahe stehenden Personen gebunden: als Kind mit der toten Mutter im Grab – dies habe ich als konkretistische Fusion erörtert – später auf dem Wege der projektiven Identifizierung mit der Tochter, den Tieren und anderen Personen. Daraus könnten auch Rückschlüsse über den Schweregrad der Erkrankung gezogen werden: Vermutlich waren bei Frau O. die Objektvorläufer ein wenig besser internalisiert als z. B. bei Herrn E., der ja bereits auf dem Wickeltisch von seiner Mutter »zusammengestaucht« wurde, wie er aus Erzählungen weiß.

KAPITEL 4
GEWALTERFAHRUNGEN DURCH FOLTER UND KRIEG IM ERWACHSENENALTER

PTBS: SPALTUNGSPROZESSE IN DER ÜBERTRAGUNG

In den nun folgenden Kapiteln geht es um die seelischen Folgen extremer Traumatisierungen, die durch Krieg, Folter und Vertreibung entstanden sind (Henningsen 2003, 2004 a, b). Als Gutachterin in aufenthaltsrechtlichen Fragen (Haenel & Wenk-Ansohn 2004) habe ich viele Flüchtlinge gesprochen und untersucht, die einen Antrag auf Asyl in Deutschland gestellt hatten. Begutachtungen sind in das institutionelle Gefüge von Ausländerbehörden, Gerichten und Polizei eingebettet. Dabei geht es für einen Analytiker darum, »angewandte Psychoanalyse« zu praktizieren, er bewegt sich unübersehbar in einem gesellschaftspolitischen Feld. Er muss seine Haltung modifizieren und natürlich auch die Übertragungen in besonderem Maße reflektieren. Die Schwierigkeiten der anderen an diesem Prozess beteiligten Berufsgruppen entstehen häufig durch unbewusste Übertragungs- und Gegenübertragungsvorgänge, die die Wahrnehmung der Beteiligten bestimmen und zu Fehlurteilen führen können. Die schweren Störungen der Ich-Funktionen werden von Ärzten, Juristen, Psychologen und Psychotherapeuten, die im Umgang mit schwer traumatisierten Menschen nicht erfahren sind, häufig nicht erkannt. Ferner hat der Prozess der Begutachtung einen öffentlichen Charakter und steht damit im Gegensatz zur Intimität der analytischen Situation. Der Proband, der zur Beurteilung seines Aufenthaltsrechts untersucht wird, weiß, dass seine Aussagen vor Gericht verwendet werden. Richter, Anwälte, Ärzte, Mitarbeiter der Ausländerbehörde und Angehörige können unter Umständen das Gutachten lesen.

Obwohl dem Flüchtling vermittelt wird, dass die beteiligten Institutionen auf seine Aussagen angewiesen sind, kann er, wie jeder psychisch extrem traumatisierte Mensch, mitunter nicht über seine Erfahrungen sprechen. Seine zum Teil schweren Dissoziationen, die Unfähigkeit, seine Erfahrungen zu mentalisieren, zeitliche Abläufe logisch wiederzugeben, verlangen geradezu danach, dass Psychoanalytiker sich ihrer annehmen, sind sie doch in besonderer Weise darin geschult, traumatische Prozesse zu erkennen, unbewusste Kommunikation wahrzunehmen, nonverbale Inszenierungen aufzunehmen, sie allmählich auf eine Symbolebene zu heben und sie gegebenenfalls zu versprachlichen. Psychoanalytiker können dem Traumatisierten dabei helfen, sein Trauma zu entziffern. Im Rahmen der Begutachtung können sie ihn darin unterstützen, Zeugnis abzulegen, damit es ihm möglich wird, sein Trauma anzuerkennen (Laub & Weine 1994, S. 1118). Macht und Ohnmacht sind wesentliche Erlebnismodi der Übertragung und Gegenübertragung, wenn es um die Diagnostik von traumatisierten Flüchtlingen in Asylverfahren geht. Folgende Einflüsse gilt es zu reflektieren:

- die individuelle intrusiv erlebte Traumatisierung, die nicht mentalisiert und/oder symbolisiert werden kann und direkt auf das Unbewusste des Untersuchers wirkt;
- die individuell abgewehrte Traumatisierung, die latent den Interaktionsprozess gestaltet;
- Einflüsse des kollektiven Gedächtnisses und der eigenen Traumageschichte auf gegenwärtige Situationen politischer Verfolgung, Folter und Krieg;
- Einflüsse durch Behörden und Verwaltungsgerichte, Schwierigkeiten, das Unaussprechliche des Traumas zu erkennen.

Im ersten Teil dieses Kapitels werden die spezifischen Übertragungsprozesse akut traumatisierter Menschen systematisch reflektiert und die sich daraus ergebenden Interventionstechniken erörtert, im zweiten Kapitel wird die Vorgehensweise anhand einzelner Fallbeispiele vorgestellt.

Die Posttraumatische Belastungsstörung (PTBS) wurde im Rahmen der Forschungen und Therapiebemühungen um die Veteranen des Vietnamkriegs beschrieben. Sie wurde 1980 in das amerikanische und zwölf Jahre später in das internationale Diagnosemanual (ICD-10) aufgenommen. Dieser Vorgang verhalf dem psychischen Trauma als Krankheitsursache weltweit zu vermehrter Aufmerksamkeit und Anerkennung. Die in Kapitel 1–3 in diesem Buch beschriebenen Fälle würden alle in die Gruppe der Patienten mit komplexer Posttraumatischer Belastungsstörung fallen, dieser Begriff wurde von Judith Herman eingeführt, um das Spektrum der in der ICD-10 erfassten Symptomatiken zu erweitern (Herman 1992). Psychoanalytiker tun sich schwer, ihre Patienten nach ICD-10 zu kategorisieren, weil wesentliche Psychodynamiken nicht erfasst und wichtige Dimensionen seelischer Erkrankungen zum Verschwinden gebracht werden. Stavros Mentzos (2010) hat diesen Sachverhalt in aller Klarheit in seinem »Lehrbuch der Psychodynamik« verdeutlicht.

Die von Mathias Hirsch vorgenommene Unterscheidung zwischen Beziehungstraumata und Akuttraumatisierung ist meist sinnvoller (Hirsch 2011, S. 41). Weil aber die Klassifizierungen von ICD-10 oder DSM offenbar zur politischen Verständigung notwendig sind und die nun vorzustellenden Klienten an einer PTBS im engeren Sinne leiden, sei im Folgenden eine an der Praxis orientierte Transformation der PTBS in einen psychodynamischen Denkansatz unter Einbeziehung der Übertragungsprozesse vorgestellt.

	1) akute Belastungsreaktion	**2) posttraumatische Belastungsstörung**	**3) andauernde Persönlichkeitsänderung nach Extrembelastung**
	DSM-IV 309.8 ICD-10 F 43.0	DSM-IV 309.81 ICD-10 F 43.1	ICD-10 F 62.0
Symptome	ICD-10: anfangs emotionale Betäubung, dann Wechsel von Depression, Ärger, Verzweiflung, Überaktivität und Rückzug. DSM-IV: dissoziative Reaktionen	Nachhallerinnerungen, Flashbacks, Albträume Vermeidungsverhalten, Amnesie, emotionale Stumpfheit, Anhedonie, Hoffnungslosigkeit Andauernde Übererregung, Vigilanzsteigerung, Schlaf-, Konzentrations- und Gedächtnisstörungen, erhöhte Schreckhaftigkeit, Reizbarkeit	Misstrauen Sozialer Rückzug Gefühle der Leere und Hoffnungslosigkeit Chronische Nervosität bei ständigem Bedrohtsein Entfremdung
Zeit	ICD-10: einige Minuten bis max. 3 Tage nach dem Ereignis DSM-IV: 2 Tage bis max. 1 Monat	Länger als ein Monat Auftreten nach Latenz von Wochen, Monaten, Jahren möglich	Mindestens 2 Jahre bestehende Symptomatik Keine zuvor bestehende Persönlichkeitsstörung, keine hirnorganische Störung

Tabelle 1: Psychisch reaktive Traumafolgen nach ICD-10 und DSM-IV

Die PTBS nach ICD-10 und DSM-IV ist eine an den Symptomen orientierte deskriptive Diagnose, die einer Transformation in psychodynamische Konzepte bedarf, will man die diagnostischen Erkenntnisse für die Indikationsstellung und Behandlungsplanung einer psychoanalytisch orientierten Psychotherapie nutzen.

Tabelle 1, eine von Oliver Schubbe (2004, S. 15) übernommene und aktualisierte Übersicht, zeigt die wichtigsten Merkmale einer PTBS: Es werden bestimmte Merkmale aufgezählt und der Zeitfaktor, d.h. Beginn und Dauer der Erkrankung, wird erfasst. Die Objektivierbarkeit steht damit ganz im Vordergrund.

Akute Belastungsreaktion, Spalte 1: Auf ein traumatisierendes Ereignis mit einer gewissen Dekompensation zu reagieren, ist relativ normal und in der Regel auch angemessen. Manchen Menschen gelingt es relativ schnell, wieder ein seelisches Gleichgewicht herzustellen, einige unter ihnen reagieren heftiger als andere. Je nach Ausmaß des Traumas tragen jedoch zehn bis 30 Prozent der Menschen bleibende seelische Schäden davon. Tendenziell ist die Wahrscheinlichkeit der Traumatisierung im Sinne der PTBS am höchsten durch aggressive Angriffe des Menschen auf den Menschen (Missbrauch, Folter, Krieg), es folgen dann schwere Erkrankung und Naturkatastrophen. Diese Patienten werden in den Spalten zur PTBS und/oder der über die andauernde Änderung der Persönlichkeit erfasst. Diese Unterscheidung ist wichtig, denn sie wirft ein Licht auf die Frage, wann Traumatherapeuten i.e.S. gefragt sind und wann nicht. Im ersten Stadium (Spalte 1) erscheint es mir indiziert, die natürlichen Kräfte einer möglichen Spontanremission zu stützen. So sind z.B. bei Naturkatastrophen zuerst einmal eine warme Decke, Essen, das Wiederfinden der Angehörigen etc. gefragt. Es muss also in erster Linie darum gehen, Lebensbedingungen zu schaffen, die Sicherheit und Vertrauen in die Welt wieder herstellen. Kollektive Traumatherapien, wie sie z.B. nach dem 11. September durchgeführt wurden, erscheinen mir höchst fragwürdig und auch illegitim. Es hat sich gezeigt, dass viele Menschen erst durch die »Trauma-Exposition« oder das »Debriefing« krank wurden (s. Ehlers 1999, Fischer 2000, Sachsse 2004). Stattdessen sollte die Bedeutung der Resilienzfaktoren, der prätraumatischen Persönlichkeit für Diagnostik und Therapie bei der Indikationsstellung beachtet werden. Allgemein gilt: Der Mensch reagiert auf ein traumatisierendes Ereignis höchst individuell, die Stärke des Traumas, die Persönlichkeitsstruktur des Opfers, seine Lebensbedingungen und sein Entwicklungsstand spielen dabei eine wesentliche Rolle. Die Vielfalt dieser Dimensionen manifestiert sich in den Verzerrungen und Spaltungsvorgängen von Übertragung und Gegenübertragung. Hierbei gilt es, zwei grundsätzliche Unterschiede in der emotionalen Situation zwischen dem Untersucher und dem Flüchtling anzuerkennen, die vom Grad der Störung des Probanden abhängen und die Beziehung zum Untersucher bestimmen:

1. die in der Latenz gehaltene, vermeidende Form der PTBS
2. die intrusive, manifeste Form der PTBS

Diese zwei Manifestationsformen der chronischen PTBS sind als die Endpunkte eines Kontinuums zu denken. Die Zustände können bei einzelnen Traumatisierten schwanken, sogar während einer Sitzung. Die durch die jeweilige Manifestationsform bedingte Art der Beziehungsgestaltung findet sich natürlich auch außerhalb der Untersuchungssituation, z. B. beim Arzt, bei Behörden und in der Familie. Der analytisch oder tiefenpsychologisch orientierte Therapeut ist allerdings darin geschult, diese Dynamiken zu erkennen und für seine Arbeit zu nutzen. Hierbei ist es notwendig, zwischen dem *Gefühl* und der *Reaktion* zu unterscheiden, die der Untersucher entwickelt. Ich habe in zwei Tabellen mögliche Gegenübertragungsgefühle und die daraus resultierenden Gegenübertragungsreaktionen zusammengestellt (Tab. 2 und 3).

Die vermeidende Manifestationsform der PTBS

Die Prozesse, traumatische Erfahrungen und Intrusionen in der Latenz zu halten oder gar einzukapseln, sind in der psychoanalytischen Literatur mehrfach dargestellt (Bohleber 2000; Henningsen 1990, 2000, 2003 a, b, c). Aus der Holocaustforschung ist auch der Prozess der transgenerationalen Identifizierung bekannt. Dabei wird das abgewehrte Trauma auf die nächste Generation übertragen und kann dann in der zweiten oder dritten Generation zu einer schweren psychischen Erkrankung führen (Henningsen 2000).

Ein Patient, der akut unter PTBS leidet, unterscheidet sich deutlich von einem traumatisierten Patienten, dessen Traumaerfahrung bereits zurückliegt und dem es gelungen ist, sein Trauma einzukapseln oder in der Latenz zu halten. Letzterer ist der Patient, der oft in die Analyse kommt, er leidet unter den verschiedensten Symptomen, meist ist auch eine begrenzte Symbolisierungsstörung festzustellen, er funktioniert aber eher auf neurotischem Niveau. Im Zuge der Analyse wird dann sein Trauma virulent, und wenn es gelingt, die dann sehr schwierige Übertragungsbeziehung zu meistern, wird der Patient sein Trauma in einer zufriedenstellenden Weise integrieren und symbolisieren können. Die Konfrontation mit dem traumatisierten Patienten, der unter einer manifesten intrusiven Form der PTBS leidet, bietet dem Therapeuten die Gelegenheit, das in *statu nascendi* kennenzulernen, was der andere Patient in mühevoller Weise abwehrt. Wie erwähnt, lassen sich die beiden Zustände der intrusiven versus in der Latenz gehaltenen oder gar eingekapselten, vermeidenden Manifestationsform einer chronischen PTBS als die Endpunkte

Symptome	Gegenübertragungs-gefühl	Gegenübertragungs-reaktion
Somatisierungen	»(pseudo)normales Gefühl«	Empathiestörung, Distanzierung
hohe Anpassungs-leistungen	Leere, Bewunderung	Verleugnung von Krankheit
partielle Denkstörungen	Verunsicherung	Verleugnung
partielle Dissoziationen	Verunsicherung	Substitution oder Verleugnung
Affektarmut	Depression, Leere	Überidentifikation, Distanzierung
Symbolisierungs-störungen	Leere	leichte Denkstörung, Mitagieren
Vermeidungsverhalten	Angst (rührt ggf. an ein eigenes Trauma)	Vermeidungsverhalten
Allgemeine Lebens-einschränkung	Druck, Müdigkeit	Bevormundung, Vernach-lässigung
neurotisches Funktions-niveau außerhalb des Traumabereichs	wie bei anderen Patienten	wie bei anderen Patienten

Tabelle 2: Mögliche Übertragungen und Gegenübertragungen bei PTBS mit vorwiegend in der Latenz gehaltenen Intrusionen

eines Kontinuums denken. Die Realität des einzelnen Patienten spielt sich in der Regel zwischen beiden Polen ab und kann schwanken: So kann z. B. bereits die Begutachtungssituation als initiales Übertragungsangebot für den Flüchtling die Wiederholung eines Polizeiverhörs oder einer erlebten Verfolgung bedeuten und das entsprechende paranoide Misstrauen mit intrusiven Symptomen hervorrufen. Bei anderen kann der Tod eines Angehörigen in der Heimat zu erneuten Intrusionen mit dem Vollbild einer PTBS und damit zur Dekompensation führen (Reaktualisierung).

Bei Flüchtlingsfamilien ist folgende Struktur häufig anzutreffen: Ein Familienmitglied – meist ein Elternteil – leidet unter dem Vollbild einer PTBS, die anderen

Mitglieder sind rund um die Uhr damit befasst, den Traumatisierten zu betreuen; dabei können diese Familienmitglieder auf dem Wege der projektiven Identifizierung ihr eigenes Leid in den schwer kranken Vater oder die Mutter projizieren. Vermittels der Pflege des Patienten wehren sie ihre eigenen Ängste ab. Der PTBS-Kranke übernimmt in so einem Fall die Rolle des Symptomträgers für die gesamte Familie. Aus diesem Grunde ist es wichtig, familiendynamische Überlegungen in die Diagnostik und Therapie dieser Patienten mit einzubeziehen.

Der Prozess der Abspaltung oder Einkapselung ist oft bei den Kindern der Flüchtlinge zu beobachten: Sie haben in der Regel dasselbe erlebt wie die Eltern, spüren die Panik und Hilflosigkeit der Situationen aber nicht nur direkt, sondern auch über die Eltern, mit denen sie sich identifizieren. Über die gemeinsamen traumatischen Erfahrungen kann gewöhnlich nicht gesprochen werden. Die Bindung an die Eltern mobilisiert in ihnen viele Abwehr- und Anpassungsleistungen, die dazu beitragen, das aktuelle Leben in Deutschland zu bewältigen. Die Kinder sprechen häufig fehlerfreies Deutsch, bringen es zu hervorragenden Leistungen in der Schule, sie fungieren als Hilfs-Ich für die Eltern, wenn sie bei diversen Behördengängen und Arztbesuchen für die Eltern als Übersetzer tätig sind. Dabei sind sie extremen Belastungen ausgesetzt, wenn sie z. B. fremden Personen die Krankheiten der Eltern beschreiben oder traumatische Erlebnisse aus dem Krieg erläutern müssen. Für sie gilt dasselbe wie für die Dolmetscher (s. S. 225 f.): Sie müssen ihre Affekte abspalten, um diesen Aufgaben gerecht zu werden. Da die Kinder eine emotionale Bindung an ihre Eltern haben, den Eltern quasi Schutz und Fürsorge bieten müssen, können langfristig gravierende Parentifizierungen und schuldhafte Bindungen entstehen. Diese Kinder funktionieren der Beurteilung mancher Lehrer zufolge sehr gut, stören auch nicht den Unterricht, sie sind überangepasst und aber in Wahrheit völlig überfordert, denn ihr eigenes Trauma wird in der Latenz gehalten. Hier sind Entwicklungsprozesse zu beobachten, deren Resultate aus den Schilderungen der Leiden der zweiten und dritten Generation nach extremen Traumatisierungen bekannt sind.

Die intrusive Manifestationsform der PTBS

Der Mensch, der unter der intrusiven Form der PTBS leidet, ist den Intrusionen ausgeliefert und verfügt über keinen ausreichenden Reizschutz. Dies wirkt besonders belastend auf das Gegenüber: Die nicht zu bewältigenden Gefühle des Traumaopfers werden direkt, ohne eine schützende Membran und ohne eine kognitive Verarbeitung intrusiv im Gesprächspartner manifest. Es kommt in der Gesprächssituation – manchmal nur in kurzen Momenten – zu Fusionen, die massive Gegenübertragungsreaktionen auslösen können. Das Burnout-Syndrom vieler Traumatherapeuten dürfte hierin eine wesentliche Ursache haben.

Wie in Kapitel 1 (s. S. 77–88) beschrieben, sind diese Fusionen bereits Abwehrformationen. Der unerträgliche Affekt wird abgespalten und direkt in das Unbewusste des Gegenübers projiziert. Das Abgewehrte ist ein Zustand der Entleerung als eine Erfahrung seelischer Nichtexistenz. Es handelt sich um existentielle Grenzerfahrungen, für die es keine Worte gibt. Die Zeit steht still, es gibt keine Vergangenheit, keine Zukunft, kein Fühlen. Will man in der therapeutischen Beziehung den Menschen vor diesem Extremzustand schützen, gilt es Resilienzen zu mobilisieren, das heißt auch, dass der Therapeut sich einerseits in die seelische Situation des Patienten einfühlen, er sich aber auch die Fähigkeit zur Distanz erhalten muss, damit er den Patienten halten und verstehen kann. Dies gelingt am ehesten, wenn der Therapeut sein Sensorium für die Übertragung und Gegenübertragung nutzt.

Symptome	Gegenübertragungsgefühl	Gegenübertragungsreaktion
Dissoziationen	Chaos	Denkstörungen
Panik, Intrusionen	Reizüberflutung	Empathiestörung
Stupor, Starre	Wut, Gefühlseinschränkung	Lähmung, Überreaktion
paranoides Misstrauen	paranoides Misstrauen	verfolgende Gesprächstechnik
Angst	Angst	Vermeidungsverhalten, Flucht
motorische Unruhe	Aggressionen, Hilflosigkeit	Mitagieren, somatische Reaktionen
Ohnmacht, Infantilität	Scham, Schuld, Ungeduld, Wut	Überidentifikation, Bevormundung, Helfersyndrom
	Berührung des eigenen Traumas?	Distanzverlust, Abwehr depressiver Gefühle
Borderline-Niveau/ Psychose	mangelnde Objektbezogenheit	Bevormundung des Patienten

Tabelle 3: Mögliche Übertragungen und Gegenübertragungen bei intrusiver Manifestationsform einer PTBS

Die abgespaltenen Gefühle des Traumatisierten wirken wie psychotisch anmutende Mikroimpulse direkt auf die Gefühle des Gegenübers ein und rufen Reaktionen des Ausstoßens hervor. Ferner greifen die Spaltungsphänomene die Wahrnehmungsfunktion in der Gesprächssituation besonders an, und es ist dabei sehr wichtig, innerlich bereit zu sein, vorerst einzelne Teile einer Person erkennen zu wollen. Um hier die Gegenübertragung zu erfassen, sollte zwischen dem introjizierten oder empathisch wahrgenommenen Gefühl des Traumatisierten und der darauf folgenden Reaktion (der emotionalen und mentalen Verarbeitung) des Analytikers unterschieden werden. Diese Nahtstellen sind in Supervisionen oft rekonstruierbar: Im Text befindet sich ein Gedankensprung – gefragt nach den Gegenübertragungsgefühlen, erinnert sich der Supervisand an eine Palette von überwältigenden Gefühlen, vor denen er sich in der realen Situation durch Vermeidung zu schützen versuchte.

Die Anwesenheit des Dolmetschers spielt in diesem Zusammenhang häufig eine hilfreiche Rolle, die etwas genauer dargestellt werden soll: Seine Vermittlungsfunktion führt dazu, dass der Analytiker die Mimik des Probanden und den sprachlichen Inhalt seiner Äußerungen nicht synchron, sondern mit Verzögerung wahrnimmt. Das kann beide vor einer Reizüberflutung und damit den Probanden vor erneuter Traumatisierung schützen. Die bestehende Asynchronizität zwischen Form und Inhalt ist besonders wichtig, spiegelt sie doch – wenn es um die Schilderung eines traumatischen Ereignisses geht – eine Art von Spaltung wider: Die Gefühle der Erschütterung und/oder die Ausdrucksstarre werden direkt vermittelt, den erschreckenden Inhalt erfährt der Analytiker jedoch etwas später. Er nimmt also das traumatische Ereignis in Etappen wahr, kann sich vorbereiten, sich selbst auch vor dem Erschrecken und einer möglichen inneren Einfühlungshemmung schützen. Umgekehrt kann auch der Proband die zweiphasige Wahrnehmung des Analytikers beobachten: Während er spricht, sieht er, wie sich der Analytiker einfühlt, später, wenn der Übersetzer spricht, kann der Patient erkennen, ob der Analytiker in seiner Vorahnung dessen, was erzählt wurde, schon das wesentliche Gefühl erfasst hat, wie viel Neues, vielleicht auch Entsetzliches hinzukommt.

Es entsteht in dieser Latenzzeit eine besondere Atmosphäre des Verarbeitens auf präverbaler Ebene. Analytiker und Proband sind in gleicher Weise, aber in umgekehrter Wahrnehmungsrichtung damit befasst, Emotion und Inhalt zusammenzusetzen; auf diese Weise können Mentalisierungsprozesse (Varvin 2000) initiiert werden. Im Unterschied hierzu ist der Dolmetscher permanent mit der Übermittlung der intrusiven Inhalte befasst und bedarf deshalb einer speziellen Supervision.

Dolmetscher, Proband und Therapeut bzw. Diagnostiker sollten sich in einem gleichschenkligen Dreieck zueinander setzen. Dieses Arrangement wird vorher festgelegt, damit jeder genügend Raum hat, den anderen anzuschauen oder auch an ihm vorbeizuschauen, wenn er das Bedürfnis hat. Man kann sehr oft beobachten, dass Dolmetscher und Proband zu Beginn der Sitzungen automatisch zusammenrücken, es entsteht dann sehr leicht eine Fusion zwischen den beiden Muttersprachlern, der Therapeut wird dabei ausgeschlossen und wesentliche Affekte werden innerhalb der Dualunion reguliert, abgespalten oder auch in den Therapeuten projiziert. Ein solches Enactment kann den diagnostischen und therapeutischen Prozess erheblich behindern.

Am Anfang der Beziehung kann der Traumatisierte die Möglichkeit der sukzessiven Wahrnehmung kaum nutzen. Der Analytiker spürt dann deutlich das Abreißen des Kontaktes, den Rückzug des Patienten in Hoffnungslosigkeit und Starre. Aber mit der Zeit, wenn ein wenig Hoffnung auf Verstandenwerden gewachsen ist, kann der Traumatisierte diesen Raum zeitweise für sich gewinnen. Er sieht im Gesicht des Analytikers, wie dieser die Dinge in seinem Inneren zusammensetzt und dann einen Kommentar, eine supportive Intervention, eine weitere Frage oder eine Deutung formuliert. Auf dem Wege der Identifizierung werden – wenn auch nur phasenweise und sicherlich auch nur vorübergehend – integrative Prozesse möglich. Entsprechend kann der Analytiker hier sehr viel über dissoziierende Prozesse in Erfahrung bringen und sich selbst darin schulen, sie nicht zu übergehen, sondern anzuerkennen (Gerzi 2002). Er lernt sich zu bescheiden, lediglich die abgespaltenen Gefühle zu benennen. Er lernt, dass er in einer Stunde kein geschlossenes Bild der Persönlichkeit des Flüchtlings erhalten kann, er lernt mit Bruchstücken zu leben und dem Patienten zu zeigen, dass er um diese Bruchstückhaftigkeit weiß. Er lernt, die Dinge nicht vorschnell zu einem Ganzen zu machen, um sich zu beruhigen, denn dann würde er den Flüchtling in seinem Leid verlassen.

Der mit traumatisierten Menschen befasste Therapeut oder Diagnostiker sollte seine eigene Traumageschichte bearbeitet haben (Fischer & Riedesser 1998), nur dann besteht die Chance, dass er seine Gegenübertragung verstehen und konstruktiv nutzen kann (vgl. Kap. »Das Trauma in Gesellschaft und Politik«).

Strukturierung von Psychotherapie und probatorischen Sitzungen

Therapeuten und Diagnostiker müssen PTBS-Kranken anders zuhören als psychoneurotisch Kranken. Der Grad der Strukturierung entfaltet sich im Einzelfall während der probatorischen Sitzungen und wird später, im Verlauf der Behandlung in Form eines modifizierten psychoanalytischen Vorgehens fortgesetzt. Die Gesprächstechnik bewegt sich im Spannungsfeld zwischen gleichschwebender Aufmerksamkeit und Exploration. Der Untersucher hält sich offen, der Patient ist nicht zu freier Assoziation fähig und wird auch nicht dazu eigens aufgefordert, wie es bei Analysanden üblich ist. Aber der Gutachter bzw. Therapeut beobachtet seine Übertragungs- und Gegenübertragungsreaktionen und richtet die explorierenden Fragen und stützenden Interventionen danach aus. Die möglichen Dissoziationen erfordern ein spezielles Containment, das einerseits den Patienten vor weiterer Dekompensation schützen soll und andererseits die Sicherheit des Settings wahren muss.

Der Situation des analytischen Erstinterviews vergleichbar, ist der Untersucher gefordert zu schauen, auf welchem Niveau der Patient gerade funktioniert, ob er regrediert oder abwehrt. Er muss seine Aktivitäten genau im Blick haben, damit er die Diagnose und Indikation festlegen kann. Dabei ist es von besonderem Gewicht, das Ausmaß der dissoziativen Störungen einzuschätzen. Die Schwere der Störung wie auch der Auftrag, ob z. B. Gutachten oder Therapie gewünscht wird, erfordern eine Strukturierung des Gesprächs in folgenden Ablauf:

- Einleitungsphase: Symptomatik, gegenwärtige Lebenssituation (Anerkennung der Dissoziationen)
- Biographische Erhebung: prätraumatische Entwicklung
- Spezielle Trauma-Anamnese
- Schlussphase: Erläuterung der Diagnose und Beratung

Um eine gute Beziehung zu fördern, erscheint es sinnvoll, nach Darstellung der gegenwärtigen Lebenssituation mit dem Klienten über seine Lebensgeschichte *vor* der Traumatisierung zu sprechen. Wenn er zeigen kann, dass er vor dem Trauma ein anderes Leben geführt hat, so kann er dem Therapeuten und dieser ihm vermitteln, dass es in seinem Lebensentwurf noch etwas anderes gibt, er kann zeigen, dass das, was ihm widerfahren ist, einen Einbruch darstellt und nicht zu seinem Lebensentwurf gehört. Unter Umständen kann er erkennen, welche Entwicklungen in ihm abgerissen sind, welche Identität er verloren hat. In der Anamnese deutlich gewordene Resilienzfaktoren spielen dabei eine große Rolle. Sie können in bestimmten Situationen dazu beitragen, dass der Patient seine eigenen Kräfte mobilisiert und u. U. Würde wiedergewinnt. Und der Analytiker kann sich ein Bild über seine prätraumatische Persönlichkeitsstruktur machen. Dies ist einerseits für die Differentialdiagnostik nötig, andererseits können die Interventionen bei der später notwendigen Bearbeitung der Traumatisierungen besser auf den Klienten abgestimmt werden, wenn bekannt ist, wie der Patient frühere Krisen bewältigt hat und in welcher Lebenssituation er von dem Trauma ergriffen wurde. Der Patient gewinnt auf diese Weise ein wenig Vertrauen in die Situation, spürt, dass der Analytiker sich für ihn als ganze Person interessiert. Es wird eine Art von Arbeitsbündnis hergestellt, die es später leichter möglich macht, behandlungskritische Situationen durchzustehen. Der Rekurs auf liebende Erfahrungen, gute innere Objekte, gelungene eigene Selbstbehauptungen im analytisch orientierten Vorgehen ist sicherlich vergleichbar mit dem von Luise Reddemann (2011a) propagierten Aufsuchen des sicheren inneren Ortes.

Sowohl während der diagnostischen Phase als auch später in der Psychotherapie im engeren Sinne können traumaspezifische Interventionen notwendig sein, wie z. B. eine Anrufung – ein deutlich artikuliertes Ansprechen des Patienten – um ihn aus einem dissoziativen Zustand herauszuholen. Die Anwendung verschiedener Stabilisierungstechniken, die in der Literatur ausführlich beschrieben werden (Plassmann 2007, Reddemann & Wöller 2011, Sachsse 2004, Rosenburg 2011), kann dabei sinnvoll und notwendig sein. Wobei ich hier – bei Indikation zur tiefenpsychologisch fundierten Psychotherapie – allgemein rate, der Devise zu folgen: so wenig wie möglich und so viel wie nötig, damit der eigentliche Prozess der Integration nicht gestört wird und in einem Tempo geschieht, das dem Patienten angemessen erscheint, damit er Zeit zum Wachsen und für die Trauer über sein Schicksal hat. Bei Indikation zur modifizierten analytischen Psychotherapie ist das aktive Einsetzen von Entspannungstechniken meist nicht erforderlich, weil die Übertragungsprozesse Halt und Orientierung bieten und entsprechend gedeutet werden können. Wenn sich die therapeutische Beziehung auf eine solide Weise eingestellt hat, der Patient sein Gegenüber als verlässlich, haltgebend und zugewandt erlebt, schreitet die Annäherung an das Trauma allmählich voran. Eine vom Therapeuten inszenierte oder geplante »Trauma-Exposition« ist diesem Prozess eher abträglich (s. S. 220). Sie geschieht quasi durch den Prozess der analytischen oder tiefenpsychologisch fundierten Vorgehensweise von selbst und ist dann nach meiner Überzeugung organischer und für die Gesundung des Patienten auch hilfreicher. Eine nach einem mehr oder minder festgelegten Regelwerk veranstaltete »Trauma-Exposition« führt den Therapeuten stets als omnipotentes Objekt ein, der Patient gerät erneut in die Rolle des Unterworfenen und Ausgelieferten, was der notwendigen Entwicklung von Autonomie und Ich-Stärke abträglich ist.

NEGATIVE GEGENÜBERTRAGUNG: ENTLEERUNG UND RESILIENZ

Mit dem Beschluss der Innenministerkonferenz vom 23./24.11.2000 wurde eine neue Basis geschaffen, um über Anträge auf Aufenthaltsbefugnis von Flüchtlingen aus dem ehemaligen Jugoslawien zu entscheiden. Danach erhalten Flüchtlinge aus Bosnien-Herzegowina, dem Sandzak und dem Kosowo eine Aufenthaltsbefugnis, wenn sie durch die Bürgerkriegsereignisse traumatisiert wurden. Die in diesem Kapitel dargestellten Untersuchungen fanden in meiner Praxis im Rahmen meiner Tätigkeit als Gutachterin für die Flüchtlinge statt, die in Berlin um Asyl gebeten hatten. Auftraggeber war das Verwaltungsgericht.

Den hier vorgestellten Fällen ist gemeinsam, dass sie zu Beginn in mir eine negative Gegenübertragung auslösten, die ich reflektieren musste, um meiner Aufgabe gerecht zu werden. Ferner war es besonders notwendig, Resilienzfaktoren zu erkennen, damit sie zu gegebenem Zeitpunkt in das Gespräch eingebracht werden konnten. Um ein Sicherheitsgefühl und ein gutes Arbeitsbündnis während der Sitzungen zu fördern, ist es notwendig, das Setting zu erläutern und die Rahmenbedingungen zu klären.

Zur Eröffnung der ersten Sitzung sage ich etwa Folgendes:

»Sie wissen, dass ich vom Verwaltungsgericht als Gutachterin beauftragt wurde, um mit Ihnen über Ihre Traumatisierungen zu sprechen. Ich weiß aus den Akten, dass Sie sehr schwere Erlebnisse in den letzten Jahren durchlitten haben, und ich weiß auch, wie schwer es ist, darüber zu sprechen. Wenn Sie die Anerkennung als ein durch den Krieg traumatisierter Flüchtling bekommen möchten, ist es aber notwendig, dass ich Ihre Erlebnisse und Ihr jetziges Befinden möglichst genau kenne. Ich möchte gerne in Ruhe über alles mit Ihnen sprechen, wir haben dazu Zeit. Eine Sitzung dauert immer 50 Minuten, und wir werden uns mehrfach treffen, die Übersetzerin wird dabei sein. Auf diese Weise können Sie in Ihrer Muttersprache sprechen. Das ist sehr wichtig, damit Sie sich auch gefühlsmäßig so ausdrücken können, wie Ihnen zumute ist.«

Ich erläutere dann die für das Gericht notwendige Entbindung der Schweigepflicht.

In der Regel reagieren die Traumatisierten mit extremem Misstrauen auf das Gesprächsangebot. Oder man bekommt eine Antwort wie: »Ich habe allen Glauben an die Zukunft verloren.« – »Ich glaube nicht, dass Sie mir helfen können.«

Herr D. – Misstrauen und Abspalten der Gewalt

Erste Stunde: Anerkennung der Dissoziationen

Herr D. (Henningsen 2003, S. 113 ff.) suchte mich wegen eines vom Verwaltungsgericht in Auftrag gegebenen Gutachtens zur Frage seines Aufenthaltsrechts auf. Ich sollte feststellen, ob er unter einer PTBS litt.

Er war in seiner Heimat Kranführer gewesen, kam zu mir zur ersten Stunde mit verächtlich-schnippischer Geste, trug – wie ein Pubertierender – eine Baseballmütze mit dem Schirm nach hinten. Er war Anfang dreißig, sehr massig, und rief in meiner Gegenübertragung Ablehnung und Misstrauen hervor. Mit der umgekehrt aufgesetzten Baseballmütze wirkte er zynisch und höhnisch, eine pubertäre Geste, die überhaupt nicht zu seiner Erscheinung passte. Er wog 115 kg, wirkte auf mich mit seinen Körpermassen brutal, als ob er ein gefährlicher Krimineller sein könnte. Ich fragte mich auch für einen kurzen Augenblick, ob dieser Mann vielleicht jemand sei, der mir etwas vormachen wird, um sich eine Aufenthaltsbefugnis zu Unrecht zu besorgen. Dieses Misstrauen meinerseits verschwand aber sehr schnell. Ich spürte bald, wie in der Eingangsszene das fragmentierte Selbst des Mannes unverbunden und widersprüchlich auf mich einwirkte. Seine Spannungszustände ließen ihn nicht ruhig auf dem Stuhl sitzen, er zitterte immer wieder, musste gelegentlich weinen, manchmal ballte er auch seine Fäuste zusammen, um eine Erregung abzuführen. Seine Sprache war knapp, abgehackt und sein Blick zurückweisend. Die zeitlichen Abläufe konnten nicht kontinuierlich geschildert werden, alles war zerstückelt.

Ich versuchte mir einen Überblick über die gegenwärtige Situation des Klienten zu verschaffen: wie er in Berlin lebte, seine Symptome, seine Erfahrungen mit den Behörden. Er gehörte zu denjenigen Flüchtlingen, die zwischenzeitlich für einige Monate hatten arbeiten dürfen, war jetzt aber seit längerem – nach der Verschärfung der Verwaltungspraxis – gänzlich ohne Arbeit. Er dachte deshalb daran, sich um eine Ausreise nach Amerika zu bemühen. Er litt unter den bekannten schweren Symptomen der Posttraumatischen Belastungsstörung: Ängste, Schlafstörungen, Flashbacks, Depressionen. Seit seiner Ankunft in Deutschland (1993) hatte sich sein Gewicht (von 68 kg) fast verdoppelt. Vergeblich hatte er versucht, seine Spannungszustände, die ihn Tag und Nacht heimsuchten, mit Fressattacken zu bewältigen.

Brutalität, Angst, pubertärer Spott, Kriminalität, zeitliches Durcheinander und Hilflosigkeit waren die wesentlichen Fragmente, die ich in mir spürte. Der Sprechstil war immer wieder unterbrochen. Ich versuchte die Selbstanteile, die ich erfuhr, zu benennen. Manchmal gelang es, sie mit den Gefühlen zu verbinden, die ich wahrnahm. Ich bot mich als Spiegel an und versuchte mir ein Bild über seine gegenwärtige Situation zu machen, die ich ja teilweise aus den Akten schon kannte.

Wichtig erscheint mir, dass man im Erstkontakt keine übertriebenen Ansprüche an sich selbst und die Situation stellt. Die Gesprächssituation ist immer wieder durch Brüche gekennzeichnet, in denen Dissoziationen wirksam sind. Ein vorschnelles Verstehen fördert eine m. E. unangemessene, omnipotente Gegenübertragungssituation und treibt den Flüchtling nur weiter in die Position des hoffnungslos Ohnmächtigen.

Die erste Sitzung mit Herrn D. schloss ich folgendermaßen ab: »Sie haben sehr viel Schreckliches erlebt, Dinge, für die man keine Sprache haben kann. Sie möchten alles vergessen, aber das gelingt nicht, immer wieder geraten Sie in Spannungszustände und versuchen dann, sich mit Essen zu beruhigen. Ich will versuchen, mit Ihnen zu verstehen, was Sie alles erlebt haben. Dafür brauchen wir Zeit, und um zu erkennen, welchen Stellenwert die Kriegsereignisse für Sie haben, muss ich auch etwas über Ihre Lebensgeschichte vor dem Krieg wissen. Ich denke, wir sollten in der nächsten Stunde erst einmal über Ihre frühere Entwicklung sprechen.«

Zweite Stunde: Prätraumatische Geschichte – Prätraumatische Persönlichkeit

Herr D. kam in die nächste Sitzung ohne seine Baseballmütze, offenbar wollte er mir seine Bereitschaft zu ernsthafter Mitarbeit signalisieren. Mein Vorschlag, zuerst über seine frühere Kindheit zu sprechen, gab ihm Entlastung und vielleicht auch die Vorahnung, dass ich mich für ihn als *ganze Person* interessierte, ohne dass er es hätte formulieren können.

Herr D. kommt aus einer sehr einfachen Familie. Er war es auch vor dem Krieg nicht gewohnt, über Gefühle zu sprechen. Es wurde aber durchaus emotional gehandelt. Sein Erzählstil war in dieser Stunde kohärenter als in der ersten Sitzung, auch wenn er nicht alles in geordneter Abfolge schildern konnte und viele supportive Interventionen meinerseits notwendig waren.

Herr D. wurde 1969 als erster von zweieiigen gleichgeschlechtlichen Zwillingen geboren. Der Vater arbeitete in einer Fabrik, die Mutter in einem Textilkombinat. Die Eltern waren auf die beiden Söhne sehr stolz, sie wurden gegenüber den beiden älteren Schwestern (+2; +4) oft verwöhnt. Sie trugen stets die gleiche Kleidung, gingen in dieselbe Klasse und spielten viel miteinander. Während der Bruder eher dem Vater ähnelte, glich Herr D. eher der Mutter. Er war immer der Lebhaftere, sein Bruder war der Stillere, der auch viel kränkelte. Während die Eltern berufstätig waren, wurden die Kinder von der Großmutter versorgt, man lebte in der Nähe in einem Verband, der einer Großfamilie ähnlich ist. Er sprach idealisierend über seine Eltern: Sie waren gütig, hilfsbereit und im Dorf anerkannt. Nach zwölfjähriger Schulzeit absolvierte er eine einjährige Ausbildung zum Baumaschinenführer.

Zwei traumatische Ereignisse haben seine Entwicklung besonders geprägt. Im Alter von sechs Jahren habe er beim Cowboyspielen einen Stein gegen einen Glasteller geschossen und dabei sein Auge verletzt. Trotz Operation konnte das Augenlicht nicht gerettet werden. Während des dreimonatigen Krankenhausaufenthaltes sei seine Mutter immer bei ihm gewesen. Im Alter von 16 Jahren sei sein Bruder an einem Verkehrsunfall gestorben. Auf dem Heimweg nach einer Hochzeitsfeier war seine Familie auf zwei Autos verteilt worden. Sein Bruder und ein Cousin von ihm verunglückten tödlich. Ich konnte Herrn D. deuten, wie sehr er bis heute unter unbewussten Schuldgefühlen leidet, war es doch reiner Zufall, dass der schon immer schwächere Bruder und nicht er in dem verunglückten Auto gesessen hatte. Er weinte und betonte, mit der Zerstörung seines Auges könne er leben, der Verlust des Bruders wiege aber schwerer. Herr D. spürte eine sichtliche Entlastung durch meine Deutung und begann von seinem Bruder zu erzählen. Er hatte noch nie darüber nachgedacht, dass seine Wildheit im Vergleich zu seinem Bruder ihm Schuldgefühle bereiten, er sich schuldig fühlen könnte, im anderen Auto gesessen zu haben. Auch kann er nun kritisch darüber sprechen, wie seine Mutter ihn als Erstgeborenen narzisstisch besetzt hat. Der weitere Gesprächsverlauf zeigte, wie hilfreich es war, dass diese Dimension seiner Lebensgeschichte vor der Beschreibung der Kriegsereignisse ausgesprochen werden konnte.

Dritte Stunde: Traumatische Entwicklung während des Krieges

Zur dritten Stunde kam Herr D. gefasst, seine Sprechweise war während der Schilderungen der traumatischen Ereignisse oft von Zittern und Spannungszuständen begleitet: Er ballte wieder die Faust, stieß ein Bein vor oder wackelte mit dem Knie. Diese körperlichen Impulse waren motorische Reaktionen seiner introjizierten Gewalterfahrungen, die in ihrer emotionalen Wucht nicht auf sprachlichem Wege kommuniziert werden konnten. Sie liefen parallel und abgespalten ab, er sprach monoton, ohne emotionale Modulation in der Stimme, abgehackt, in unvollständigen Sätzen, ohne mit mir den Blickkontakt zu halten. Anhaltspunkte, die ich den Akten entnehmen konnte, halfen mir, die Dinge in eine chronologische Reihenfolge zu bringen und entsprechend nachzufragen. Herr D. bemühte sich, mir einen Bericht zu geben, ohne etwas zu fühlen. Ich ging stützend auf ihn ein, damit er weiter sprechen konnte. Er sollte mit meiner Hilfe Zeugnis ablegen können, dokumentieren, was geschehen war. Die Rekonstruktion der historischen Realität ist eine wichtige Voraussetzung für die spätere Ermöglichung von Integrationsprozessen (vgl. Laub & Weine 1994).

1987 leistete Herr D. seinen Wehrdienst ab, nahm 1990 an einer Reserveübung im Kosovo teil und kam dabei in Kontakt mit Albanern, die um ihre Autonomie kämpften. Diesen Menschen wollte er helfen und wurde politisch aktiv. Im Dezember 1990 – d. h. zur Zeit der Parteigründungen und vor dem Krieg – wurde Herr D. zum ersten Mal verhaftet. Er schloss sich der SDA (Partei der demokratischen Aktion) an, klebte Plakate für die Partei und fuhr in andere Orte, um Mitglieder zu werben. Der Vater hatte ihm diese Aktivitäten strengstens verboten, weil er sie für zu gefährlich hielt, die Mutter und Schwester ließen sich erweichen und steckten ihm heimlich das Geld für die Fahrkarte zu.

Während der Schilderung wurde mir schlagartig klar, weshalb Herr D. zur ersten Sitzung mit der Baseballmütze kam: Auf unbewusster Ebene hatte er mir in der Eingangsszene etwas von seinem früheren Leben gezeigt. Das Leben war für ihn stehen geblieben, als er noch ein Junge war, der sich ödipal gegen den Vater erhob. Mutter und Schwester hatten ihm das Geld zugesteckt, um ihn in seiner Jungenhaftigkeit zu unterstützen. Er gehörte zu einer Clique und fühlte sich stark. Das Ausmaß der Gefahr, in die er sich begeben hatte, hatte er nicht erkannt. Mir wollte er wohl etwas von dieser ödipalen Seite zeigen. Zugleich war in der Gegenwart unübersehbar, dass Herr D. völlig zerstört und depotenziert war, mit der Baseballmütze klang nur ein Zitat aus vergangener Zeit an. Als Herr D. nicht weiter sprechen konnte, sagte ich ihm: »Ich glaube, Sie sind immer ein sehr aktiver Junge und später ein tatkräftiger junger Mann gewesen. Als Kind haben Sie einmal beim Cowboy-Spielen die Gefahren nicht richtig erkannt und das mit der Erkrankung Ihres Auges bezahlt, das ist schon schlimm, aber vergleichsweise harmlos im Vergleich zu dem, was Sie jetzt erleiden.« Herr D. berichtet weiter, ohne mich anzuschauen, ich fasse zusammen:

Am 30. Dezember 1990 wurde Herr D. zum ersten Mal verhaftet, er wurde 15 Tage lang verhört, geschlagen und schließlich zu sechs Monaten Gefängnis verurteilt. Er musste schwere Arbeit leisten und wurde auch dort mit den anderen Gefangenen oft an die Wand gestellt, geohrfeigt und mit Füßen in die Seite getreten.

Nach der Entlassung arbeitete er weiter in der SDA. Die Polizei hatte eine Liste aller Mitglieder und führte Razzien durch, um Waffen zu finden. Herr D. hat aber nie eine Waffe besessen. 1992 verweigerte Herr D. seine Einberufung als Reservist der serbischen Armee, weil er als Muslim nicht nach Bosnien geschickt werden wollte, um andere Muslime erschießen zu müssen. Bald darauf kam es zur zweiten Verhaftung.

Ein serbischer Nachbar besuchte die Familie am Abend, Herr D. hatte sich versteckt, der Vater stand in der Tür und sollte umgebracht werden. Der Sohn wurde gefunden, beide wurden abgeführt und zwei Tage lang von der Polizei verhört und geschlagen. Herr D. wurde dabei mit einer Eisenstange am Kopf verletzt, der Vater habe geschrien: »Lasst ihn, nehmt mich!« Dann kamen sie in die Halle einer Kaserne und wurden weiter gequält. Nach sieben Tagen kam Herr D. in ein »Haus der Gesundheit«, damit seine Kopfverletzung genäht werden konnte. Seinen Vater hat er danach nie wieder gesehen. Alle vermuten, dass er ermordet worden ist.

Herr D. wurde täglich ausgesondert, sollte die Namen derjenigen SDA-Mitglieder nennen, die Waffen besäßen und Führungspositionen in der SDA innehätten. »Ich wusste das nicht und habe auch keine Listen zusammengestellt.« Er wurde täglich geschlagen, von seinen 50 Mitgefangenen waren am Ende nur noch 23 übrig. Es gab einmal am Tag Essen und für fünf Personen 1 Liter Wasser. Nachdem er in einem Lkw nach Priboj gebracht wurde, konnte er über Mazedonien nach Berlin fliehen.

Vierte Stunde: Abschließendes Beratungsgespräch

Herr D. kam deutlich entlastet in die letzte Stunde. Er war erleichtert, alles erzählt zu haben. Er hatte sich entschlossen, einen Antrag auf Ausreise nach Amerika zu stellen, Verwandte seiner Lebenspartnerin lebten bereits in den USA, bei ihnen wollte er ein neues Leben beginnen. Am liebsten würde er alles vergessen und hinter sich lassen, er weiß aber, dass das nicht geht.

Ich wies ihn auf Möglichkeiten einer Psychotherapie hin und erklärte ihm meine Diagnose auf allgemeinverständliche Weise: Er habe Dinge erlebt, die ein Mensch normalerweise nicht fassen kann, auch habe er wahrscheinlich sehr viel Wut gefühlt, als er den serbischen Milizionären ausgeliefert war. Weil man diese Gefühle aber gar nicht wahrnehmen kann, machen sie sich oft körperlich bemerkbar, in Unruhe, Schlafstörungen, Spannungszuständen. Mit seinen Fressanfällen versuche er sich zu beruhigen. Ich sagte ihm, dass er sich als junger Mensch für Demokratie und Gerechtigkeit eingesetzt hat und sich jetzt so fühle, als habe er ein großes Unrecht begangen. Er brauche m. E. psychotherapeutische Hilfe, um über den Verlust seines Vaters und der Heimat hinwegzukommen. Er berichtete dann, weder seine Mutter noch seine Schwester könnten bis heute mit ihm über seinen Entschluss sprechen, sich politisch zu betätigen. Die Folgen haben nicht nur ihn, sondern die gesamte Familie bis heute sprachlos werden lassen.

Herr D. konnte offenbar eine gewisse Vorstellung von seiner damaligen seelischen Situation erwerben und sie von der massiven äußeren Gewalteinwirkung ein wenig trennen. Er befand sich damals in ödipaler Auseinandersetzung mit dem Vater, hatte Schuld auf sich geladen, indem er sich den Anordnungen des Vaters verweigerte. Der Mord am Vater, seine eigenen Inhaftierungen und Foltererfahrungen standen dazu in keinem Verhältnis. Das hatte auch der Vater signalisiert, als er sich als Opfer anbot. Es war notwendig, zwischen innerer und äußerer Realität zu unterscheiden.

Herr D. bedankte sich am Ende bei mir, ich hätte mir so viel Mühe mit ihm gegeben und meinte: »Diese Albträume müssen doch mal aus dem Menschen herausgehen. Aber ich weiß selber nicht wie. Wenn ich darüber rede, bin ich tot und kalt. Aber wenn ich wirklich so tot wäre, dann müsste ich ja einen Stein anstelle eines Herzens haben.« Diese geradezu poetische Wendung ließ erkennen, dass ihm die Dissoziationen offenbar ein wenig bewusst geworden waren.

Frau W. – Überspringen des Traumas

Die Dissoziationen werden häufig darin manifest, dass der Traumatisierte sein Zeitgefühl verloren hat. Er kann die Ereignisse nicht mehr in zeitlicher Abfolge schildern und springt in der Darstellung hin und her. Oft wird durch das Überspringen gerade das nicht genannt, was die Schwere des Traumas ausmacht. Gerade für den nicht geschulten Untersucher besteht die Gefahr, diese Abwehrbewegung mitzumachen. Die Traumatisierung wird dann angezweifelt, wie es durch das Landeseinwohneramt bei Frau W. (Henningsen 2004 a, b) geschah.

Frau W. wies alle Symptome von PTBS auf, in den Akten wurde auf verschiedene traumatisierende Erfahrungen hingewiesen, auch hatte sie viele Verwandte verloren. Trotzdem wurde das Gutachterverfahren eingeleitet. Mündlich war mir noch beiläufig mitgeteilt worden: »Sie ist aber nicht vergewaltigt worden.« Frau W. war während der Gespräche kooperativ und offen. Auf meine Bitte in der dritten Sitzung, über die Kriegszeit zu sprechen, reagierte Frau W. mit knappen Worten und sagte: »Ja, dann brach der Krieg aus, und ich bin nach Berlin gegangen.« Mimisch teilte sie mir mit, dass sie mit ihrem Bericht fertig war, bevor sie begonnen hatte. Für einen kurzen Moment spürte ich eine Erleichterung und zögerte. Ich atmete dann aber tief durch, um sie zu ermuntern, ihre Erlebnisse mitzuteilen. In meinem Inneren hatte sich ein Widerstand gemeldet, ein Gefühl, das mir in vielen Untersuchungssituationen mit traumatisierten Flüchtlingen begegnet. Was war geschehen? In der Gegenübertragung hatte ich mich der Versuchung ausgesetzt gefühlt, das Gespräch auf sich beruhen zu lassen, schließlich war sie in Berlin angekommen, wir könnten unsere Arbeit beenden. Was hatte sich unbewusst zwischen uns abgespielt?

Frau W. litt neben den Depressionen über den Verlust der Verwandten und ihrer Heimat unter massiven Scham- und Schuldgefühlen. In ihrem Heimatdorf waren alle bosnischen Häuser zerstört worden, die Frauen lebten mit den älteren Menschen und den Kindern in den noch zugänglichen Kellern. Regelmäßig drangen Serben in die Keller ein und vergewaltigten die Frauen, »nur mich nicht«. – »Wissen Sie, warum Sie davon verschont geblieben sind?« – »Der Anführer der Truppe ist in meine Schule gegangen. Wir sind zehn Jahre lang in derselben Klasse gewesen.«

In meinem Unbewussten war ich einer komplexen Übertragungsbeziehung ausgesetzt gewesen, die ich anfangs nicht annehmen wollte. Die Patientin, die Übersetzerin und ich standen in einer helfenden, solidarischen Beziehung zueinander, wir befanden uns quasi im Keller der zerstörten Häuser und hielten zusammen. Unbewusst hat sich Frau W. als Verräterin gefühlt, wenn sie die Schonung durch den früheren Freund annahm. Dieser Verrat wurde abgespalten und in mich projiziert. Außerdem war für sie die ursprünglich positive Bindung an einen Klassenkameraden zu einer perversen Beziehung geworden, die sie vor der Vergewaltigung bewahrte, als sei sie einen Pakt mit dem Teufel eingegangen. Diese destruktiven Introjektionen wurden abgespalten und in den psychosomatischen Symptomen und der Depression manifest. In dem Moment, als Frau W. ihr Leben verteidigen musste, für sich sprechen musste, um eine Aufenthaltsbefugnis in Berlin zu erhalten, wiederholte sich auch dieser Aspekt der Situation: Ich hätte sie beinahe vor möglicherweise retraumatisierenden Fragen verschont, zugleich wäre sie aber in ihrem Leid nicht erkannt und überdies durch Abschiebung bestraft worden. In der Übertragung bestand die Gefahr, dass ich die projizierte Destruktion nicht wahrnahm, mich unbewusst mit dem doppelten Verrat identifizierte und im Sinne einer projektiven Gegenübertragungsreaktion (Grinberg 1991) handelte. Es ist durchaus denkbar, dass die Behörden mit dem Zweifel an ihrer Traumatisierung und der Bemerkung »Sie ist aber nicht vergewaltigt worden« dieser projektiven Identifizierung erlegen waren.

Frau B. – Entleerung und fehlende Abwehr

Schon bevor Frau B. (Henningsen 2004a, b) zum ersten Mal bei mir war, hatte ich von der behandelnden Therapeutin unaufgefordert eine Stellungnahme erhalten. Die Therapeutin, die die Patientin seit einigen Monaten einmal wöchentlich sah, sorgte sich offenbar sehr und ich fühlte mich bereits zu diesem Zeitpunkt unter Druck gesetzt.

Frau B. ist eine gepflegt aussehende, wohlproportionierte Frau. Zum Erstgespräch erschien sie in meinem Zimmer mit der Dolmetscherin an der Hand. Offenbar hatte vor meiner Haustür die Übergabe von der Einzelfallhelferin an die Dolmetscherin stattgefunden. Während der Gespräche musste Frau B. immer wieder weinen, sie zitterte am ganzen Körper. Es war ihr unmöglich, die Ereignisse in zeitlichem Zusammenhang zu schildern. Sie beklagte sich darüber, zu mir zu müssen. Ihre Therapeutin wisse über alles Bescheid, bei ihr solle ich mir Auskunft holen. Sie war darüber erbost, dass mehrere Termine – insgesamt fünf – nötig waren, sie wollte nur, dass alles schnell vorbeigehe. Auf Fragen nach ihrer Tochter reagierte sie nur mit einer erneuten Beschreibung ihres Leides und demonstrierte mir auch die Schweißabsonderungen unter ihren Achselhöhlen.

Frau B. rief in mir sehr schnell eine negative Gegenübertragung hervor, ich erlebte sie anspruchsvoll und infantil. So, wie sie nicht zwischen sich und der Tochter unterscheiden konnte, war ich in der Gefahr, mich den destruktiven Intrusionen ausgeliefert zu fühlen. Ich spürte in mir Impulse, sie zurechtzuweisen oder ihr zeigen zu wollen, dass die Dolmetscherin und ich doch wirklich unser Bestes zu geben versuchten. Mir wurden eigene Scham- und Schuldgefühle bewusst. In Interventionen, die notwendig waren, damit Frau B. überhaupt sprechen konnte, versuchte ich, ihr Leid zu benennen und ihre Erfahrungen in der zeitlichen Abfolge mit ihr zu ordnen. Ich bemühte mich, die dissoziativen Zustände und ihr Vermeidungsverhalten anzuerkennen. Verweise auf die Realität wurden von Frau B. mit Vorwürfen gegen mich oder erneuten Klagen über ihre körperlichen Beschwerden und Ängste quittiert.

> Ich sagte ihr dann: »Ich weiß, dass Sie über Ihr Leid kaum sprechen können, und Sie sind jetzt in der schwierigen Situation, für sich sprechen zu müssen. Dabei möchte ich Ihnen gerne helfen.«
> Frau B. erzählte, sie leide unter schweren Ängsten, Albträumen und Flashbacks, oft schreie sie nachts: »Ich mach' die Augen zu, und dann kommen alle Kriegsbilder.«

Depressionen, Schweißausbrüche, Kopf-, Rücken- und Magenbeschwerden seien ihre ständigen Begleiter. Wegen Blutdruckschwankungen könne sie manchmal keine Treppen steigen. Bei gastroskopischen Untersuchungen wurden zehn Magengeschwüre festgestellt. Darüber hinaus klagte Frau B. noch über Atem- und Herzbeschwerden. Das Gedächtnis sei erheblich beeinträchtigt: »Ich habe eine Blockade im Kopf. » Sie könne sich nicht konzentrieren und leide unter Affektdurchbrüchen: »Mein Gehirn steht einfach. Vor kurzem hat meine Tochter auf der Straße mir nicht gleich geantwortet, da habe ich sie angebrüllt. Ich kann das nicht kontrollieren.« Sie breitete vor mir eine große Plastiktüte mit Medikamenten aus, darunter diverse Psychopharmaka.

Frau B. lebte mit ihrer zehnjährigen Tochter in einer Zweizimmerwohnung. Die

Tochter ging in die 4. Klasse. Frau B. konnte nicht sagen, wie die Schule hieß. Die Tochter besuchte nachmittags den Hort. Frau B. konnte zwar für das Kind kochen und mit ihm essen, wenn sie jedoch allein war, konnte sie sich kein Essen zubereiten. Eine Einzelfallhelferin betreute Frau B. acht Stunden pro Woche und begleitete sie zum Arzt, zum Sozialamt und anderen Institutionen, weil Frau B. nicht allein mit der U-Bahn fahren konnte.

Frau B. lebte seit zehn Jahren in Berlin und hatte von Beginn dieser Zeit an immer eine Sechs-Monats-Duldung im Anschluss an die vorherige bekommen. Die damit verbundene Ungewissheit belastete sie sehr.

Aus ihrer Biographie sei lediglich erwähnt, dass sie 1958 als das jüngste von drei Kindern (Bruder 1949, Schwester 1954 geboren) in Kroatien geboren wurde. Ihr Vater sei an einem Hirntumor gestorben, als sie fünf Monate alt war. Unter dem frühen Tod des Vaters habe sie aber nicht gelitten, denn sie blicke auf eine sehr schöne Kindheit zurück (möglicherweise handelt es sich hier um die Einkapselung eines frühen Traumas). Sie habe die Fröhlichkeit des Vaters »geerbt« und die Mutter viel getröstet. Beruflich war sie als Verwaltungsangestellte tätig und heiratete im Alter von 20 Jahren einen serbischen Mann. Sie ist katholisch, aber nicht religiös, weshalb der Mischehe wenig Bedeutung beigemessen wurde. Die Beziehung blieb zehn Jahre kinderlos, anfangs haben die Eheleute kein Kind gewollt, später hatten sich Schwierigkeiten eingestellt. Es kam dann spontan zur Schwangerschaft, »im Krieg, wir hatten zu dem Zeitpunkt bestimmt kein Kind gewollt«.

Die Traumaanamnese

Mit Ausbruch des Krieges stellten sich bei Frau B. ihren Angaben zufolge erste Anzeichen einer Angstsymptomatik ein. In ihrem Bekanntenkreis habe einer nach dem anderen seine Arbeit verloren, ihr Mann und sie seien in ständiger Gefahr gewesen, hätten sich permanent verstecken müssen und fühlten sich von beiden ethnischen Gruppierungen (der serbischen, der ihr Mann angehörte, und der kroatischen, der sie selbst angehört) bedroht. Während ihr Mann eingezogen wurde, um Schützengräben auszuheben, sei sie ständig besorgt gewesen, denn der Hass auf Menschen, die in Mischehen lebten, sei unberechenbar gewesen.

Den größten Schock habe sie jedoch erlitten, als eines Abends zehn Männer in ihr Haus eindrangen, in dem sie sich allein befand. Bei vorgehaltenem Gewehr sei sie gezwungen worden, Nachbarinnen in ihr Haus zu holen. Die Männer seien nicht eindeutig als Soldaten zu erkennen gewesen, auch konnte Frau B. sie keiner bestimmten Ethnie zuordnen. Sie hätten gegrölt, Alkohol getrunken und die Frauen gezwungen, sich auszuziehen. Sie hätten daraufhin nackt vor ihnen tanzen müssen. Frau B. habe mehrfach um Rücksicht gebeten, denn sie sei unübersehbar im sechsten Monat schwanger gewesen. Dies habe die Männer nicht interessiert, sie habe ihren Befehlen gehorchen müssen wie auch die anderen Frauen, vier Kroatinnen und eine Serbin. Das Treiben habe die ganze Nacht gedauert. Frau B. habe gehört, wie die anderen Frauen schrien. Die Schreie und ihre eigenen Erinnerungen an den Anblick der Männer suchen sie noch heute in Flashbacks heim. Bei genauerer Exploration habe ich den Eindruck gewonnen, dass Frau B. während dieser Ereignisse unter Schock stand und nicht alle Vorfälle genau beobachtet hat. Es ist aber zu vermuten, dass die anderen Frauen vergewaltigt wurden. Ihr sei mehrfach in Anspielung auf ihre Mischehe vorgeworfen worden: »Du hast ja einen Tschetnik im Bauch.« Am Morgen hätten »echte Soldaten« die Frauen befreit. »Ich weiß nicht mehr, wer wer war, Sarajevo war total gemischt.« Frau B. habe ihrem Mann später von diesem traumatischen Ereignis berichtet, obwohl sie große Angst hatte, es zu erzählen. Ihr Mann habe das aber nicht richtig wahrnehmen können, er sei selbst völlig verängstigt gewesen und habe »immer nur auf einen Punkt geguckt«.

Ohne ärztliche Hilfe gebar sie unter dramatischen Umständen ihre Tochter. Ihr hätten die Beine gezittert. Frau B. habe nichts denken können, alles sei unhygienisch gewesen. Sie habe für das Kind kein Gefühl entwickeln, es weder streicheln noch stillen können. Panik und Angst sei der dominierende Eindruck gewesen.

Nach der Geburt des Kindes seien sie nach Deutschland geflohen. Sie gerieten mehrfach unter Granatenbeschuss, fanden ein Versteck bei Freunden, zogen durch Wälder, schließlich seien sie von einem Lkw aufgenommen worden. Dieser fuhr sie gegen Bezahlung auf Schleichwegen nach Österreich. »Ich weiß nicht wo, die Kleine hat geweint, und ich hatte keine Milch«. »Ich war anfangs so stark, wollte das alles organisieren, aber zum Schluss ging es nicht.« Von Österreich aus sei die Familie dann mit einem Bus nach Berlin gefahren, weil dort Freunde lebten.

In Berlin angekommen, erhielten sie und ihre Familie ein Zimmer in einer Wohnung, die sie mit einer anderen Familie teilten. Nachdem sich alles ein wenig entspannt hatte, wurden Herr B. und die Tochter ernsthaft krank. Herr B. habe schon seit geraumer Zeit unter Schmerzen in den Beinen gelitten, die auf die schwere Arbeit beim Ausgraben der Schützengräben zurückgeführt wurden. Seine Symptomatik verschlimmerte sich aber massiv, es wurde Knochenkrebs festgestellt.

Bald darauf waren die Essstörungen der kleinen Tochter (sie war anderthalb Jahre alt) so extrem und von Erbrechen begleitet, dass die Mutter mit dem untergewichtigen Kind ebenfalls ins Krankenhaus eingeliefert werden musste. Frau B. war völlig überfordert: »Mir war alles egal.« »Ich wollte nur noch sterben, ich konnte wirklich nicht mehr.« Nach der Entlassung habe Frau B. in dem Zimmer, in dem sie lebten, ihren Mann anderthalb Jahre lang bis zu seinem Tode gepflegt. Die Tochter schlief in demselben Raum. Frau B. habe sich eingeschlossen, Tabletten geschluckt und alle Verrichtungen nur noch mechanisch gemacht. Einmal sei ihr der Strom abgeschaltet worden, der Arzt habe ihren Mann mit der Taschenlampe untersuchen müssen. »Ich konnte darüber nicht nachdenken.« »Mir zittern seitdem die Hände, ich wog nur noch 45 kg.« Sie habe in der Zeit keinen Respekt mehr vor Ärzten gehabt, häufig die Geduld verloren und das Kind beispielsweise einfach ins Bett gestoßen. Ihr Mann sei auf Wunsch seiner Eltern in seiner Heimat beerdigt worden, das habe das Sozialamt organisiert. Frau B. habe nicht an der Beerdigung teilgenommen. Sie würde gerne einmal mit ihrer Tochter das Grab besuchen und dort Rosen niederlegen.

Die Tochter, Vanessa, sei früh (vor dem zweiten Lebensjahr) in den Kindergarten gekommen, das habe die Tochter gerettet, denn dadurch sei sie tagsüber einmal aus der den Tod verheißenden Atmosphäre herausgekommen. Eine Sozialarbeiterin habe gesagt: »Das Kind muss aus dieser Situation heraus.« Im Kindergarten sei sie die Kleinste gewesen, habe kaum gegessen. Frau B. sagt, sie habe ihrem Kind keine Liebe vermitteln können und auch nie mit ihr gekuschelt. Vanessa geht heute in die vierte Klasse, sie sei auffallend ordentlich und bringe nur gute Noten nach Hause. Das Lesen und Schreiben der serbokroatischen Sprache habe sie sich praktisch selbst beigebracht, nachdem Frau B. ihr die wichtigsten Schriftzeichen einmal erklärt habe. Niemand merke, dass sie keine Deutsche ist.

Wenn Frau B. in einen – vermutlich durch Flashbacks ausgelösten – dissoziativen Abwesenheitszustand fällt und nur »auf einen Punkt starrt«, wecke Vanessa die Mutter auf, indem sie sie mit »Hallo Mama« anspreche und gleichzeitig mit den Händen vor dem ins Leere starrenden Blick hin und her winke. Klage die Mutter über Schmerzen, entscheide Vanessa: »Mama, komm, wir gehen jetzt zum Arzt.« Beim Arzt fungiere sie dann als Übersetzerin, wenn die Einzelfallhelferin nicht zugegen ist. Frau B. teile sich mit ihrer Tochter ein 1,60 m breites Bett, das sie vom Sozialamt erhalten hat. Die nächtlichen Schreie der Mutter weckten die Tochter regelmäßig. Die Tochter versuche dann, die Mutter zu beruhigen. »Sie versteht, wenn ich nicht mehr kann. (…) Heute früh hat sie gesagt, ich soll mich nicht ärgern, weil ich heute wieder den Termin bei Ihnen habe, und dann hat sie mich gestreichelt.«

Wie eingangs erwähnt, entwickelte ich gegenüber Frau B. sehr schnell eine negative Gegenübertragung, die ich immer wieder kontrollieren musste. Bereits die Briefe der Therapeutin, die sie ankündigten, wie auch die Dolmetscherin, die sie zur ersten Stunde an der Hand führte, sowie ihr immer wiederkehrender Hinweis, ich solle sie in Ruhe lassen und ihre Therapeutin nach ihren Erlebnissen befragen, riefen in mir Ungeduld, Scham- und Schuldgefühle hervor. Ich stellte meine Arbeit in Frage, dachte: Was machst du hier eigentlich? Dass diese Frau den Respekt vor Ärzten und Behörden verloren hatte, konnte ich gut nachvollziehen, ich musste mir aber auch eingestehen, dass ich mich als Gutachterin in einer Machtposition befand, der sich die Patientin ausgeliefert fühlte. Ich hatte den Eindruck, dass die Therapeutin, die in einer öffentlichen Einrichtung tätig war und diese Patientin nur alle 14 Tage sehen konnte, völlig überfordert sein musste und wahrscheinlich in Überidentifikation mit dem entsetzlichen Leid und aus Schuldgefühlen wegen ihres eigenen begrenzten Handlungsspielraums Angst hatte, der Patientin in abgegrenzter Form gegenüberzutreten. Die Einzelfallhelferin sollte im alltäglichen Leben konkrete Hilfe bieten. Die Dolmetscherin hatte in der Eingangsszene unbewusst die Rolle der Tochter übernommen und führte die Patientin an der Hand – genauso wie die Tochter die Mutter zum Arzt brachte.

Am Ende der ersten Sitzung entschied ich mich, für die Einhaltung der Rollen zu sorgen, ich wollte gewissermaßen ein Minimum an Ordnung aufrechterhalten: Ich bat die Patientin nach der ersten Sitzung, allein die Treppe herunterzugehen, ich gab ihr einen festen Händedruck und fügte hinzu: »Sie können das, Ihre Einzelfallhelferin wartet draußen auf Sie.« Es war problemlos möglich. Ich hatte den Eindruck, das Setting der Untersuchung verteidigen zu müssen: Wenn die Dolmetscherin weiterhin in einer solchen Weise in die unbewussten Übertragungen der Patientin einbezogen würde und mitagierte, könnte ihre Neutralität als Übersetzerin gefährdet sein.

Als ich erfuhr, wie sehr Frau B. ihre Tochter als schützendes Elternobjekt benötigte und wie wenig sie in der Lage war, ihrem Kind Wärme zu geben, spürte ich in mir Wut. Ich war in der Gefahr, mich mit der parentifizierten Tochter zu identifizieren und das Unglück der Mutter aus dem Auge zu verlieren. Ich musste mir klarmachen, dass Frau B. keine Alternativen für ihr Verhalten denken konnte.

Im abschließenden Beratungsgespräch fragte mich Frau B., ob sie denn jemals wieder so fröhlich werden könne, wie sie früher war. Ich antwortete ihr, so wie früher könne ihr Leben gewiss nicht mehr werden, denn die Dinge, die geschehen sind, seien unwiderruflich geschehen. Es sei sicherlich notwendig, dass sie ihr Leid anerkennen lerne, hierzu benötige sie die weitere Hilfe ihrer Therapeutin und außerdem auch Zeit und sehr viel Geduld. Sie müsse das in kleinen Schritten versuchen.

Wir kamen nochmals auf ihre Schlafsituation zu sprechen. Frau B. verteidigte das jetzige Arrangement mit den Worten: »Ich möchte aber dem Sozialamt nicht zur Last fallen.« Ich antwortete ihr: »Ich bin mir nicht sicher, ob das der wahre Grund ist. Ihre Tochter hilft Ihnen sehr, beruhigt Sie in der Nacht. Es ist, als ob Sie das Kind wären und Ihre Tochter die Mutter wäre. Ich glaube, Sie müssen lernen, sich selbst eine gute Mutter zu sein.« Frau B. entschloss sich, im Anschluss an die Untersuchung sofort mit der Einzelfallhelferin zum Sozialamt zu gehen und darum zu bitten, dass das Bett in zwei kleinere getauscht würde, damit sie und ihre Tochter in getrennten Räumen schlafen könnten. Sie bedankte sich im Anschluss daran mehrfach für die Gespräche bei mir, was mich sehr überraschte, weil sie den Untersuchungsprozess doch eigentlich als eine permanente Quälerei erlebt hatte. Offenbar hatte es Frau B. gut getan, dass ich ihren regressiven Tendenzen standhielt. Dadurch hatte sich ihr die Möglichkeit geboten, ihre Traumatisierungen und die damit verbundenen Dissoziationen anzuerkennen und sich etwas mehr in Abgrenzung zu ihrer Tochter zu sehen.

Bei Frau B. war eine tiefenpsychologisch fundierte oder eine modifizierte analytische Psychotherapie indiziert, die Interventionen meinerseits konnten als Erfolg versprechende Probedeutungen aufgefasst werden. Diese Einschätzung und meine Empfehlung, im Falle einer analytischen Behandlung ein Setting mit ein bis zwei Wochenstunden im Sitzen zu wählen, habe ich mit der behandelnden Therapeutin besprochen.

Frau C. – Kulturelles Containment

Ein wesentlicher therapeutischer Effekt besteht in der Haltung, die während des Prozesses der Dokumentation eingenommen wird. Der Flüchtling erfährt, wie sich der Gutachter in ihn einfühlt, um mit ihm dessen reale Erfahrungen niederzuschreiben. Der Gutachter wird Zeuge der zerrissenen Innenwelt des Patienten, das notwendige Containment kann dabei hilfreich sein, wie es sich bei Frau C. herausstellte (Henningsen 2004a, b).

Frau C. – eine sehr einfache, übergewichtige Frau – wies das Vollbild einer PTBS auf. Sie erwiderte meine Begrüßung zu Beginn mit Wut und schroffer Abwehr: »Mir kann niemand helfen. Da gibt es gar nichts.« Der starke Nikotingeruch, den sie verbreitete, zeigte, dass sie ihre enormen Spannungen durch Rauchen zu reduzieren versuchte. Weil sie bei mir nicht rauchen konnte, zerbröselte sie während der ersten Sitzung mehrere Tempotaschentücher, zu den folgenden Stunden hatte sie sich mit einer Leinentasche versorgt, die sie zwischen den Händen knetete. Sie war während der Flucht mit ihren Kindern psychotisch geworden. Sie hatte sich und ihre Kinder mehrfach in Gefahr gebracht, war ein- und wieder ausgereist, hatte Papiere vernichtet und sich in viele Widersprüche verstrickt, die dem Landeseinwohneramt Anlass zu Misstrauen gaben. Es waren neun Sitzungen nötig, um die verschiedenen Stationen ihres Fluchtweges aufzuklären und ihre prätraumatische Persönlichkeitsentwicklung zu erfassen.

In der siebten Stunde sagte sie zu mir: »Ich kenne alle Höllen«, nach einer Pause fügte sie hinzu: »Wir haben früher in der Schule einmal etwas gelesen, wo ein Mensch ganz viele Höllen durchwandert, ich kenne die alle.« In mir tauchten sofort Botticellis Bilder (2000) zu Dantes Göttlicher Komödie auf, gleichzeitig dachte ich an Primo Levi (1958), der in seiner Autobiographie schildert, wie er sich durch die Erinnerung an die auswendig gelernten Verse von Dantes Inferno am Leben erhielt. Ich fragte Frau C.: »Sprechen Sie von Dantes Inferno?« – »Ich weiß nicht mehr, wie das heißt. Ich kann mich aber an den Text erinnern.« Die Dolmetscherin – sie ist Muttersprachlerin – gab zu verstehen, dass Dantes Inferno zum Schulkanon gehört hatte. Ich war sehr bewegt und sagte Frau C.: »Es stimmt, Sie sind durch viele Höllen gegangen, jetzt aber sind Sie bei mir, wir versuchen alles noch einmal anzuschauen, und das ist sehr quälend. Aber Dante ging nicht allein durch diese Höllen, er wurde begleitet von Vergil, und hier bin ich bei Ihnen. Sie sind jetzt nicht allein. Ich glaube, Sie schaffen sich mit dieser Erinnerung ein Bild, das Ihnen helfen kann. In Begleitung eines Menschen kann man eher die Höllen betrachten, bei Dante gibt es auch eine Erlösung, die es so vielleicht nicht für Sie gibt, aber Erleichterung, wenn Sie z. B. eine Psychotherapie machen könnten.« Im Anschluss daran erkundigte sich Frau C. nach einer Therapiemöglichkeit für sich.

SCHLUSS

KONSEQUENZEN FÜR DIE PSYCHOANALYTISCHE TECHNIK

In diesem Kapitel sollen die wesentlichsten Folgen für den therapeutischen Umgang mit traumatisierten Patienten noch einmal zusammengetragen und diskutiert werden.

An der Unterscheidung zwischen Patienten, die ein seelisches Trauma in der Kindheit erlitten haben, und jenen an einer PTBS erkrankten Patienten, die durch eine Gewalterfahrung im Erwachsenenalter traumatisiert wurden, sollte festgehalten werden. Sie ist nach wie vor sinnvoll und für die Indikationsstellung notwendig. Die erste Gruppe (dargestellt in den Kap. 1–3) leidet unter vielfältigen Beziehungstraumata, transgenerationaler Weitergabe unbewältigter Affekte, schweren Krankheiten und/oder anderen Katastrophen, die sich während der Entwicklung in die Psyche eingebrannt haben. Eine Fülle von traumatisch verursachten Abwehrstrategien und Anpassungsleistungen prägen die Persönlichkeitsstruktur. Diese Internalisierungen führen zu schweren Symptomen und massiver Einschränkung des Lebens und müssen in einer Langzeittherapie bearbeitet werden. Die Patienten können die verschiedensten Persönlichkeitsstörungen, neurotischen und psychosomatischen Erkrankungen entwickeln. Nach ICD-10 wären diese Patienten unter der Gruppe »komplexe posttraumatische Belastungsstörung (PTBS)« einzuordnen. Die Vielfalt der Pathologien und die sehr unterschiedlichen Behandlungsverläufe zeigen, wie grob die Diagnose »komplexe PTBS« ist, und lassen es fraglich erscheinen, wozu sie benötigt wird. Die Indikation für eine psychoanalytische Therapie kann nur aus einer Diagnostik gestellt werden, die sich an psychodynamischen Erkenntnissen orientiert. Sie ist immer auf den Einzelfall abgestimmt. Viele der hier vorgestellten Patienten hatten bereits eine tiefenpsychologisch fundierte Vortherapie absolviert, bei anderen konnte ich erst nach einer niederfrequenten Initialphase die Indikation zur analytischen Behandlung stellen. Rückblickend hat sich allerdings bei diesen Patienten die hochfrequente analytische Psychotherapie als hilfreich erwiesen.

Bei der Indikationsstellung zur analytischen Psychotherapie halte ich es für wichtig, danach zu fragen, in welchem Ausmaß die Entwicklung von Objekt- und Selbstbezogenheit durch die frühkindliche Traumatisierung beeinträchtigt ist. Bei geringen oder kaum erkennbaren Folgeerscheinungen kann es durchaus genügen, mit dem Patienten überwiegend an der aktuellen Konfliktsituation zu arbeiten. Ein tiefenpsychologisch fundiertes Vorgehen oder eine niederfrequente modifizierte analytische Therapie im Sitzen kann dann durchaus zu einem nachhaltigen Erfolg führen. Wenn das traumatische Erleben jedoch – und das war bei den hier vorgestellten Krankengeschichten der Fall – das gesamte Leben des Patienten, erkennbar an diversen Wiederholungen, an Somatisierungen und an einer deutlichen Persönlichkeitsstörung, durchzieht, ist es notwendig, eine Behandlung anzubieten, in der Regressions- und Integrationsprozesse möglich sind, damit der Patient in der Übertragungsbeziehung sich und sein Leben neu verstehen und sich neue Möglichkeiten der Konfliktbewältigung erarbeiten kann. Hier bietet sich eine hochfrequente Analyse an. Da es sich zu einem großen Teil um nonverbale Erfahrungen handelt, die Patienten ein sicheres Containment benötigen, wenn sie sich den traumatischen Beziehungskonstellationen stellen, ist in diesen Fällen eine vierstündige Analyse sinnvoller als eine dreistündige. Nach meiner Erfahrung kommt man mit vier Stunden sicherer und schneller zum Ziel. Meine langjährige Supervisionserfahrung wie auch meine Tätigkeit als Gutachterin für Psychotherapie bestätigen mich in dieser Einschätzung. Natürlich gibt es Analytiker, denen das hochfrequente Arbeiten weniger liegt, und es gibt Patienten, die dafür nicht geeignet sind. Die Dyadenbildung zwischen Analytiker und Analysand ist hochsensibel und sollte daher von außen mit Respekt betrachtet und nicht reglementiert werden.

Bei der Diagnostik einer sog. »komplexen posttraumatischen Belastungsstörung« ist eine gründliche Untersuchung erforderlich, die dann – je nach Fall – zu verschiedenen Indikationen führen kann. Nicht alle Patienten sind für ein psychoanalytisches Vorgehen geeignet. Der Schwerpunkt meiner Arbeit liegt jedoch in der analytischen Psychotherapie, der klassischen Psychoanalyse ggf. mit einer an den Übertragungsprozessen orientierten modifizierten analytischen Technik. Aus dieser Perspektive möchte ich einige grundsätzliche Fragen diskutieren und auf einige Unterschiede zu anderen Methoden hinweisen.

Die in Kapitel 4 geschilderten Fälle einer akuten oder chronischen Posttraumatischen Belastungsstörung (PTBS) mit den klassischen Symptomen: Intrusionen, Vermeidungsverhalten und Hyperarousal sind nicht für eine hochfrequente Psychoanalyse im Liegen geeignet. Modifizierte analytische und tiefenpsychologisch fundierte Verfahren können diesen Patienten besser helfen, weil sie die kognitiven Prozesse und die Realitätskontrolle stärken. Die Zustände schwerer Dissoziationen und emotionaler Entleerung, unter denen diese Patienten leiden, müssen gelindert werden, damit eine therapeutische Beziehung von Bestand sein kann. Voraussetzung ist, dass ein ausreichendes Sicherheitsgefühl für den Patienten etabliert wird.

Wenn die Steuerungsfunktionen des Ichs sowie die Affektregulation erheblich beeinträchtigt sind, biete ich den Patienten in der Regel eine modifizierte analytische Psychotherapie an, die einstündig im Sitzen stattfindet. Diese Patienten haben dann im Rahmen der möglichen Kassenleistungen (160, maximal 240 bis 300 Stunden) die Chance, im Schutze der therapeutischen Beziehung innerhalb von vier bis sieben Jahren neue Anpassungsstrategien zu entwickeln und ihre traumatischen Erfahrungen zu verarbeiten. Dabei werden die Übertragungsprozesse, vor allem die projizierten abgespaltenen Affekte und das Agieren konsequent mit einbezogen. Häufig ist es angezeigt, in einer Probetherapie (25 Stunden, Kurzzeittherapie, einstündig im Sitzen) die Indikation mit dem Patienten gemeinsam zu erarbeiten. Die Differentialindikation zur tiefenpsychologisch fundierten Psychotherapie zu stellen, ist nach meiner Erfahrung eine Ermessensfrage und hängt von mehreren Faktoren ab: Tendenziell eher für eine modifizierte analytische Behandlung spricht, wenn folgende Merkmale besonders stark ausgeprägt sind:

- die Komplexität der Störung
- Wiederholungszwang internalisierter traumatischer Beziehungen
- frühkindliche Traumata, die sich auf das gegenwärtige Geschehen auswirken

Diese Syndrome erfordern meistens eine intensive Arbeit an den Übertragungsprozessen und sollten tendenziell ausgebildeten Psychoanalytikern überlassen werden. Hinzu kommt das Matching zwischen dem Patienten und dem Therapeuten, häufig wird während der Probatorik deutlich, ob man mit diesem Patienten eine hilfreiche Beziehung aufbauen kann. Manchmal benötigen beide dazu jedoch mehr Zeit, dann erscheint es notwendig, vorerst eine Kurzzeittherapie zu verabreden. Das gilt auch für tiefenpsychologisch fundiert tätige Psychotherapeuten, die mit einem weniger an der Übertragung orientierten Ansatz arbeiten.

Sinnvoll kann es bei diesen Patienten auch sein, Psychopharmaka einzusetzen. Das sollte natürlich begleitend von einem psychiatrischen Kollegen betreut werden, damit die Übertragungsbeziehung dadurch nicht gestört wird. Die meisten Patienten verzichten auf die Medikamente, wenn sich eine sichere Übertragungsbeziehung eingestellt hat – die Identifizierung mit dem beruhigenden Objekt bahnt in diesen Fällen die Fähigkeit zur Stabilisierung. Anderen ist das nicht möglich.

Die Einhaltung des Settings

Das Einhalten des Settings ist für beide Patientengruppen von großer Bedeutung (vgl. Hirsch 2004, S. 177 ff., S. 216 f.). Wenn sich traumatisierte Menschen einem Therapeuten anvertrauen, wagen sie sich aus ihrem inneren Rückzug heraus. Dieser Schritt birgt für sie erhebliche Risiken, die sie meist nur ahnen, aber nicht verbalisieren können. Deshalb müssen die Rahmenbedingungen einer Behandlung für sie in besonderem Maße transparent sein: klare Absprachen bezüglich des Arbeitsbündnisses, respektvoller Umgang mit Schamgefühlen, Anerkennung des Leids aus einer Position nichtneutraler Abstinenz (Fischer & Riedesser 1999, Henningsen 2003), Anerkennung der Würde des Menschen, Bereitschaft, die Wahrheit zu suchen, kein Missbrauch der beruflichen Kompetenz durch Manipulation oder Überlegenheit. All dies ist notwendig, damit Vertrauen beim Patienten entstehen kann.

Das Setting stellt den äußeren Rahmen sicher, in dem sich Analytiker und Patient bewegen. Der Therapeut sorgt z. B. beim Einhalten der Zeit für Verlässlichkeit. Der Patient hat sich darauf eingestellt, sich während 50 Minuten auf die Behandlung einzulassen und sich seinen Ängsten und Konflikten zu nähern. Wenn er die Erfahrung macht, dass der Analytiker dafür sorgt, dass diese Zeit auch nicht überschritten wird, kann er seine Kontroll- und Abwehrstrategien eher aufgeben und sich den traumatischen Erfahrungen annähern. Das Einhalten der Zeitgrenzen verhilft dem Patienten zu dem immer wieder notwendigen Sicherheitsgefühl. Viele Traumatherapeuten, die mit PTBS-Kranken arbeiten, befürworten eine flexible Sitzungsdauer. Je nach Verlauf sprechen sie mit ihren Patienten ein bis zwei Stunden. »Wir waren gerade so gut im Trauma drin«, wird dann z. B. als Begründung genannt. Die Therapeuten waren beeindruckt von den leidvollen und affektgeladenen Mitteilungen der Patienten und fürchteten sie zu unterbrechen. Ich meine, dies ist eine falsch verstandene Empathie, besteht doch die Gefahr, dass sich die Patienten erneut ihren Intrusionen ausgeliefert fühlen. Der Therapeut wird als der Überlegene wahrgenommen, der mit seinem Zeitmanagement den Prozess manipulieren kann. Der Patient ist dieser Vorgehensweise ausgeliefert, es können Aspekte seiner Opferrolle aus der traumatischen Erfahrung reaktualisiert werden. Langfristig geht der Patient, der solches erfährt, mit zunehmender Angst in die folgenden Therapiestunden. Er glaubt vielleicht, das gehöre zu seiner Traumatisierung, sei notwendiger Teil der Behandlung, und er kann nicht erkennen, dass hier Patient und Therapeut einem Enactment unterliegen, in dem die triangulierende Funktion des Settings verloren geht. Stattdessen sollten die Traumatherapeuten die begrenzte Zeit im Auge behalten. Wenn sich das Ende der Sitzung nähert, sollten sie dem Patienten dazu verhelfen, wieder in der Gegenwart »anzukommen«, wie z. B.: »Ja, Sie haben Schreckliches erlebt, als Sie in … waren … Und jetzt sind Sie in Berlin … Für heute nähern wir uns dem Stundenende.« Erfahrungen, in denen der Patient seine Autonomie wahren konnte, wären sinnvoll zu aktivieren, wie z. B. »das steht ganz im Gegensatz zu …, als Sie sich so gut behaupten konnten … Leider müssen wir heute hier eine Pause machen …«

Bei niederfrequenten tiefenpsychologisch fundierten Verfahren kann die Übertragung naturgemäß nicht im Zentrum der Behandlung stehen. Der Umgang mit ängstigenden Situationen und die Verbindung zu inneren unbewältigten Konflikten und Ängsten werden tendenziell eher fokussiert und unter dem Aspekt von Anpassung und Autonomie betrachtet, ein Zugang, der vielen Menschen hilft und keine tiefer gehende Arbeit erfordert. Trotzdem finden auch in diesen Behandlungen Übertragungen statt. Dabei besteht die Gefahr, dass sich die Wiederbelebung des Traumas unbemerkt in der Beziehung zum Therapeuten einstellt und dieser sich dann mit einer Settingänderung der bedrängenden Situation entledigt. Hierzu ein Beispiel aus einer Supervisionsgruppe:

Eine durch Inzest traumatisierte Patientin litt unter schweren Arbeitsstörungen, einer Fülle psychosomatischer Beschwerden, Schlafstörungen und massiver Unruhe. Nachdem die einstündige Psychotherapie einige Wochen gelaufen war, hatte sich in der Patientin eine gewisse Beruhigung eingestellt, was der Therapeutin ein Hinweis war, dass ihre Arbeit begann, nun erste Früchte zu tragen. Sie gewann Zuversicht trotz der Schwere der Störungen. Dann aber geriet die Behandlung ins Stocken, die Patientin sprach nicht mehr, alles schien blockiert. Um die Patientin »zu lockern«, schlug die Therapeutin ein paar Sitzungen Katathymes Bilderleben vor. Die Patientin folgte zwar willig, die Symptome verschlimmerten sich jedoch zunehmend, und die Patientin erschien nicht mehr regelmäßig zur Stunde. Die Beziehung zur Therapeutin und auch die erreichte Stabilisierung der Patientin gerieten ins Wanken. Was war geschehen? Dies erhellte sich relativ schnell, als in der Supervisionsgruppe die Übertragungslinie des therapeutischen Prozesses verfolgt wurde: Nachdem die Patientin Vertrauen gefasst hatte, brachte sie unbewusst ihre Traumatisierung mit aller dazugehörigen Sprachlosigkeit in die Beziehung ein. Diese »Blockade« hatte die Therapeutin nicht erfasst und gedeutet; stattdessen hatte sie ihre Gegenübertragung agiert: Sie änderte das Setting, »fiel aus der Rolle«, was im Unbewussten einer Reinszenierung der früheren traumatischen Situation gleichkam. Die Patientin sollte sich nun hinlegen (wie beim Vater?), und die Therapeutin hatte mit den Instruktionen des katathymen Bilderlebens im Sinne von Wiederholungszwang und Übertragung die Rolle des Vergewaltigers übernommen.

Als Gutachterin der Kassenärztlichen Vereinigung bin ich immer wieder mit Kassenanträgen befasst, bei denen Patientinnen, die einen sexuellen Missbrauch erlitten haben, in einer entscheidenden Behandlungsphase, in der sie sich ihrem Trauma nähern, von der Therapeutin in eine psychosomatische Klinik überwiesen werden. Häufig – nicht immer – wird dann berichtet, dass die Patientinnen wenig von der stationären Behandlung profitierten. Nachträglich kann man an diesen Fällen bei Betrachtung der Übertragung deutlich erkennen, dass mit der Aktion ein wesentlicher Teil des Traumas wiederholt wurde: Die Therapeutin hat die Patientin in dem Moment, in dem sie von ihrem Missbrauch erzählen und ihn verstehen wollte, »weggeschickt«, wie es die Mutter seinerzeit tat, die nichts sah, nichts hörte und die Patientin den perversen Handlungen des Vaters, Großvaters, Nachbarn oder Onkels überließ. Die Schamgefühle, die im Kind ausgelöst werden, wenn es sich an eine Vertrauensperson oder gar die eigene Mutter wendet und nicht verständnisvoll aufgenommen wird, sind unerträglich und tragen zur Verstärkung des Traumas bei. In bestimmten Fällen kann eine solche Zurückweisung eine erneute Traumatisierung bewirken oder gar das eigentliche Trauma sein. Wenn ein Patient, nachdem er eine ausreichend gute Bindung zum Therapeuten aufgebaut hat, in unreflektierter Weise »weggeschickt« wird, dann wird damit dieser Teil des Traumas wiederholt und das ursprüngliche Trauma weiter festgeschrieben. Der Patient macht erneut die Erfahrung, dass es für ihn kein verstehendes und Halt gebendes Gegenüber gibt, er selbst und/oder seine Erlebnisse sind so bedrohlich, dass sie in einer ambulanten therapeutischen Beziehung nicht gehalten werden können.

In analytischen Behandlungen können diese kritischen Phasen ebenfalls durch Agieren und Mitagieren verleugnet werden. Auch Patienten mit schweren frühkindlichen Trennungstraumata, die sich einer Analyse unterziehen, benötigen Zeit, um eine vertrauensvolle therapeutische Beziehung aufzubauen. Sie haben zu Beginn der Behandlung keine Sprache für den Objektverlust, wie ich gezeigt habe. Das Wochenende oder auch das Stundenende können Erinnerungen an das Trauma anregen. Häufig kommt die Wucht der erlebten Zerstörung aber erst zum Tragen, wenn die Beziehung insgesamt auf dem Spiel zu stehen scheint, wie z. B. bei einem anstehenden Verlängerungsantrag nach der 80. oder der 160. Stunde, in einer Phase also, in der sich in der Regel die Übertragungsneurose etabliert hat.

Folgendes Supervisionsbeispiel zeigt, wie das Ende der genehmigten Kassenstunden bei einem Patienten sein frühkindliches Trennungstrauma aktivierte. Der Suizid seiner Mutter war ihm zwar bewusst, aber in seiner affektiven Bedrohlichkeit bisher nicht bearbeitet. Weder der Analytiker noch der Analysand konnten die unbewusste Destruktivität, die sich in Angst, einem Traum und Schlafstörungen des Patienten bemerkbar machte, erkennen und auf die unsichere Zukunft beziehen. Die Gefühle und Phantasien wurden in gemeinsamer Abwehr unterdrückt. Der Patient begann dem Analytiker Vorwürfe zu machen – scheinbar aus heiterem Himmel – und dachte an den Abbruch der Behandlung. Es kam zu einem heftigen Hin und Her, man einigte sich schließlich auf ein Fortsetzen in niedrigerer Frequenz. Dies wurde noch obendrein vom Gutachter befürwortet, denn schließlich sollte die Behandlung nach 240 oder maximal 300 Stunden zu einem sinnvollen Ende geführt werden.

In einem solchen Fall kann man das Geschehen als ein groß angelegtes Enactment auffassen: Der Patient nähert sich mit seinem Bewusstsein der Tatsache des Verlustes seiner Mutter in frühester Kindheit. Damals gab es keine Worte und gegenwärtig auch nicht. Er spürt nur, er könnte den Therapeuten verlieren, muss dem zuvorkommen, deshalb lieber selbst die Beziehung kündigen. Zugleich hegt er unglaubliche Wutgefühle gegenüber dem verlassenden Objekt, die drängenden Affekte sind unvereinbar und werden direkt in das Unbewusste des Analytikers projiziert. Wenn der Analytiker aber die Situation in seiner Gegenübertragung erfasst, wird er sie deuten, d. h. die gegenwärtige Situation mit dem frühkindlichen Trauma in Verbindung bringen, es besteht dann eher die Möglichkeit, dass sich die Szene beruhigt, die Übertragung sich vertieft und die Analyse im gewohnten Setting und in ruhigeren Bahnen fortgesetzt werden kann. Analysand und Analytiker haben dann u. U. im Aushalten von Nichtwissen, im Anerkennen der Ohnmacht gegenüber dem Verlust eine gemeinsame Erfahrung gemacht, die im Patienten Reifungsprozesse ermöglicht.

Wenn sich der Analytiker jedoch von der Bedrohung affizieren lässt, wird er auch für eine Stundenreduktion plädieren und dies mit vielen ernst zu nehmenden, realistischen Argumenten begründen können. Die Analyse wird jedoch um ein wesentliches Potential ihrer Tiefendimension ärmer werden. Der Patient ist in seinem Leid nicht wirklich erreicht worden und wird ein diffuses Gefühl von Nichtverstandenwerden behalten. Auf dem Wege der projektiven Identifizierung und Gegenidentifizierung (Grinberg 1991) wird in einem solchen Fall der abgespaltene Affekt unverarbeitet weitergereicht, vielleicht sogar bis zum Gutachter der Krankenkasse, und letztlich unbearbeitet – bzw. ein wenig abgemildert – an den Patienten zurückgegeben: Der Patient wird erneut verlassen, indem die Behandlung vorzeitig beendet wird, oder aber er wird teilweise verlassen, indem die Beziehung verdünnt wird. In jedem Fall erfährt der Patient eine Bestätigung in seiner unbewussten schuldhaften Überzeugung, er sei am Verlust der Mutter schuld und müsse die Konsequenzen tragen. Diese Haltung sollte nicht mit dem Zweifel daran verwechselt werden, dass der Patient nach Bearbeitung des Traumas tatsächlich in der Lage ist, für sich zu sorgen und für sein Schicksal aufzukommen. Aus einer solchen Position heraus ist er fähig, an das Ende der Behandlung zu denken und evtl. auch die Stunden zu reduzieren.

Wenn das Trauma in die Übertragung drängt, wird häufig am Setting gerüttelt, sowohl vonseiten des Analysanden als auch vonseiten des Analytikers. Aus diesem Grunde sollte man bei traumatisierten Patienten mit besonderer Sorgfalt jede Settingänderung kritisch reflektieren, bevor man sie umsetzt. Ich halte es für unbedingt notwendig, sich in diesen kritischen Behandlungsphasen die Übertragungssituation vor Augen zu halten, genau abzuwägen und keine übereilten Entscheidungen zu treffen. Häufig ist es sinnvoll, dem Patienten eine Zeitspanne vorzuschlagen, in der man über die eventuelle Settingänderung nachdenkt, damit man versteht, was sie für den Behandlungsprozess bedeuten könnte, bevor man sie umsetzt. In anderen Fällen kann es sinnvoll sein, dem Patienten vorzuschlagen, es vorerst einmal für zwei oder drei Monate mit weniger Stunden pro Woche zu probieren, um die Auswirkungen zu betrachten, und dann eine endgültige Entscheidung zu treffen.

Die besondere Angst traumatisierter Patienten vor dem Ausgeliefertsein erfordert eine besondere Klarheit und Transparenz, wenn tatsächlich etwas am Setting geändert werden muss. Diese Absprachen müssen als solche markiert werden und am besten zu Beginn der Stunde stattfinden, damit man über die Bedeutung der Veränderung nachdenken kann. Bei Patienten, die eine Analyse im Liegen machen, sollten diese Gespräche im Sitzen oder Stehen vor dem Hinlegen stattfinden. Die Patienten sind – aufgrund ihrer Traumaerfahrung – immer wieder darin gefährdet, dass die Grenzen zwischen innerer und äußerer Realität aufgehoben werden oder verschwimmen. Eine Settingänderung gehört zum Arbeitsbündnis, zur Beziehung zwischen Analysand und Analytiker und ist in der äußeren Realität verankert. Will man die *Bedeutung* des neuen Arrangements erkunden, dann wird man schauen, welchen Einfluss es auf die innere Realität ausübt, und das kann im Anschluss an die Besprechung im Liegen geschehen.

Eine weitere und häufig praktizierte Settingveränderung besteht in der Kombination verschiedener Verfahren. Implizit bedeutet ein solcher Settingwechsel für einen Psychoanalytiker, dass er es nicht für möglich hält, das Trauma in der Übertragung aufzuarbeiten (vgl. Ehlert-Balzer 1996, Eckert 2011, Reddemann & Sachsse 1998).

Wenn traumatherapeutische Techniken i. e. S. in einen analytischen Prozess eingebaut werden, geht es immer darum, dass Patient und Therapeut sich auf eine geplante und vorstrukturierte Weise mit dem Trauma auseinander setzen, sei es durch

EMDR[1], Bildschirmtechnik[2] oder eine andere Form der Traumaexposition. Regie führt dabei letztlich der Therapeut, auch, indem er das Vorgehen mit dem Patienten bespricht, für Sicherheit sorgt usw. Frank Rosenberg zeigt eine solche Vorgehensweise – allerdings ohne Verwendung von EMDR – bei der Behandlung eines Jugendlichen (2010). Andrea Eckert, die sich auf Oliner beruft, plädiert für den Einsatz von EMDR und Traumaexpositionen und meint, es seien »viele Fragen noch offen, (…) ob man sie in eine laufende ambulante Therapie integrieren kann« (Eckert 2011, S. 261). Sie hält auch die Anwendung von EMDR bei komplexer PTBS für indiziert. Im Gegensatz dazu stellt Klaus M. Wackernagel fest:

> »Das EMDR verwendet der Verfasser bei diesen Patienten nicht mehr, weil es den Therapeuten zwangsläufig in eine dominante und den Patienten in eine abhängige, unterworfene Position bringt, was angesichts reaktivierter traumatischer Gefühle und Erinnerungen destruktive Übertragungen und Gegenübertragungen forciert, und zu schnell, zu wenig steuerbar und unversehens heftig diese Patientengruppe mit intensiven traumatischen Affekten konfrontiert« (Wackernagel 2011, S. 228).

Mit der Integration einer Traumatherapie i. e. S. in eine analytische Langzeittherapie wird die therapeutische Beziehung in meinen Augen zu oft leichtfertig aufs Spiel gesetzt, weil die Übertragungsbeziehung durch eine solche Settingänderung massiv beeinträchtigt wird. In ambulanten Settings sollte deshalb eine solche Veränderung stets mit äußerster Sorgfalt hinterfragt werden. Es kann für den Patienten durchaus hilfreich sein, Entspannungstechniken zu erlernen wie z. B. Autogenes Training, Yoga, bestimmte Atemtechniken oder auch Bewegungstherapien und musische Betätigungen. Auf diese Weise kann er sein Körperselbst stärken und die Integration von seelischen und körperlichen Vorgängen unterstützen. Solche anderen Techniken oder Behandlungsformen sollten aber von einem anderen Therapeuten durchgeführt werden und nicht von dem Analytiker oder Psychotherapeuten, der die

1 EMDR (Eye Movement Desensitization and Reprocessing) ist eine von Francine Shapiro eingeführte Methode der »bilateralen Stimulation«. Durch das Hin- und Herbewegen seines Fingers vor den Augen des Patienten regt der Therapeut die Vernetzung zwischen den Hemisphären an. Während der Patient sich mit seinen traumatisierenden Erfahrungen befasst, sollen zerstörte Adaptationsvorgänge wieder ermöglicht und damit die Verarbeitung des Traumas eingeleitet werden (Shapiro 2001).

2 Die Bildschirmtechnik ist eine imaginative Methode, bei der der Patient z. B. gebeten wird, auf eine weiße Wand zu blicken und sich – wie in einem Film – Erlebnisse aus der Vergangenheit vorzustellen und mitzuteilen (Reddemann 2004, Sachsse 2004).

Langzeittherapie durchführt, denn dann kann er mit dem Analytiker über seine Erfahrungen in den Körpertherapien sprechen. Der große Vorteil stationärer Settings besteht darin, dass sie eine solche Aufteilung auf verschiedene Bezugspersonen in der Regel ermöglichen.

Übertragung und Gegenübertragung

Für traumatisierte Patienten ist – wie bereits mehrfach betont – die Anerkennung des Traumas ein sine qua non. Häufig kristallisieren sich das Ausmaß und die Art der Traumatisierung erst im Laufe einer Langzeittherapie heraus. Im Vergleich zu einer klassischen Übertragungsneurose sollte bei Patienten, bei denen eine Traumatisierung die entscheidende Krankheitsursache ist, ein besonderes Augenmerk auf den Erhalt oder die Stärkung der Autonomie des Patienten gelegt werden, um sie vor einem Zuviel an Abhängigkeit zu schützen, vor einem Zuviel, das Gefühle des Ausgeliefertseins zu schnell hervorruft; denn dadurch entstehen maligne Regressionen, und die therapeutische Beziehung kann zu einer erneut traumatisierenden Beziehung werden. Trotzdem bleibt aber – bei einer psychoanalytisch ausgerichteten Psychotherapie – die Einbeziehung der Übertragungsprozesse das Herzstück der Arbeit, auch wenn Modifizierungen notwendig sind.

Dieses Merkmal psychoanalytischer Arbeit steht in einem deutlichen Gegensatz zu den sog. »dynamischen Verfahren«, die zwar psychoanalytische Erkenntnisse zur Grundlage haben, aber in ihrer Art der Anwendung explizit die Wiederbelebung der traumatischen Konstellationen in der Übertragung zu verhindern versuchen. Reddemann und Wöller (2011) haben ihren Standpunkt deutlich formuliert:

> »Auch eignet sich die Regressionen fördernde Haltung herkömmlicher psychoanalytischer Behandlungen nicht für die Behandlung traumatisierter Patientinnen und Patienten. Ausdrücklich wird davon abgesehen, die Pathologie in der therapeutischen Beziehung zu entfalten. Vielmehr sollen die traumatischen Erfahrungen *gerade nicht* in die therapeutische Beziehung eindringen, denn in diesem Fall könnten sie zu einer übertragungsbedingten Verzerrung der Wahrnehmung des Therapeuten führen. Statt einer Wiederbelebung infantiler Erlebensmuster geht es vielmehr darum, die Patientinnen darin zu unterstützen, ihr Leben aktiv in die Hand zu nehmen und zu meistern. Damit lassen sich – in einer so verstandenen psychodynamischen Therapie – auch Psychoedukation und Erklärungen rechtfertigen« (ebd., S. 582).

Die in diesem Band vorgestellten Fälle wie auch viele psychoanalytische Publikationen belegen jedoch die Fruchtbarkeit der Arbeit unter Einbeziehung der Übertragungsprozesse. Die analytische Arbeit mit traumatisierten Patienten verlangt allerdings von Zeit zu Zeit eine Akzentverschiebung in der analytischen Haltung, die letztlich immer wieder aus der Notwendigkeit abzuleiten ist, für das Sicherheitsgefühl des Patienten zu sorgen und für den Aufbau eines aktiven Umgangs mit seinen traumatischen Erfahrungen und deren Folgewirkungen. Es gibt Phasen in den Analysen, in denen der Analytiker tendenziell aktiver deutet als in anderen Analysen.

Im Kapitel »Agieren und Wiederholungszwang« (S. 143 – 149) habe ich bereits auf das kreative Potential hingewiesen, das die szenische Darstellung traumatischer Erfahrungen enthält. Kenntnisse über die Mechanismen der projektiven Identifizierung, über den Handlungsdialog (Klüwer 1983, 1995), über die Verwicklungen zwischen Analytiker und Analysand, die in jeder Behandlung vorkommen, ermöglichen heute, diese Prozesse für die Auflösung von Symbolisierungsstörungen nutzbar zu machen. Wenn die »traumatisierende Übertragung« (Holderegger 1998) via Enactment in Erscheinung tritt, kann es notwendig sein, dass der Analytiker eine recht konkrete Übersetzungsarbeit vornimmt, indem er die gegenwärtigen Aspekte der ursprünglich traumatischen Situation als Wiederholung erkennt und benennt. Der Patient lernt auf diese Weise, sich ein Bild von seiner Geschichte zu machen, er gewinnt eine Vorstellung über das Geschehen und kann es besser integrieren.

Ein weiterer wesentlicher Schwerpunkt besteht im Umgang mit den abgespaltenen Affekten. Generell dient die Abspaltung des Affekts in der realen traumatischen Situation dem Lebenserhalt. Bei einem frühkindlichen Beziehungstrauma geht es dabei zugleich um den Erhalt des Objektes, meist sogar um den Erhalt seiner Liebe. Aus diesem Grunde kommt es in analytischen Behandlungen oft zu Phasen einer notwendigen idealisierenden Übertragung, die wahrgenommen und in vorsichtigen, für den Patienten nachvollziehbaren Schritten aufgelöst werden muss.

Ein frühkindliches Trauma kann auch zu einer bleibenden Verschmelzung der Affekte führen, die sich dann in Form einer konkretistischen Fusion zeigt (S. 77 – 88). Dies kann entstehen, wenn das Kind noch nicht genügend von der Mutter getrennt ist, keine ausreichenden Symbolisierungen entwickelt hat oder diese in der traumatischen Situation wieder zerstört wurden. Diese Abwehrstruktur bleibt mit ihren körperlichen Erinnerungsspuren (embodiment) erhalten und schützt vor Vernichtung, wo es um den traumatischen Bereich geht. Sie behindert teilweise das weitere emotionale Wachstum. Wenn diese fusionäre Abwehr in der Analyse aufbricht, das Selbst des Patienten sich aus der Fusion herauslösen kann, gilt es mit besonderer Sorgfalt die Gefährdung des Patienten wahrzunehmen und seine selbsterhaltenden und vitalen Kräfte zu stärken.

Ein weiteres Moment bei traumatisierten Patienten besteht in der höheren Dosierung genetischer, d.h. auf die Biografie bezogener Deutungen. Dies wird gerade bei den in der Regel sehr intelligenten Patienten unterschätzt. Auch wenn sie die wesentlichen Traumata ihrer Lebensgeschichte kennen, haben sie die Erinnerung daran nicht in der Weise wie andere zur Verfügung, wenn die traumatisierenden Affekte in der Übertragung ihren Niederschlag finden.

Marion Oliner (2008) und andere haben auf die Tatsache hingewiesen, dass viele Psychoanalytiker der Anerkennung der historischen Realität des Traumas keinen oder einen zu geringen Raum einräumten, wie ich in der Einleitung bereits erörtert habe. Interventionen, die sich auf die Klärung von historischer Realität und Biografie beziehen, sollten in einem ausgewogenen Verhältnis zu den Deutungen im Hier und Jetzt stehen. Ein Zuviel an genetischen Deutungen kann – wie in jeder Analyse – dem kurativen Prozess schaden, weil die Vergangenheit dann in den Dienst der Abwehr gestellt wird. Weil die traumatisierten Patienten bei Annäherung an ihre zentralen Konflikte schneller dissoziieren oder von Affekten überschwemmt werden können, benötigen sie jedoch mehr Orientierung als andere, sie brauchen auch mehr Zeit, um sich in ihrer Vergangenheit auszukennen und mehr Kontinuität zu gewinnen. Auch ist es für sie notwendig, sich immer wieder ihrer Autonomie gegenüber dem Übertragungsobjekt zu versichern. Tendenziell sind deshalb eher mehr genetische Deutungen notwendig als in anderen Behandlungen, und die Einhaltung des Settings hat ein besonderes Gewicht.

Eine Vortherapie im einstündigen Setting ist oft besonders hilfreich, weil der Patient auf diese Weise ein kognitives Konzept über seine Geschichte erwerben und den Analytiker als reales Objekt erleben und internalisieren kann. In diesem Sinne sollten auch die probatorischen Sitzungen genutzt werden, wenn sich eine Indikation für eine Analyse ergibt. Eine Probedeutung, die das Trauma in Verbindung mit den Symptomen und der Gegenwart *an der Oberfläche* erfasst, signalisiert dem Patienten, dass der Therapeut eine Vorstellung von dem Leid des Patienten hat, und fördert das Vertrauen. Der Analytiker kann dabei zugleich erkennen, wie der Patient mit der Deutung umgeht, und seine Diagnostik verfeinern.

Flashbacks und Dissoziationen

Patienten, die deutlich unter Intrusionen und Flashbacks leiden, sind nicht für eine Analyse im klassischen Setting geeignet, sondern eher für eine modifizierte Form der psychoanalytischen Verfahren. Sie benötigen – wie bereits erörtert – in der Regel besondere Hilfestellungen, um Distanz zu ihren traumatischen Erlebnissen zu erwerben. Als Psychoanalytikerin schlage ich für an einer PTBS erkrankte Patienten ein modifiziertes niederfrequentes analytisches oder tiefenpsychologisch fundiertes Setting im Sitzen vor. Entspannungstechniken oder andere traumatherapeutische Techniken sollten so wenig wie möglich, aber so viel wie nötig zur Anwendung kommen.

In allen vorgestellten Fällen entstanden jedoch auch während der Analyse Situationen, in denen die Patienten von ihren traumatischen Erlebnissen überflutet wurden und ihre Fähigkeit zur Kontemplation verloren. Sie begannen massiv zu agieren, entwickelten Gedanken an ihren Suizid und den Abbruch der Behandlung, oder sie dissoziierten. Wenn immer es möglich war, wurde das Agieren gedeutet. Bei den schweren Dekompensationen, in denen die bittere Realität hereinbrach, trat die Übertragung in ihrer eher genetischen Ausprägung zurück (Bohleber 1997, Grubrich-Simitis 1984, 2008). Es ging um Anerkennen, Benennen, Halt geben, auch gemeinsames Schweigen. Anrufungen – d.h. gezieltes, deutliches Ansprechen des Patienten – waren manchmal notwendig. In jedem Falle galt es, die oft unaussprechliche äußere Realität anzuerkennen. Hier muss der Analytiker voranschreiten. Wenn er Worte für das Erfahrene findet, kann der Patient wieder Sicherheit gewinnen und eine korrigierende Erfahrung machen. Der Erhalt der analytischen Beziehung ist gerade das zu schützende und kurative Element in den behandlungstechnisch schwierigen Situationen.

Solche Bewegungen können auch weniger heftig sein und sind dann in kleinen Schritten von Stunde zu Stunde zu beobachten, wenn sich der Patient seinen traumatischen Erlebnissen nähert. Dabei wird der Analytiker zu einem gegenwärtigen Objekt, das Halt geben kann. Der Patient erlebt, dass er nicht verlassen wird. Es geht also um das Arbeiten *in* der Übertragung. Wenn wieder mehr Distanz gewonnen wird, setzt sich die Arbeit *an* der Übertragung fort, um bald wieder in den anderen Modus zu wechseln. Jeder Patient und auch jede Arzt-Patient-Beziehung entwickeln ihren eigenen Rhythmus, den es zu respektieren gilt. Peter Fonagy (1991) hat die Unterscheidung zweier sich ergänzender Vorgehensweisen entwickelt: *das Repräsentanten-Modell*, nachdem in einer Analyse via Deutungsarbeit die inneren Repräsentanzen umstrukturiert werden, und das *Prozess-Modell*, bei dem es um die Reintegration ausgegrenzter oder gehemmter psychischer Prozesse geht. Die Arbeiten Wilfred Bions und Hanna Segals gaben dem Forscherteam um Fonagy viele Anregungen, die Denkstörungen, die pathologischen Verarbeitungsprozesse von Affekten in den Übertragungsprozessen genauer zu studieren. Fonagy zeigt, dass bei Borderline-Patienten und bei Patienten mit schweren Persönlichkeitsstörungen die Arbeit an den seelischen Prozessen unbedingt notwendig ist, damit eine Umstrukturierung der Repräsentanzen ermöglicht wird. Das Gleiche gilt m.E. für die Bearbeitung des seelischen Traumas.

Das abgewehrte oder gar eingekapselte Trauma wirkt lebenseinschränkend und führt zu *seelischem Rückzug* (Steiner 1993). Abgespaltene Elemente einer traumatischen Beziehungskonstellation wurden bei allen vorgestellten Fällen in Handlungen und/oder körperlichen Symptomen manifest und weniger oder gar nicht auf der Ebene psychischer Realität (Cournut 1988, Henningsen 1990). Eine »Theorie des Seelischen« (Fonagy 1991) musste erst entwickelt werden. Die schrittweise Reintegration traumatischer Erlebnismodi führt in der Analyse immer wieder zu der Frage: Wann wird das Trauma zum Konflikt und der Konflikt zum Trauma? Diese Nahtstelle birgt in jeder Behandlung Chancen (der Integration) und Gefahren (des Abbruchs) in sich. Wenn das Trauma in der Übertragung lebendig wird, kann der Analytiker zum (potentiell) traumatisierenden Objekt werden. Die nicht fassbare Aggression und die damit verbundenen Schuldgefühle werden via Agieren kommuniziert und evtl. durch Mitagieren des Therapeuten verkannt.

In der analytischen Behandlung gilt es jedoch, diese Enactments zu identifizieren und für den Deutungsprozess produktiv zu nutzen. Sie sind dem Wiederholungszwang geschuldete unbewusste Inszenierungen des Traumas und verdienen eine besondere Aufmerksamkeit. Wenn es gelingt, das kreative Potential und die im Agieren enthaltene Hoffnung auf eine bessere Lösung anzuerkennen, kann eine Deutung formuliert werden (vgl. die Ausführungen S. 143–149).

Die Symbolisierungsstörungen traumatisierter Patienten sind häufig auf Themen und Erfahrungsgebiete begrenzt, die mit dem Trauma zu tun haben. Viele Patienten üben trotz ihrer Lebenseinschränkung hoch qualifizierte Berufe aus, sind kreativ und phantasievoll im Umgang mit der Welt, solange sie in ihrem Erleben nicht mit ihrem Trauma in Berührung kommen. Trotz der hohen Intelligenz haben sie jedoch in einem Teil ihrer Psyche – in dem es um ihr Trauma geht – keine Worte, keine Möglichkeiten der Affektregulation und müssen ihre Erfahrungen ausagieren. Die Notwendigkeit, ihre Objekte zu kontrollieren, wenn traumatische Erinnerungen aktiviert werden, kann die Situation weiter verschärfen. Wenn der Analytiker nicht rechtzeitig erkennt, dass der Patient das agiert, was verstanden werden soll, läuft er Gefahr, sich mit dem Patienten zu verstricken und mitzuagieren.

DAS TRAUMA IN GESELLSCHAFT UND POLITIK. EIN AUSBLICK

Der traumatisierte Mensch kann über seine traumatische Erfahrung – selbst wenn er das äußere Ereignis kennt – nur bedingt sprechen, und auch dem durch transgenerationale Identifizierungen erkrankten Patienten ist es aus eigener Kraft nicht möglich, die Ausmaße seiner Beschädigung zu erkennen und zu verstehen. Deshalb benötigen diese Menschen einen besonderen Schutz und Netzwerke, in denen sie Halt gewinnen und Hilfe erhalten können. D.h. in einer Gesellschaft muss es Räume geben, in denen das Trauma anerkannt wird. Die dazu notwendigen Rahmenbedingungen – z.B. Gesetze, Leistungen von Kranken- und Rentenkassen, Netzwerke und Institutionen – müssen von der Politik bereitgestellt werden. Hier können Psychoanalytiker beratend oder durch Supervisionen und Begutachtungen einen Beitrag leisten, sind sie doch in besonderer Weise darin geschult, die unbewussten Prozesse zu erkennen, die in Beziehungen, aber auch in Institutionen wirksam sind und die Wahrnehmung traumatischer Tatbestände verzerren oder dazu führen, dass diese ganz verleugnet werden.

Franziska Lamott und Günter Lampa (2011) weisen nach, dass z.B. die Nosologie und Diagnostik von Kriegstraumata sowohl im vergangenen als auch im gegenwärtigen Jahrhundert aus politisch motivierten Interessen in einer Weise beeinflusst wurden und werden, die der Anerkennung des Traumas zuwiderlaufen. Dabei bleibt der Traumatisierte mit seinem Schicksal letztlich allein – er erfährt auf diese Weise eine erneute Traumatisierung – und die Gesellschaft entledigt sich ihrer Verantwortung.

Im Folgenden möchte ich auf einige Aspekte aufmerksam machen, in denen sich traumatische Prozesse in der Gesellschaft bemerkbar machen, und ferner auf Themenfelder hinweisen, in denen Politik und Gesellschaft in der Verantwortung stehen. Das psychoanalytische Wissen über die Bedeutung von Extremtraumatisierungen für den Menschen, für Gruppen und Gesellschaften zeugt mittlerweile von einer Klarheit, aus der sich eine Verpflichtung ergibt, dieses Wissen mit anderen psychotherapeutischen und medizinischen Ansätzen sowie Helfergruppen zu diskutieren und auch mit Politikern in einen Dialog zu treten.

Kollektives Gedächtnis und kollektive Widerstandsphänomene

Wie sehr in Deutschland die Folgen des Naziterrors im kollektiven Gedächtnis der Gesellschaft präsent sind und nach wie vor das politische Handeln bestimmen, wurde besonders deutlich, als es um die Aufnahme und Betreuung der Flüchtlinge aus dem ehemaligen Jugoslawien ging.

Fünfzig Jahre nach dem Ende des Zweiten Weltkrieges ist im Südosten Europas ein Staat aufgrund von nationalistischen und ethnischen Streitigkeiten zusammengebrochen, ethnische Säuberungen, Konzentrationslager, Arbeitslager, Kriege, Vergewaltigungen, Vertreibungen waren an der Tagesordnung. Viele Flüchtlinge kamen nach Deutschland. Die Stadt Berlin[3] – immer noch gezeichnet durch die Folgen von NS, Holocaust und Krieg und strapaziert durch die notwendige Ost-West-Integration, schien mit dem Flüchtlingsstrom überfordert zu sein. Es entstand eine Untersuchungspraxis beim polizeiärztlichen Dienst, die alle Vorstellungen von einem menschenwürdigen Umgang missachtete, die Flüchtlinge wurden einer Abschiebepraxis ausgesetzt, die einer Retraumatisierung glich.

Die Berichte der durch den Krieg traumatisierten Menschen rufen in uns je nach Generation Bilder und Erinnerungen hervor, die wir selbst erlebt haben oder durch unsere Eltern auf dem Wege der transgenerationalen Identifizierung (Gampel 1994; Kogan 1990, 1995) je nach Familiengeschichte latent in uns tragen – Bilder, über die vielleicht nie gesprochen wurde oder über die erhebliche Sprach- und Symbolisierungsschwierigkeiten bestehen. Bosnische Männer, die ihr Elend im Krieg darstellen, lassen uns an Väter und Großväter denken. Die Bilder der Wehrmachtsausstellung werden in uns lebendig; Vertriebene, Inhaftierte, Opfer ethnischer Säuberungen lassen uns an nationalsozialistisches Vorgehen gegen jüdische Mitbürger denken. Schuldgefühle werden in uns wach. Andere Berichte verbinden sich in unserem Vor- oder Unbewussten mit der Flucht oder Vertreibung aus den damaligen deutschen Ostgebieten. Die manifeste Gewalttätigkeit bedingt psychotische Zustände, im Opfer und auf andere Weise auch im Täter. Es taucht die Frage auf, ob hier auf gesellschaftlicher Ebene ein abgespaltenes, unbewältigtes Trauma oder ein eingekapseltes psychotisches Introjekt berührt wird, das nicht bewusst werden darf, um einen gesellschaftlichen Diskurs anzustoßen, sondern ausgestoßen werden muss, ob also die juristischen und polizeidienstlichen Praktiken teilweise dieser Abwehr dienen (Henningsen 1990, Laub & Weine 1994).

3 Im Dezember 2001 lebten in Berlin noch 5327 bosnische Flüchtlinge, der Höchststand betrug im Dezember 1996 28719 Personen. Von 2747 Anträgen auf Aufenthaltsbefugnis aufgrund geltend gemachter Traumatisierung waren im Dezember 2001 743 Anträge abschließend entschieden worden (Büro der Ausländerbeauftragten des Senats von Berlin).

Ein besonders tragisches Zusammentreffen sei in diesem Zusammenhang erwähnt. Eine von Asylbewerbern wie deren Helfern gefürchtete Psychologin des polizeiärztlichen Dienstes weigerte sich strikt, die Bedeutung der posttraumatischen Belastungsstörung anzuerkennen. Atteste und Stellungnahmen von behandelnden Ärzten und Psychotherapeuten wurden von ihr nicht anerkannt. Sie stellte sich den Flüchtlingen als während ihrer Kindheit schwer traumatisierte KZ-Insassin vor und forderte die Flüchtlinge auf, sich an ihr ein Beispiel zu nehmen. Proteste von Ärzten und Therapeuten wie auch der Presse konnten weder die Behörden noch den Senat davon überzeugen, dass diese Frau krankheitsbedingt handelte und der Verantwortung ihrer Aufgabe nicht gewachsen sein konnte. Erst als die Psychologin dekompensierte, psychotische Wahnvorstellungen entwickelte und psychiatrisch behandelt werden musste, wurde sie von ihrem Amt suspendiert. Es war aber bis dahin vielen Menschen (vermutlich 400) zu Unrecht die Ein-Jahres-Duldung aufgrund einer Traumatisierung aberkannt worden. Es kann und soll an dieser Stelle nicht über die Art und Schwere der Traumatisierung dieser sicherlich schwer kranken Kollegin gemutmaßt werden. Dieses Ereignis stellt jedoch erneut einen sehr traurigen und plastischen Beweis für die Notwendigkeit dar, dass sich Traumaforscher und -therapeuten ihrer eigenen Traumageschichte bewusst sind und sich mit ihr auf eine Weise auseinander gesetzt haben, die ihre Sicht auf den Patienten weder verstellt noch einseitig ausrichtet (Fischer et al. 1999, S. 180 ff.). Vom Gesetzgeber wäre zu fordern, dass Ärzte, Psychologen und Psychotherapeuten des polizeiärztlichen Dienstes grundsätzlich der Kammeraufsicht unterstehen, denn kein Verwaltungsbeamter oder Politiker kann auf diesem Gebiet über die fachliche Kompetenz eines Arztes oder Psychologen urteilen.

Ferner belegt dieses Beispiel erneut die Persistenz kollektiver Prozesse der Trauma-Abwehr: Trotz diverser Hinweise erkannten Politiker und Verwaltungsbeamte nicht, in welch verantwortungsloser Weise sie sich bewegten: gegenüber den Flüchtlingen, gegenüber der Kollegin und gegenüber den Opfern des Holocaust. In einer an Grausamkeiten des letzten Jahrhunderts erinnernden Form wurden destruktive, psychotisch anmutende Inhalte abgespalten und ausgestoßen, um dem Wunsch nach einem bürokratisch reibungslosen Ablauf zu genügen.

An anderer Stelle habe ich in Bezug auf die Begutachtung traumatisierter Flüchtlinge aus dem ehemaligen Jugoslawien auf die berufsspezifischen Übertragungen hingewiesen und gezeigt, wie Juristen, Verwaltungsbeamte und Behörden dazu neigen, sich durch bürokratische Regelungen vor den überwältigenden Gefühlen zu schützen. Sie werden den traumatisierten Menschen nicht gerecht und höhlen den Sinn der Erlasse der Innenminister aus. Traumatherapeuten, die sich mit politischen Flüchtlingen befassen, haben die Gelegenheit, mit unbewältigten Traumata, die im kollektiven Gedächtnis unserer Gesellschaft gespeichert sind, in Berührung zu kommen und vielleicht ein wenig Integrationsarbeit zu leisten. Diese beträfe zum einen uns selbst, zum anderen aber auch die gesellschaftlichen Abwehrformationen und Wiederholungszwänge, denen wir immer wieder begegnen (Henningsen 2003).

Die Wiederkehr eines weiteren kollektiven Widerstandsphänomens wird evident, wenn man das bürokratische Hickhack betrachtet, das im Nachkriegsdeutschland bei der Umsetzung des Bundesentschädigungsgesetzes zur Verleugnung damals bereits bekannter Tatsachen führte und eine schnelle und menschenwürdige Behandlung der Opfer verhinderte (Klein 1984, Krystal 1968, Niederland 1971, Wangh 1965, 1969, Pross 2001). Erst 1965 war man z. B. in der BRD bereit, mit der sogenannten »KZ-Vermutung« den Beweisnöten der traumatisierten Menschen Rechnung zu tragen und auf ein haarspalterisches, äußerst fragwürdiges Begutachtungsverfahren zu verzichten, vorausgesetzt, der Betroffene ist mindestens ein Jahr im KZ gewesen (Pross 2001, S. 143 ff.). Wichtig erscheint mir, dass man damals – wenn auch viel zu spät und sicherlich nicht im rechten Maß – dem *Tatbestand* eine gebührende und für sich sprechende Rolle beimaß. Auch heute genügt es nicht, dass bosnische Flüchtlinge nachweisen, aus welchem Ort sie kommen, ob sie in einem Lager waren etc. Würde man diese Tatbestände als grundsätzlich traumatisierend anerkennen, bliebe den meisten Menschen das aufwendige und quälende Gutachterverfahren erspart, das stets die Gefahr einer Retraumatisierung in sich birgt. Den Flüchtlingen könnte schneller geholfen werden, der Steuerzahler sparte viel Geld. In anderen europäischen Ländern wie z. B. Schweden haben die bosnischen Flüchtlinge bereits Mitte der neunziger Jahre die jeweilige Staatsangehörigkeit erwerben können. In Deutschland scheint die massenhafte Traumatisierung von Menschen schwer vorstellbar zu sein, vielleicht, weil sie zu sehr an die eigene Geschichte erinnert, vielleicht auch, weil wir uns nicht vorstellen können, dass Genozide auch außerhalb von Deutschland und nach 1945 stattfinden. Amtsstuben und Gesetzgeber scheinen dem Wiederholungszwang zu unterliegen, als sollten erneut zwanzig Jahre verstreichen, bis das Trauma dieser Menschen anerkannt wird.

Gegenwärtig tun wir uns besonders schwer anzuerkennen, dass auch wir wieder eine Nation sind, die im Orchester der westlichen Bündnisse an Kriegen beteiligt ist. Es hat etwa fünfzehn Jahre gedauert, bis die Dinge deutlicher beim Namen genannt werden konnten. Seit den neunziger Jahren des vergangenen Jahrhunderts werden Soldaten der Bundeswehr in Kriegsgebiete entsendet und zunehmend extrem traumatisierenden Situationen ausgesetzt. Die Bundeswehrkrankenhäuser sind vermehrt mit deren psychotherapeutischer Behandlung befasst (Lutz, Zimmermann et al. 2009). »Nach Bundeswehrangaben wurden seit 1996 2200 Soldaten mit

PTBS behandelt. Die Dunkelziffer liegt laut einer Studie der TU Dresden doppelt so hoch« (Seliger 2011, S. 8). Die Zahlen über PTBS-Fälle in der Bundeswehr nehmen ständig zu. So berichtet der Sanitätsdienst (www.sanitaetsdienstbundeswehr.de:PTBS) offiziell, 2010 seien 729 Soldaten an einer PTBS und 368 an anderen einsatzbedingten psychischen Erkrankungen behandelt worden. Ein aus einem Kriegsgebiet heimkehrender Soldat kommt aus einer anderen Welt, aus einer Welt, von der Menschen, die in Wohlstand und gesicherten Verhältnissen leben, nichts wissen wollen. In Deutschland mag die Abwendung von der Tatsache, dass wir eine an Kriegen beteiligte Nation sind, durch die Greueltaten der Nazizeit einer besonderen kollektiven Abwehr unterliegen: Die letzten Veteranen des Zweiten Weltkrieges leiden an ihren paranoiden Ängsten als Spätfolgen ihrer PTBS in den gerontologischen Einrichtungen – wir wollen nicht schon wieder mit diesen Pathologien zu tun haben (vgl. Böwing & Schröder 2009).

Entsprechend ist das Interesse an den Geschichten, die Soldaten, Kriegsberichterstatter und Helfer zu erzählen hätten, gering. Die Schamgefühle der Traumatisierten steigern häufig ihre soziale Isolation. Der einzelne an einer PTBS erkrankte Soldat muss außerdem erhebliche finanzielle und berufliche Nachteile befürchten, wenn er sich outet. Wenn es darum geht, auf dem Wege einer Begutachtung eine Entschädigung zu erhalten, ist er unübersehbaren bürokratischen Hindernissen ausgesetzt und wird nicht immer mit seinem Leiden erkannt. Die Bearbeitungszeit liegt zwischen zwölf und achtzehn Monaten. Erst im Jahre 2011 hat der Bundestag ein Gesetz verabschiedet, dass Soldaten mit einer dreißigprozentigen Erwerbsunfähigkeit einen Anspruch auf Weiterbeschäftigung in der Bundeswehr haben.

Das Wort »Veteran« ist in Deutschland untrennbar mit dem Zweiten Weltkrieg verbunden, ein wesentlicher Grund, weshalb sich die Bundeswehr-Veteranen erst nach zwanzig Jahren Auslandseinsatz im Jahre 2010 in zwei Verbänden organisierten (in Berlin: Bund Deutscher Veteranen und in Saarbrücken: Deutscher Veteranenverband). Diese Organisationen distanzieren sich von Veteranenvereinen des Zweiten Weltkrieges und haben u. a. auch das Ziel, traumatisierte Soldaten bei der Suche nach Medizinern, Gutachtern und Juristen zu unterstützen (Büttner 2010).

Bei allen in diesem Buch vorgestellten Fällen – und darin sind sich auch alle Therapeuten, gleichgültig welche Form von Therapie sie vertreten, einig – gilt es, ein in der äußeren Realität verankertes Sicherheitsgefühl zu etablieren, bevor eine Psychotherapie greifen kann. Bei der Behandlung traumatisierter Flüchtlinge begegnet man häufig folgender Paradoxie: Der Asylbewerber bekommt eine Duldung, d. h. einen befristeten Aufenthalt, um sich in Deutschland therapieren zu lassen, mit dem ausdrücklichen Ziel, nach erfolgter Behandlung in seine Heimat zurückzukehren. Eine sinnvolle Therapie ist aber unter solchen Rahmenbedingungen nicht möglich. Wenn der Patient unter dem Eindruck seiner traumatisierenden Erfahrungen in Deutschland eine Psychotherapie beginnt, wird er zu seinem Therapeuten niemals eine Vertrauensbeziehung aufbauen können, wenn dieser ihn offiziell möglichst schnell dafür fit machen soll, in sein traumatisierendes Umfeld zurückzukehren. Deshalb ist ein Asyl für den Erfolg einer Behandlung eine conditio sine qua non. Wenn es gelingt, den Verlust der Heimat, der Angehörigen zu betrauern, entsteht gelegentlich der Wunsch, im Schutze der Übertragung einen Besuch in der Heimat abzustatten, auch gibt es Menschen, die sich nicht eingliedern, doch später wieder in die Heimat zurückkehren. Dies kann man aber nicht erzwingen bzw. vor der Behandlung festschreiben.

Ein ähnliches Problem gilt es gegenwärtig bei den traumatisierten Soldaten zu beachten. Die traumatisierten Soldaten der Bundeswehr und ihre Familien werden einerseits durch die Familienbetreuungsstelle (FBSt) begleitet, ein offenbar hilfreiches Angebot, das im Rahmen der vermehrten Auslandseinsätze aufgebaut wurde (Hägler 2011). Was nun die Begutachtungen (Rente, Erwerbsfähigkeit) und die Psychotherapien i. e. S. betrifft, so erscheint es mir notwendig, die Rahmenbedingungen kritisch zu prüfen, unter denen sie stattfinden. Meines Erachtens sollten sie nicht von Angehörigen der Bundeswehr durchgeführt werden. Der Arbeitgeber, unter dessen Ägide die Traumatisierung erfolgte, wird immer – und sei es »nur« verdeckt – das Interesse haben, den Soldaten möglichst schnell wieder für »kriegstauglich« zu erklären, und er wird ein Interesse daran haben, dass seine Arbeitsbedingungen als menschlich und arbeitsrechtlich vertretbar gelten. Eine solche Tendenz kann sowohl bei der Diagnostik als auch in der Therapie die Übertragungsprozesse erheblich beeinträchtigen; die Annäherung an die Wahrheit und eine nachhaltige Heilung können dadurch verhindert werden. Der Patient kann sich nicht genügend öffnen und wird kaum eine vertrauensvolle therapeutische Beziehung zu seinem Gegenüber aufbauen können, der selbst ein Angehöriger der Bundeswehr ist. Der Therapeut selbst dürfte unter einem ähnlichen Druck stehen. Diese Missstände wurden kürzlich von Timmermann-Lavanas (2010) und Lamott und Lempa (2011) eindrücklich dargestellt.

Angeregt durch die Missstände bei der Begutachtung der kriegstraumatisierten Flüchtlinge aus dem ehemaligen Jugoslawien entwickelte die Gruppe SBPM (Standards zur Begutachtung psychotraumatisierter Menschen), bestehend aus Hans Wolfgang Gierlichs, Ferdinand Haenel, Franziska Henningsen, Helga Spranger, Eva van Keuk, Mechthild Wenk-Ansohn und Waltraud Wirtgen, Standards zur Begutachtung, die mittlerweile durch Zertifizierungen und Fortbildungsveranstaltungen von der Bundesärztekammer und der Bundespsychotherapeutenkammer anerkannt wurden (Gierlichs, Haenel et al. 2002 a). Sie wurden 2012 unter Mitarbeit von

Gisela Scheef-Maier aktualisiert und an das offizielle UN-Dokument »Istanbul Protokoll« (2001) angepasst (www.sbpm.de). Das in Deutschland entstandene Netzwerk von zertifizierten Gutachtern mit einer speziellen Fortbildung wäre m. E. übertragbar auf andere Felder. Man könnte für andere Gruppen traumatisierter Menschen, wie z. B. den an PTBS erkrankten Soldaten, in ähnlicher Form entsprechende Curricula und Zertifizierungen schaffen. In einer solchen Fortbildung müsste neben den traumaspezifischen Inhalten auch das kulturelle, psychosoziale und arbeitsrechtliche Umfeld der Soldaten vermittelt werden, das in den Begutachtungsprozess eingeht. Ein Curriculum für traumatisierte Soldaten wäre deshalb in Kooperation mit der Bundeswehr zu erarbeiten. Um traumatisierte Menschen begutachten zu können, benötigt man klinische und psychotherapeutische Erfahrung, eine Ausbildung in forensischer Psychologie und/oder in psychiatrischer Diagnostik erscheint in der Regel ungenügend. Es wäre sinnvoll, wenn diese Formen der Begutachtungen grundsätzlich unter die Aufsicht von Ärzte- und Psychotherapeutenkammer gestellt würden.

Kindheitstraumata und Kindeswohl

Harald Schickedanz und Reinhard Plassmann (2011) haben eine umfangreiche amerikanische Studie zur Morbidität ausgewertet und die Ergebnisse im Handbuch der Psychotraumatologie zusammengefasst, die auf der Grundlage von 55 000 Krankenkassenmitgliedern in den USA beruht. Sie weisen dabei nach, dass traumatischer Stress in der Kindheit eine wesentliche Ursache für spätere körperliche Erkrankungen ist. »Unbehandelt bleiben die Folgen traumatischer Erfahrungen in Kindheit und Jugend (als Traumaschema gelebt) individuell bestehen, erzeugen weiter gesundheitliche und soziale Störungen und werden im schlimmsten Fall (psychosozial und epigenetisch) transgenerational weitergegeben« (ebd., S. 448 f.). Sie betonen: »Krankheitsprävention und Gesundheitsförderung fangen am Lebensbeginn an und sollten durch Bindungssicherheit und Gewaltfreiheit gesellschaftlich gefördert und staatlich abgesichert werden« (ebd., S. 448). Damit wird erneut auf die Notwendigkeit verwiesen, die wissenschaftlich gesicherten Erkenntnisse zum Wohle des Kindes in politisches Handeln umzusetzen.

Ferner gilt es anzuerkennen, dass in Familien, Schulen, Kirchen und Vereinen sexueller Missbrauch und Gewalt gegenüber Kindern in jeder Gesellschaft vorkommen. Fachleute vermuten eine besonders hohe Dunkelziffer für häusliche Gewalt. Unkontrollierter Hass, Affektdurchbrüche, Destruktivität und perverse Handlungen gehören zum Menschsein, und es bedarf einer politischen Ordnung, um diesen Straftaten Einhalt zu gebieten. Die Erschütterung und Empörung über die Missbrauchsskandale in Deutschland haben zu einer Gesetzesinitiative geführt: »Kinder haben das Recht auf gewaltfreie Erziehung« (s. §1631 Abs. 2 BGB, seit Dezember 2010 in Kraft). Die Sozial-, Gesundheits- und Bildungspolitik wie auch Presse und Öffentlichkeit sind hier besonders gefordert, diesen Satz mit Leben zu erfüllen. Es bleibt zu hoffen, dass die neu entstehenden Netzwerke und Beratungsstellen zur Enttabuisierung traumatisierender Tatbestände beitragen und den Opfern eine Hilfe ermöglichen.

Während der sechziger und siebziger Jahre des vorigen Jahrhunderts gelang es nach Bekanntwerden der Studien u. a. von Anna Freud (1949), René Spitz (1965) und John Bowlby (1976) die Rolle frühkindlicher Trennungen zwischen Mutter und Kind als ein potentiell traumatisierendes Ereignis in der Öffentlichkeit bewusst zu machen. Konkrete Schritte für die Verbesserung der Mutter-Kind-Beziehung wurden politisch umgesetzt. In der DDR wurde seinerzeit die Wochenkrippe, in der die Kinder am Montag abgegeben und am Freitag bzw. Samstag wieder geholt wurden, abgeschafft (vgl. S. 93). Man hatte erkannt, dass viele Kinder die frühe ganztägige oder gar wöchentliche Trennung von der Mutter nicht vertrugen. Sie erkrankten häufig und/oder entwickelten schwere psychische Störungen. Es wurde für diese Fälle eine eigene Diagnose-Kategorie geschaffen: »Krippentauglichkeit«. War ein Kind nicht »krippentauglich«, konnte die Mutter zu Hause bleiben.

In Westdeutschland wurden die strengen Besuchszeiten in Kinderkliniken aufgehoben und Möglichkeiten des Rooming-In geschaffen. Die Verweilzeiten auf Entbindungsstationen sind mittlerweile deutlich kürzer als früher. Mutter, Vater und das Neugeborene können in manchen Kliniken heute – wenn sie nicht gleich nach der Geburt nach Hause gehen – ein gemeinsames Zimmer im Krankenhaus beziehen.

Anknüpfend an diese positiven Beispiele, wäre es sinnvoll, die Erkenntnisse moderner Bindungsforschung gezielt für das Kindeswohl und das Sicherheitsgefühl im Familienverband einzusetzen (Fonagy et al. 2004, Grossmann & Grossmann 2004, Leuzinger-Bohleber et al. 2011). Hebammen, Frühpädagogen, Kinderärzte und Lehrer wären zur Früherkennung unzureichender Bindungsmuster zu sensibilisieren. Ferner wären vor allem in sozialen Brennpunkten Projekte zur Prävention zu fördern. Die neuen Kinderschutzgesetze gehen in diese Richtung und ermöglichen Ärzten, Pädagogen und Sozialarbeitern rascher als früher das Jugendamt bei Gefährdung des Kindeswohls zu informieren.

Desgleichen ist gegenwärtig der Krippenausbau in Deutschland mit Sorgfalt zu bewerkstelligen (vgl. Memorandum der DPV 2008). Die Erzieher sollten für die besonderen Belange der Kleinstkinder gründlich – und nicht im Express-Verfahren – geschult werden. Es müssen Bedingungen geschaffen werden, die die Bindungsfähigkeit der Kinder stärken. Es gilt die Tatsache zu beachten, dass für die meisten Kleinkinder ein Aufenthalt in einer Tagesstätte deutlich mehr Stress bedeutet, wenn sie länger als einen halben Tag in der Tagesstätte sind, bleibende physiologische Stressindikatoren lassen sich bis in das 15. Lebensjahr nachweisen (Roisman et al. 2009). Kinder, die aus labilen Familien kommen, können dagegen von einem Ganztagsaufenthalt für ihre Entwicklung eher profitieren. Hier gilt es also zu unterscheiden, zu fördern ohne zu diskriminieren und mehr Möglichkeiten für Halbtagsberufe und flexible Arbeitszeiten von Vater und Mutter zu schaffen. Langfristig wird es sicherlich notwendig werden, im Rahmen der Routineuntersuchungen der Kinder Fragen nach der Krippenreife zu erörtern und entsprechend dem Gütesiegel für Altenheime auch einen Krippen-TÜV einzuführen.

Debatten um die These, dass Kinder die Leistungsträger der Zukunft sind und schon allein zur Absicherung der Renten eine optimale Bildung erhalten sollten, werden häufig um eine wesentliche Dimension verkürzt: um den Blick auf das *emotionale* und *soziale* Wachstum, ohne das keine ausbalancierte Intelligenzentwicklung möglich ist. Auch fällt es in der Regel unter den Tisch, wie viel Freude Kinder Eltern und anderen Erwachsenen bereiten können. Öffentliche Räume, in denen Kinder willkommen sind, in denen Eltern und Kinder Zeit füreinander haben, sowie eine familienfreundliche Arbeitswelt könnten zu einem Klimawechsel beitragen und die Entwicklung sicherer Bindungsmuster unterstützen.

LITERATUR

Abraham, K. (1918): Zur Psychoanalyse der Kriegsneurosen. In: ders., Psychoanalytische Studien, Bd. 2, Frankfurt/Main (Fischer), S. 58–66.
Abraham, K. (1924): Versuch einer Entwicklungsgeschichte der Libido auf Grund der Psychoanalyse seelischer Störungen. In: ders., Psychoanalytische Studien, Bd. 1, Frankfurt/Main (Fischer), S. 113–183.
Abraham, N. & Torok, M. (1976): Kryptonymie. Das Verbarium des Wolfsmannes. Frankfurt/Main (Ullstein).
Alexander, F. (1950): Psychosomatische Medizin. Grundlagen und Anwendungsgebiete. Berlin 1971 (de Gruyter).
Amati, S. (1990): Die Rückgewinnung des Schamgefühls. Psyche – Z Psychoanal 44, 724–740.
Bergmann, M.V. (1982): Überlegungen zur Über-Ich-Pathologie Überlebender und ihrer Kinder. In: M.S. Bergman Jucovy & J.S. Kestenberg (Hrsg.), Kinder der Opfer. Kinder der Täter. Psychoanalyse und Holocaust. Frankfurt/Main 1995 (Fischer), S. 322–356.
Bick, E. (1968): The experience of the skin in early object-relations. Int. J. Psychoanal. 49, 484–486.
Bion, W.R. (1962): Learning from Experience. London 1984 (Maresfield Library); dt: Lernen durch Erfahrung. Frankfurt/Main (Suhrkamp) 1992.
Bion, W.R. (1970): Lies and the Thinker. In: ders., Attention and Interpretation. London 1984 (Maresfield Library), S. 97–105.
Bohleber, W. (1997): Trauma, Identifizierung und historischer Kontext. Über die Notwendigkeit, die NS-Vergangenheit in den psychoanalytischen Prozeß einzubeziehen. Psyche – Z Psychoanal 51, 958–995.
Bohleber, W. (2000): Die Entwicklung der Traumatheorie in der Psychoanalyse. Psyche – Z Psychoanal 54, 797–839.
Bohleber, W. (2001): Trauma und Dissoziation. Unveröff. Manuskript.
Bohleber, W. (2007): Der Kampf um die Erinnerung in der Psychoanalyse. Psyche – Z Psychoanal 61, 293–321.
Bollas, C. (1996): Die Ziele der Psychoanalyse. Vortragsmanuskript, DPV-Tagung in Wiesbaden.
Boris, H.N. (1984): On the treatment of Anorexia nervosa. Int. J. Psycho-Anal. 65, 435–442.
Botticelli, S. (2000): Sandro Botticelli. Der Bilderzyklus zu Dantes Göttlicher Komödie. Hrsg. Staatliche Museen Berlin, Ausstellungskatalog, Berlin.
Böwing, G. & Schröder, S.G. (2009): Spätfolgen von Kriegserlebnissen. Brückensymptome, Trauma-Reaktivierung und Retraumatisierung. Trauma & Gewalt 3, Heft 4, 294–303.
Bowlby, J. (1973): Trennung. Psychische Schäden als Folgen der Trennung von Mutter und Kind. München 1976 (Kindler).
Brem-Gräser, L. (1957): Familie in Tieren. München 1970 (Ernst Reinhardt Verlag).
Britton, R. (1995): Psychic reality and unconscious belief. Int. J. Psycho-Anal. 76, 19–23.
Britton, R. (1996): Wirklichkeit und Unwirklichkeit in Phantasie und Dichtung. Unveröff. Manuskript.

Bruch, H. (1978): Der goldene Käfig. Das Rätsel der Magersucht. Frankfurt/Main 1982 (Fischer).

Büttner, J. (2010): Die Bundeswehr-Veteranen organisieren sich. Die Zeit Online, 25.8.2010.

Carhat-Harris, R.L. & Friston, K.J. (2010): The default-mode, ego functions and free-energy: a neurobiological account to Freud ideas. Brain 133, 1265–1283.

Cohen, J. (1980): Structural consequences of psychic trauma: A new look at »Beyond the Pleasure Principle«. Int. J. Psycho-Anal. 61, 421–432.

Cohen, J. (1989): The two classes of psychoanalytic reconstruction: Why analysis requires both. Unveröff. Manuskript.

Cournut, J. (1988): Ein Rest, der verbindet. Das unbewußte Schuldgefühl, das entlehnte betreffend. Jb. d. Psa. 22, 67–98.

Cunovic, Z. & Vukmanic, M. (2000): Lebens- und Behandlungsperspektiven traumatisierter bosnischer Flüchtlinge in Deutschland. Psychoanalyse im Widerspruch, Heft 23, S. 65–77.

Dreher, U. (1998): Empirie ohne Konzept? Einführung in die psychoanalytische Konzeptforschung. Stuttgart (Verlag Internationale Psychoanalyse).

Dreher, U. (2001): Psychisches Trauma – ein interdisziplinäres Konzept aus psychoanalytischer Sicht. Vortrag, DPV-Tagungsband.

Drewermann, E. (1990): Kleriker. Psychogramm eines Ideals. Freiburg i. Br. (Walter).

Ebrecht-Laermann, A. (2009): Symbolverwendung und Symbolzerstörung. – Was es bedeutet, zwischen Realität und Fiktion zu unterscheiden. Karl-Abraham-Institut, Semesterjournal Nr. 17, Berlin, S. 9–26.

Eckert, A. (2011): »Zimmer mit Aussicht«. Erinnern als unverzichtbares therapeutisches Element. Forum Psychoanal 27, 239–262.

Ehlers, A. (1999): Posttraumatische Belastungsstörung. Göttingen (Hogrefe).

Ehlert-Balzer, M. (1996): Das Trauma als Objektbeziehung. Forum Psychoanal 12, 291–314.

Ehlert, M. & Lorke, B. (1988): Zur Psychodynamik der traumatischen Reaktion. Psyche – Z Psychoanal 42, 502–532.

Fenichel, O. (1931): Hysterien und Zwangsneurosen. Darmstadt 1967 (Wissenschaftliche Buchgesellschaft).

Ferenczi, S. (1909): Introjektion und Übertragung. In: ders., Bausteine der Psychoanalyse, Band 1: Theorie. Frankfurt/Main (Ullstein).

Ferenczi, S. (1918): Die Psychoanalyse der Kriegsneurosen. Wien/Leipzig (Internationaler Psychoanalytischer Verlag), S. 9–30.

Ferenczi, S. (1933): Sprachverwirrung zwischen dem Erwachsenen und dem Kind. In: ders., Schriften zur Psychoanalyse, Bd. II, Frankfurt/Main (Fischer), S. 303–313.

Fischer, G. (2000): KÖDOPS. Kölner Dokumentations- und Planungssystem für dialektische Psychotherapie, Psychoanalyse und Traumabehandlung. Köln/Much (Verlag Deutsches Institut für Psychotraumatologie (DIPT)).

Fischer, G. & Riedesser, P. (1999): Lehrbuch der Psychotraumatologie. München (Ernst Reinhardt Verlag).

Focke, I. (2010): Widerstand, Übertragung und die Gefährdung des psychischen Gleichgewichts. Psyche – Z Psychoanal 64, 34–58.

Fonagy, P. (1991): Der Prozess der Veränderung und die Veränderung psychischer Prozesse. In: DPV-Tagungsband (Congress Organisation Geber u. Reusch), Frankfurt/Main, S. 127–148.

Fonagy, P. & Target, M. (2002): Neubewertung der Entwicklung der Affektregulation. Psyche – Z Psychoanal 56, 839–862.

Fonagy, P., Gergely, G., Jurist, E.L. & Target, M. (2004): Affektregulierung, Mentalisierung und die Entwicklung des Selbst. 4. Aufl., Stuttgart 2011 (Klett-Cotta).

Freud, A. (1936): Das Ich und die Abwehrmechanismen. München (Kindler).

Freud, A. & Burlingham, D. (1949): Heimatlose Kinder. Frankfurt/Main 1971 (Fischer).

Freud, S. (1901 b): Zur Psychopathologie des Alltagslebens. GW IV.

Freud, S. (1905 b): Psychische Behandlung (Seelenbehandlung). GW V, S. 287–315.

Freud, S. (1916/17): Vorlesungen zur Einführung in die Psychoanalyse. 18. Vorlesung. GW 11, S. 282–295.

Freud, S. (1919 d): Einleitung zu: Zur Psychoanalyse der Kriegsneurosen. GW XII, S. 321–324.

Freud, S. (1918 b): Aus der Geschichte einer infantilen Neurose. GW XII, S. 27–157.

Freud, S. (1920 g): Jenseits des Lustprinzips. GW 13, S. 1–69.

Freud, S. (1923 a): »Psychoanalyse« und »Libidotheorie«. Die Psychoanalyse als Deutungskunst. GW XIII, S. 215.

Freud, S. (1923 b): Das Ich und das Es. GW XIII, S. 237–289.

Freud, S. (1927 e): Fetischismus. GW XIV, S. 309–317.

Freud, S. (1939 a): Der Mann Moses und die monotheistische Religion. GW XVI, S. 103–246.

Freud, S. (1940 e): Die Ichspaltung im Abwehrvorgang. GW XVII, S. 57–62.

Friedman, R. C. (1986): Toward a further understanding of homosexual men. J. Am. Psychoanal. Assn. 34, 193–206.

Friedman, R. C. (1988): Male Homosexuality. A Contemporary Psychoanalytic Perspective. London (Yale University Press).

Gaddini, E. (1998): »Das Ich ist vor allem ein Körperliches.« Beiträge zur Psychoanalyse der ersten Strukturen. Hrsg. v. G. Jappe & B. Strehlow, Tübingen (edition diskord).

Gampel, Y. (1994): Identifizierung, Identität und Generationsübergreifende Transmission. Zs. psa. Theorie und Praxis 9, 301–319.

Gergely, G. (2002): Ein neuer Zugang zu Margaret Mahler: normaler Autismus, Symbiose, Spaltung und libidinöse Objektkonstanz aus der Perspektive der kognitiven Entwicklungstheorie. Psyche – Z Psychoanal 56, 809–838.

Gerzi, S. (2002): Integration holes into the whole. To live the absence in the memories of patients who were children during the Holocaust. In: S. Varvin & T. Stajner Popovic (Hrsg.), Upheaval: Psychoanalytical Perspectives on Trauma, Belgrade (International Aid Network), S. 101–132.

Gierlichs, H. W., Haenel, F., Henningsen, F., Schaeffer, E., Spranger, H., Wenk-Ansohn, M. & Wirtgen, W. (2002 a): Standards zur Begutachtung psychisch reaktiver Traumafolgen (in aufenthaltsrechtlichen Fragen). www. dgpt.de/news/news.html

Gierlichs, H. W., Haenel, F., Henningsen, F., Schaeffer, E., Spranger, H., Wenk-Ansohn, M. & Wirtgen, W. (2002 b): Wissen über Trauma mangelhaft. Deutsches Ärzteblatt 99, H. 33, 2148–2149.

Green, A. (1975): Analytiker, Symbolisierung und Abwesenheit im Rahmen der psychoanalytischen Situation. Psyche 29, 503–541.

Green, A. (1983): Die tote Mutter. Psyche – Z Psychoanal 47, 205–240.

Greenacre, P. (1967): The influence of infantile trauma on genetic patterns. In: dies., Emotional Growth, Vol. I, New York 1971 (Int. Univ. Pr.), S. 260–299.

Grinberg, L. (1991): Gegenübertragung und projektive Gegenidentifizierung bei nonverbaler Kommunikation im analytischen Prozeß. Psychoanalyse in Europa. Bulletin 36, Barcelona, 14–29.

Grossmann K. & Grossmann, K. E. (2004): Bindungen – das Gefüge psychischer Sicherheit. 5., völlig überarbeitete und erweiterte Aufl., Stuttgart 2012 (Klett-Cotta).

Grubrich-Simitis, I. (1979): Extremtraumatisierung als kumulatives Trauma. Psyche – Z Psychoanal 33, 991–1023.

Grubrich-Simitis, I. (1984): Vom Konkretismus zur Metaphorik. In: J. Bergmann & J. Kestenberg (Hrsg.), Kinder der Opfer. Kinder der Täter. Psychoanalyse und Holocaust. Frankfurt/Main (Fischer), S. 357–379.

Grubrich-Simitis, I. (1987): Trauma oder Trieb – Trieb und Trauma. Psyche – Z Psychoanal 41, 992–1023.

Grubrich-Simitis, I. (2007): Trauma oder Trieb – Trieb und Trauma. Wieder betrachtet. Psyche – Z Psychoanal 61, 637–656.

Grubrich-Simitis, I. (2008): Realitätsprüfung an Stelle von Deutung. Eine Phase in der psychoanalytischen Arbeit mit Nachkommen von Holocaust-Überlebenden. Psyche – Z Psychoanal 62, 1091–1121.

Grunberger, B. (1971): Vom Narzißmus zum Objekt. Frankfurt/Main 1976 (Suhrkamp).

Haenel, F. (2001): Ausgewählte Aspekte und Probleme in der Psychotherapie mit Folteropfern unter Beteiligung von Dolmetschern. Curare, Sonderband 16, S. 307–315.

Haenel, F. & Wenk-Ansohn, M. (Hrsg.) (2004): Begutachtung psychisch reaktiver Traumafolgen in aufenthaltsrechtlichen Verfahren. Weinheim (Beltz).

Hägler, M. (2011): Wenn der Krieg nach Regen kommt. Süddeutsche Zeitung, 5.3.2011, R17.

Henningsen, F. (1976): Ulcus pepticum. Psychosomatische Aspekte. Freiburg i. Br. (Alber).

Henningsen, F. (1980): Die psychische Belastung des Knochenmarkspenders und die Bedeutung begleitender Psychotherapie. Praxis der Kinderpsychologie und Kinderpsychiatrie 2, 37–42.

Henningsen, F. (1990): Psychisches Trauma – Psychische Realität. Zs. psa. Theorie u. Praxis 5, 204–227.

Henningsen, F. (1993): »In diese Hölle will ich nicht«. Zur Psychoanalyse eines Homosexuellen mit latenter Perversion. Zs. psa. Theorie u. Praxis 8, 374–388.

Henningsen, F. (2000): Destruktion und Schuld. Spaltungen und Reintegrationsprozesse in der Analyse eines traumatisierten Patienten. Psyche – Z Psychoanal 54, 974–1001.

Henningsen, F. (2002): Inszenierung von Todesängsten in der Kindertherapie. Aspekte der Symbolbildung bei psychischem Trauma. In: Karl-Abraham-Institut (Hrsg.), Semester-Journal, Wintersemester 2002/2003, Berlin, S. 33–49.

Henningsen, F. (2003): Traumatisierte Flüchtlinge und der Prozess der Begutachtung. Psychoanalytische Perspektiven. Psyche – Z Psychoanal 57, 2, 97–120.

Henningsen, F. (2004 a): Übertragung und Gegenübertragung bei der Begutachtung traumatisierter Flüchtlinge. In: Haenel, F. & Wenk-Ansohn, M. (Hrsg.), Begutachtung psychisch reaktiver Traumafolgen in aufenthaltsrechtlichen Fragen. Weinheim (Beltz), S. 184–207.

Henningsen, F. (2004 b): Macht und Ohnmacht in Übertragung und Gegenübertragung bei der Begutachtung traumatisierter Flüchtlinge. In: Springer, A. et al. (Hrsg.), Macht und Ohnmacht. Bibliothek der Psychoanalyse, Gießen (Psychosozial Verlag).

Henningsen, F. (2004 c): Angst und konkretistische Fusion bei frühem Trennungstrauma. DPV-Tagungsband, S. 55–61.

Henningsen, F. (2005 a): Destruction and guilt: Splitting and reintegration in the analysis of a traumatised patient. Int J Psychoanal 86, 353–373.

Henningsen, F. (2005 b): Early infantile trauma and concretistic fusion. On transforming objectless anxiety into separation anxiety. Vortrag IPA, 44th Congress, Rio de Janeiro.

Henningsen, F. (2008): Konkretistische Fusion, Agieren und Symbolisieren. Zum psychoanalytischen Prozeß bei schwerem frühkindlichen Trauma. Psyche – Z Psychoanal 62, 1148–1169.

Henningsen, F. (2011 a): Zur Transformation objektloser Angst in Trennungsangst – Frühkindliches Trauma und konkretistische Fusion. In: Sächsisches Institut für Psychoanalyse und Psychotherapie e. V. (Hrsg.), Festband zum Symposium, Leipzig, S. 33–41.

Henningsen, F. (2011 b): Eine Antwort auf Helmut Thomäs Gedanken zu meinem Vortrag: »Zur Transformation objektloser Angst in Trennungsangst – Frühkindliches Trauma und konkretistische Fusion«. In: Sächsisches Institut für Psychoanalyse und Psychotherapie e. V. (Hrsg.): Festband zum Symposium, Leipzig, S. 80 – 84.

Henningsen, F. (2011 c): Widerstand. Eine Frage der analytischen Haltung? Psychotherapeut 56, 2, 118 – 127.

Henningsen, F. & Ullner, R. (1981): Die psychotherapeutische Betreuung sterbender und lebensbedrohlich erkrankter Kinder und ihrer Familien. In: G. Biermann (Hrsg.), Handbuch der Kinderpsychotherapie, Bd. IV, München (Reinhardt), S. 610 – 623.

Herman, J. (1992): Die Narben der Gewalt. Traumatische Erfahrungen verstehen und überwinden. Konzepte der Psychotraumatologie. Paderborn 2010 (Junfermann).

Hirsch, M. (2004): Psychoanalytische Traumatologie – Das Trauma in der Familie. Psychoanalytische Theorie und Therapie schwerer Persönlichkeitsstörungen. Stuttgart (Schattauer).

Hirsch, M. (2011): Trauma. Analyse der Psyche und Psychotherapie, Bd. 1. Gießen (Psychosozial Verlag).

Holderegger, H. (1998): Der Umgang mit dem Trauma. 3. Aufl., Stuttgart 2003 (Klett-Cotta).

Kardiner, A. (1941): The Traumatic Neuroses of War. New York (Hoeber).

Keilson, H. (1979): Sequentielle Traumatisierung bei Kindern. Stuttgart (Enke).

Keilson, H. (2011): Da steht mein Haus. Erinnerungen. Frankfurt/Main (Fischer).

Kernberg, O. (1975): Borderline Conditions and Pathological Narcissism. New York (Aronson).

Kernberg, O. (1992): Homosexualität – zeitgemäße psychoanalytische Neubewertung. (Unveröff. Manuskript).

Kernberg, O. (1993): Sadomasochismus, sexuelle Erregung und Perversion. Zschr. f. psychoanal. Theorie u. Praxis 8, 4, 319 – 341.

Kernberg, O. (1997): Wut und Hass. Über die Bedeutung von Aggression bei Persönlichkeitsstörungen und sexuellen Perversionen. 3. Aufl., Stuttgart 2001 (Klett-Cotta).

Kestenberg, J. (1989): Neue Gedanken zur Transposition. Klinische, therapeutische und entwicklungsbedingte Betrachtungen. Jb. d. Psa. 24, 163 – 189.

Khan, M. M. R. (1974): Selbsterfahrung in der Therapie. München 1977 (Kindler).

Khan, M. M. R. (1979): Der Fetisch als Negation des Selbst. In: ders., Entfremdung bei Perversionen, Frankfurt/Main 1983 (Suhrkamp), S. 170 – 252.

Kinston, W. & Cohen, J. (1986): Primal repression: Clinical and theoretical aspects. Int. J. Psycho-Anal. 67, 337 – 355.

Klein, H. (1984): Wiedergutmachung – Ein Akt der Retraumatisierung. In: Evangelische Akademie, Bad Boll (Protokolldienst, 14).

Klein, M. (1962): Das Seelenleben des Kleinkindes. 9. Aufl., Stuttgart 2011 (Klett-Cotta).

Klüwer, R. (1983): Agieren und Mitagieren. In: S. O. Hoffman (Hrsg.), Deutung und Beziehung. Kritische Beiträge zur Behandlungskonzeption und Technik in der Psychoanalyse. Frankfurt/Main (Fischer), S. 132 – 145.

Klüwer, R. (1995): Agieren und Mitagieren – zehn Jahre später. Zs. psa. Theorie u. Praxis 10, 45 – 70.

Klüwer, R. (2002): M. C. Escher – Spielen mit Bildern und Gedanken. Psychoanalytische Reflexionen zu einem dimensionalen Modell der inneren Realität. Tagungsband der DPV Herbsttagung 2002, S. 233 – 259.

Kogan, I. (1990): Vermitteltes und reales Trauma in der Psychoanalyse von Kindern von Holocaust-Überlebenden. Psyche – Z Psychoanal 44, 533 – 544.

Kogan, I. (1995): Der stumme Schrei der Kinder. Die zweite Generation der Holocaust-Opfer. Frankfurt/Main (Fischer).

Kogan, I. (2009): Flucht vor dem Selbstsein. Über das Niederreißen von Grenzen und das Verlangen nach Einssein. Stuttgart (Klett-Cotta).

Köhle, K. & Simons, C. (1982): Anorexia nervosa. In: Uexküll, T. v. (Hrsg.), Lehrbuch der psychosomatischen Medizin. München (Urban & Schwarzenberg), S. 529–556.

Kos, M. & Biermann, G. (1973): Die verzauberte Familie. Ein tiefenpsychologischer Zeichentest. München 1973 (Reinhardt).

Krejci, E. (2011): Freuds »Ichspaltung im Abwehrvorgang« und die Erweiterung des Neurosenmodells. Psyche – Z Psychoanal 65, 1–29.

Krystal, H. (Hrsg.) (1968): Massive Psychic Trauma. New York (IUP).

Künzler, E. (1992): Der homosexuelle Mann in der Psychoanalyse. Theorie und Praxis im Wandel. Forum der Psychoanalyse 8, 202–216.

Lamott, F. & Lampa, G. (2011): Zwischen Anerkennung und Zurückweisung. Das Kriegstrauma im politischen Kontext. Forum Psychoanal 27, 263–277.

Laub, D. & Weine, S. M. (1994): Psychotherapeutische Arbeit mit bosnischen Flüchtlingen. Psyche – Z Psychoanal 48, 1101–1122.

Leuzinger-Bohleber, M. (2008): Biographical truths and their clinical consequences: Understanding »embodied memories« in a third psychoanalysis with a traumatized patient recovered from severe Poliomyelitis. Int J Psychoanal 89, 1165–1187.

Leuzinger-Bohleber, M. et al. (2011): Frühprävention psychosozialer Störungen bei Kindern mit belasteten Kindheiten. Psyche – Z Psychoanal 65, 989–1022.

Lipin, T. (1955): Psychic functioning in patients with undiagnosed somatic symptoms. Arch. Neurol. Psych. 73, 329–337.

Loch, W. (1985): Anmerkungen zur Pathogenese und Psychodynamik der Hysterie. Jahrb. der Psychoanalyse 17, 135–174.

Lorenzer, A. (1965): Ein Abwehrsystem bei traumatischen Verläufen. Psyche – Z Psychoanal 18, 685–700.

Lorenzer, A. (1966): Zum Begriff der »traumatischen Neurose«. Psyche – Z Psychoanal 20, 481–492.

Lorenzer, A. & Thomä, H. (1965): Über die zweiphasige Symptomentwicklung bei traumatischen Verläufen. Psyche – Z Psychoanal 18, 674–684.

Mahler, E. & Thomä, H. (1964): Über die simultane Psychotherapie einer Anorexia-nervosa-Kranken und ihrer Mutter. In: Jahrb. d. Psychoanal., Bd. 3, Bern (Huber), S. 174–211.

Mahler, M. (1972): Symbiose und Individuation. Band 1: Psychosen im Kindesalter. 7. Aufl., Stuttgart 1998 (Klett-Cotta).

Mahler, M. et al. (1975): Die psychische Geburt des Menschen. Frankfurt/Main 1978 (Fischer).

Marty, P. (1958): Die allergische Objektbeziehung. In: Brede, K. (Hrsg.), Einführung in die psychosomatische Medizin. Frankfurt/Main 1974 (Fischer), S. 420–445.

McDougall, J. (1978): Plädoyer für eine gewisse Anormalität. Frankfurt/Main (Suhrkamp).

McDougall, J. (1987): Ein Körper für zwei. Forum Psychoanalyse 3, 265–287.

Meltzer, D. (1966): The relation of anal masturbation to projective identification. Int. J. Psycho-Anal. 47, 335–342.

Meltzer, D. (1975): Adhesive identification. Contemp. Psychoanal. II, 289–310.

Meltzer, D. (1988): Traumleben. 2. Aufl., Stuttgart 1995 (Verlag Internationale Psychoanalyse).

Meltzer, D. (1992): The Claustrum. Perthshire (Clunie Press).

Mentzos, S. (2010): Lehrbuch der Psychodynamik. Die Funktion der Dysfunktionalität psychischer Störungen. Göttingen (Vandenhoeck & Ruprecht).

Milner, M. (1952): Aspects of symbolism in comprehension of the not-self. Int. J. Psycho-Anal. 33, 181–195.

Milner, M. (1969): The Hands of the Living Cod. London (Hogarth Press).
Mitscherlich, A. (1966/67): Krankheit als Konflikt. Studien zur psychosomatischen Medizin 1 und 2. Frankfurt (Suhrkamp).
Money-Kyrle, R. (1971): The aim of psychoanalysis. Int. J. Psycho-Anal. 52, 103 – 106.
Morgenthaler, F. (1974): Die Stellung der Perversion in Metapsychologie und Technik. Psyche – Z Psychoanal 28, 1077 – 1098.
Müller-Pozzi, H. (1982): Trauma und Neurose. In: Berna-Glantz, R. & Dreyfus, P. (Hrsg.), Trauma, Konflikt, Deckerinnerung. Stuttgart 1984 (Frommann-Holzboog), S. 102 – 120.
M'Uzan, M. de (1976): Zur Psychologie der psychosomatisch Kranken. Psyche – Z Psychoanal 31, 318 – 332.
Niederland, W. G. (1980): Folgen der Verfolgung: Das Überlebenden-Syndrom. Seelenmord. Frankfurt/M. (Suhrkamp).
Nissen, B. (2008): On the determination of autistoid organizations in non-autistic adults. Int. J. Psychoanal 89, 261 – 277.
Ogden, T. H. (1989): On the concept of an autistic-contiguous position. Int. J. Psychoanal. 70, 127 – 140.
Oliner, M. M. (1996): Äußere Realität. Die schwer faßbare Dimension der Psychoanalyse. Jb. d. Psa. 37, 9 – 40. Stuttgart (frommann-holzboog).
O'Shaughnessy, E. (2007): Identifikationen und Transformationen des Ich. Göttingen (Vandenhoeck & Ruprecht).
Parsons, M. (2011): Discussion of Franziska Henningsen's paper: Destruction and consolation in one person. 4th British German Colloquium, Hamburg (unveröff. Manuskript).
Plänkers, T. (2008): Die Verbindung von Trauma und Konflikt: das Konzept der intrusiven Identifizierung. Karl-Abraham-Institut, Semester-Journal Nr. 17, Berlin, S. 29 – 44.
Pross, C. (2001): Wiedergutmachung. Der Kleinkrieg der Opfer. Berlin (Philo).
Quinodoz, J.-M. (1999): Dreams that turn over a page. Integration dreams with paradoxical regressive content. Int. J. Psycho-Anal. 80, 225 – 238.
Reddemann, L. (2004): Psychodynamisch imaginative Traumatherapie. Stuttgart (Klett-Cotta).
Reddemann, L. (2011 a): Psychodynamisch Imaginative Traumatherapie PITT – Das Manual: Ein resilienzorientierter Ansatz in der Psychotraumatologie. Stuttgart (Klett-Cotta).
Reddemann, L. (2011 b): Stabilisierung in der Traumatherapie. Eine Standortbestimmung. Trauma & Gewalt, 5. Jg., Heft 3, 256 – 263.
Reddemann, L. & Sachsse, U. (1998): Welche Psychoanalyse ist für Opfer geeignet? Forum Psychoanal 14, 289 – 294.
Reddemann, L. & Wöller, W. (2011): Psychodynamische Verfahren. In: Seidler, G. H., Freyberger, H. J. & A. Maercker (Hrsg.), Handbuch der Psychotraumatologie, Stuttgart (Klett-Cotta), S. 580 – 589.
Reiche, R. (1990): Geschlechterspannung. Eine psychoanalytische Untersuchung. Frankfurt/Main (Fischer).
Roisman, G. I., Barnett-Walker, K., Owen, M. T. et al. (2009): Early family and child-care antecedents of awakening Cortisol levels in adolescence. Child Development 80, 907 – 920.
Rosenberg, F. (2010): Introjekt und Trauma. Einführung in eine integrative psychoanalytische Traumabehandlung. Frankfurt/Main (Brandes & Apsel).
Rosenfeld, H. (1987): Sackgassen und Deutungen. 2. Aufl. 1998, Stuttgart (Verlag Internationale Psychoanalyse).
Sachsse, U. (2004): Traumazentrierte Psychotherapie. Theorie, Klinik und Praxis. Stuttgart (Schattauer).

Sandler, J. et al. (1987): Psychisches Trauma. Ein psychoanalytisches Konzept im Theorie-Praxis-Zusammenhang. Materialien des Sigmund-Freud-Instituts Frankfurt/Main, 5.

Schacht, L. (1987): Der imaginäre Planet. Zur Nutzung des intermediären Raumes in der Initialphase einer Kinderpsychotherapie. Zs. psa. Theorie u. Praxis 2, 88 – 107.

Scharff, J. M. (2002): Zur Zentrierung auf innere und äußere Faktoren als zwei Perspektiven des klinischen Verstehens. Psyche – Z Psychoanal 56, 601 – 629.

Schickedanz, H. & Plassmann, R. (2011): Belastende Kindheitserfahrungen und körperliche Erkrankungen. In: Seidler, G. H., Freyberger, H. J. & A. Maercker (Hrsg.), Handbuch der Psychotraumatologie, Stuttgart (Klett-Cotta), S. 435 – 449.

Schore, A. N. (2007): Affektregulation und die Reorganisation des Selbst. 4. Aufl., Stuttgart 2009 (Klett-Cotta).

Schöttler, C. (1981): Zur Behandlungstechnik bei psychosomatisch schwer gestörten Patienten. Psyche – Z Psychoanal 35, 111 – 141.

Schubbe, O. (2004): Störungskonzepte und Neurobiologie. In: Haenel, F. & M. Wenk-Ansohn (Hrsg.), Begutachtung reaktiver Traumafolgen in aufenthaltsrechtlichen Verfahren. Weinheim/Basel (Beltz), S. 11 – 36.

Segal, H. (1957): Bemerkungen zur Symbolbildung. In: Bott Spillius, E. (Hrsg.), Melanie Klein heute, Band 1, 4. Aufl., Stuttgart 2012 (Klett-Cotta), S. 202 – 224.

Seliger, M. (2011): Im Frühling kam der Tod. Traumatisiert in Afghanistan. FAZNET, 6. 4. 2011.

Shapiro, F. (2001): Eye Movement Desensitization and Reprocessing – Basic Principles, Protocols, and Procedures. New York (Guilford).

Sharpe, E. F. (1937): Traumanalyse. Stuttgart 1984 (Klett-Cotta).

Simmel, E. (1918): Zur Psychoanalyse der Kriegsneurosen. In: ders., Psychoanalyse und ihre Anwendungen. Frankfurt/Main (Fischer), S. 21 – 35.

Sperling, E. & Massing, A. (1970): Der familiäre Hintergrund der Anorexia nervosa. Zschr. psychosom. Med. 16, 130 – 141.

Spitz, R. (1965): Vom Säugling zum Kleinkind. Naturgeschichte der Mutter-Kind-Beziehung im ersten Lebensjahr. 12. Aufl., Stuttgart 2004 (Klett-Cotta).

Staabs, G. v. (1952): Der Sceno-Test. Stuttgart.

Stefanos, S. (1982): Das Konzept der »pensée opératoire« und das »psychosomatische Phänomen«. In: Uexküll, T. v. (Hrsg.), Lehrbuch der psychosomatischen Medizin, München (Urban & Schwarzenberg), S. 217 – 241.

Steiner, J. (1993): Orte des seelischen Rückzugs. Pathologische Organisationen bei psychotischen, neurotischen und Borderline-Patienten. 3. Aufl., Stuttgart 2006 (Klett-Cotta).

Stern, D. N. (1995): Die Mutterschaftskonstellation. Eine vergleichende Darstellung verschiedener Formen der Mutter-Kind-Psychotherapie. 2. Aufl., Stuttgart 2006 (Klett-Cotta).

Stoller, R. (1985): Psychoanalytic »Research« on Homosexuality: The Rules of the Game. In: ders., Observing the Erotic Imagination, New York (Yale University Press); referiert von Richard C. Friedman: Toward a further understanding of homosexual men. J. Am. Psychoanal. Assn. 34, 193 – 206.

Thomä, H. (1961): Anorexia nervosa. Geschichte, Klinik und Theorien der Pubertätsmagersucht. Bern/Stuttgart (Huber, Klett).

Thomä, H. (1981): Über die psychoanalytische Behandlung eines magersüchtigen Mädchens. In: ders., Schriften zur Praxis der Psychoanalyse: Vom spiegelnden zum aktiven Psychoanalytiker. Frankfurt/Main (Suhrkamp), S. 267 – 316.

Thomä, H. (2011): Einige Gedanken zum Vortrag von Franziska Henningsen »Zur Transformation objektloser Angst in Trennungsangst – Frühkindliches Trauma und konkretistische

Fusion«. In: Sächsisches Institut für Psychoanalyse und Psychotherapie e. V. (Hrsg.), Festband zum Symposium, Leipzig, S. 76–79.

Timmermann-Lavanas, A. (2010): Die reden. Wir sterben. Wie unsere Soldaten zu Opfern der deutschen Politik werden. Frankfurt/Main (Campus).

Trimborn, W. (1999): Der analytische Prozeß und die Fähigkeit zur Destruktion. Zs. psa. Theorie u. Praxis 14, 17–30.

Tustin, F. (1986): Autistische Barrieren bei Neurotikern. Tübingen 2005 (edition discord).

United Nations High Commissioner for Refugees (2001): Istanbul-Protocol. Manual on the effective investigation and documentation of torture and other cruel, inhuman or degrading treatment or punishment. New York (United Nations).

Van der Kolk, B. (1996): Trauma and memory. In: Van der Kolk, B., A. McFarlane & L. Weisaeth (Hrsg.), Traumatic Stress. The Effects of Overwhelming Experience in Mind, Body and Society. New York (Guilford).

Varvin, S. (2000): Die gegenwärtige Vergangenheit. Extreme Traumatisierung und Psychotherapie. Psyche – Z Psychoanal 54, Heft 9/10, 895–930.

Wackernagel, K. M. (2011): Psychoanalyse und Traumatherapie. Forum Psychoanal 27, 223–237.

Wangh, M. (1965): Verfolgungsgeschädigte vor deutschen Gutachtern. Psyche – Z Psychoanal 25, 716–719.

Wangh, M. (1969): Die Beurteilung von Wiedergutmachungsansprüchen der als Kleinkinder Verfolgten. In: Herberg: II. Internationales Juristisches Symposion in Düsseldorf: Extrembelastungen, S. 270 ff.

Winnicott, D. W. (1953): Transitional objects and transitional phenomena. Int. J. Psycho-Anal. 34, 89–97; dt.: Übergangsobjekte und Übergangsphänomene. In: ders., Vom Spiel zur Kreativität, 12. Aufl., Stuttgart 2010 (Klett-Cotta), S. 10–36.

Winnicott, D. W. (1954): Metapsychologische und klinische Aspekte der Regression im Rahmen der Psychoanalyse. In: ders., Von der Kinderheilkunde zur Psychoanalyse. München 1976 (Kindler), S. 179–202.

Winnicott, D. W. (1958): Die Fähigkeit zum Alleinsein. In: ders., Reifungsprozesse und fördernde Umwelt. München 1974 (Kindler), S. 36–46.

Zimmermann, P. L., Hahne, H. H. & Stöhle, A. (2009): Psychiatrische Erkrankungen bei Bundeswehrsoldaten. Veränderungen in der Inanspruchnahme medizinischer Versorgungssysteme im Vergleich der Jahre 2000 und 2006. Trauma & Gewalt 3, Heft 4, 316–327.

Zwiebel, R. (1992): Der Schlaf des Analytikers. Die Müdigkeitsreaktion in der Gegenübertragung. 3., überarbeitete und aktualisierte Aufl., Stuttgart 2010 (Klett-Cotta).

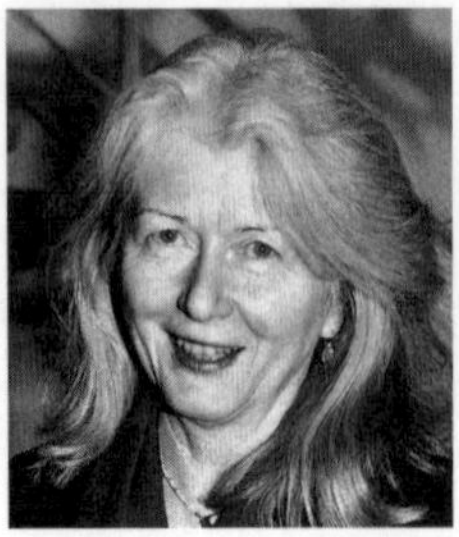

DR. FRANZISKA HENNINGSEN arbeitet als Psychoanalytikerin, ist Lehranalytikerin am Berliner Psychoanalytischen Institut und Mitglied der Deutschen Psychoanalytischen Vereinigung (DPV). Sie ist Mitbegründerin der Arbeitsgruppe SBPM, die Standards zur Begutachtung traumatisierter Flüchtlinge formuliert und ein Fortbildungscurriculum entwickelt hat.